TRAITÉ

DES

MALADIES DES EUROPÉENS

DANS LES PAYS CHAUDS.

COSSON, IMPRIMEUR DE L'ACADÉMIE ROYALE DE MÉDECINE,
rue Saint Germain-des Prés, 9.

TRAITÉ

DES

MALADIES DES EUROPÉENS

DANS LES PAYS CHAUDS,

ET SPÉCIALEMENT AU SÉNÉGAL,

OU

ESSAI STATISTIQUE MÉDICAL ET HYGIÉNIQUE,

SUR LE SOL, LE CLIMAT

ET LES MALADIES DE CETTE PARTIE DE L'AFRIQUE;

PAR J.-P.-F. THÉVENOT,

CHIRURGIEN DE PREMIÈRE CLASSE DE LA MARINE, CHARGÉ EN CHEF DES HÔPITAUX DU SÉNÉGAL,

MEMBRE CORRESPONDANT DE L'ACADÉMIE ROYALE DE MÉDECINE, ETC.,

Publié par ordre

DE M. LE MINISTRE DE LA MARINE ET DES COLONIES.

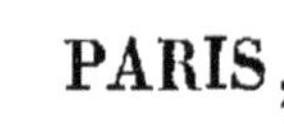

PARIS,

J.-B. BAILLIÈRE,

LIBRAIRE DE L'ACADÉMIE ROYALE DE MÉDECINE,

RUE DE L'ÉCOLE DE MÉDECINE, 17;

A LONDRES, CHEZ H. BAILLIÈRE, 219 REGENT-STREET.

1840.

A

MES COLLÈGUES ET AMIS

LES OFFICIERS DE SANTÉ

DE LA MARINE ET DES COLONIES.

AUX NAVIGATEURS.

AVANT-PROPOS.

Appelé en 1836 à diriger le service médical de l'une de nos colonies les plus malsaines, j'ai vu dès l'abord combien ma tâche était difficile. Au milieu de maladies graves et toutes nouvelles, sans documens écrits ou sans guide dans cette carrière, j'ai senti l'insuffisance de nos doctrines européennes et la nécessité d'une instruction spéciale pour le médecin des pays chauds. En effet, comme toutes les créations vivantes se modifient suivant les climats, les maladies, qui ne sont qu'un accident de la vie, s'y modifient à leur tour, de telle sorte que souvent elles n'ont rien de commun que le nom pris dans des contrées différentes. C'est donc sur les lieux et sur les maladies, c'est dans toutes les variations du climat et du sol que le médecin doit étudier les maladies. Au médecin seul de la zone torride appartient l'élaboration d'un travail sur les affections qui s'y développent. Ce travail sera pour lui la source d'une vraie gloire, mais lui-même sera d'autant plus coupable si, reculant devant son devoir, il n'observe que pour les besoins présens, sans tenir compte de l'avenir. Le médecin antique n'était qu'une heureuse tradition. Hippocrate tenait en partie de ses pères les belles doctrines qu'il nous a transmises; plusieurs constitutions médicales de l'Europe nous sont également connues par les travauxd e nos devanciers. Il n'en est pas de même pour nos colonies. Pourquoi ce défaut de documens et cette incurie? Sans doute de beaux travaux existent sur plusieurs maladies des tropiques: mais ces travaux sont dispersés et manquent d'ensemble. Il est tel lieu, telle maladie qui ont presque exclusivement fixé l'attention; tels autres qu'on n'a regardés qu'avec dédain; l'embarras où je me suis trouvé, m'a fait prendre l'engagement de léguer à mes successeurs les documens dont moi-même j'ai été privé. Ainsi, dépouillant dès-lors tout esprit systématique, n'observant que le climat et les hommes, j'ai essayé d'oublier mes doctrines d'un autre temps. Devant les malades, j'ai souvent répudié le raisonnement qui me souriait pour suivre l'empirisme local, pensant que sur les lieux l'expérience devait être un meilleur guide que la théorie. Alors devant les néfastes que je voyais se multiplier à mes yeux, j'accusais ma propre inexpérience et le vice de nos études, qui, dans nos ports de mer, ne sont pas dirigés vers le but qu'on veut nous faire atteindre : études tellement faussées que pas un seul professeur ne s'occupe spécialement de l'hygiène navale et des maladies propres aux pays chauds. Néanmoins, en sondant au milieu de mon découragement, la plaie profonde que je ne pouvais guérir, j'ai bientôt vu que mes prédécesseurs, plus anciens sur les lieux, n'avait pas été plus heureux que moi. J'ai vu leurs doutes après vingt ans égaler mes doutes, et le climat donner chaque jour un démenti aux formules dont on vantait le plus d'efficacité. D'un autre côté, j'ai vu que depuis huit ans, la mortalité s'est abaissée d'une manière sensible coïncidemment avec les progrès de l'hygiène : tout en étudiant les méthodes curatives, je me suis donc attaché de préférence aux moyens hygiéniques, car il vaut mieux prévenir le mal que le guérir. Ainsi, je me suis appliqué à connaître le sol et le climat, ou plus généralement les causes des maladies, et j'ai, en 1837, commencé au Sénégal un cours d'hygiène que l'hivernage désastreux de cette année est venu seul interrompre.

Après trois ans d'une observation constante, dans un pays où le climat n'était pas le seul obstacle qui s'opposât à mes vues d'amélioration, maintenant que mon retour au Sénégal est douteux, je dois payer ma dette et remplir les engagemens que j'ai pris avec moi-même. Je livre à la critique un travail sans doute imparfait, mais qui me semble neuf dans son ensemble et dans quelques unes de ses parties. Bien qu'il traite d'une manière spéciale du Sénégal, il n'en a pas moins une partie réelle pour les autres pays de la Torride. Tous les pays marécageux de cette Zône s'y ressemblent, bien que chacun ait sa physionomie particulière, la chaleur partout constante, les phénomènes électriques, les vents et les pluies y produisent partout des effets presque identiques: dans tous l'Européen subit les mêmes transformations et les mêmes souffrances organiques, en parlant surtout du Sénégal, parce que je l'ai plus long-temps habité, je procède donc le plus souvent par comparaison. Soit que je m'occupe du climat seul et de ses accidens, soit que je traite des maladies, de leurs formes et de leurs résultats; telle est la nature de cet ouvrage que, renseignement assez positif pour le passé du Sénégal et pour les améliorations qu'il réclame, il est une pierre d'attente pour un travail semblable sur les autres colonies, travail qui, sans répéter les considérations déja émises, en donnera, pour ainsi dire, les pièces justificatives.

On a beaucoup fait au Sénégal et dans les autres colonies; il reste encore beaucoup à faire; pour moi, j'ai lutté contre les obstacles qu'ont souvent élevés devant moi la nature et les hommes : d'autres, plus heureux ou plus instruits auront peut-être plus de succès. Ma récompense sera tout acquise, si je puis y avoir contribué par mes travaux !

Cet ouvrage se divise en six parties : 1° de la topographie; 2° de la météorologie; 3° des produits organisés au Sénégal; 4° de la statistique comparée des habitans du Sénégal; 5° des maladies propres aux colonies en général, et au Sénégal en particulier (1); 6° de l'hygiène publique et privée appliquées aux habitans, aux marins et aux soldats de la garnison.

Indépendamment des livres cités dans cet ouvrage, et que j'ai pu mettre à contribution; des observations nombreuses que ma position m'a mis à même de faire; j'ai profité de la correspondance du chirurgien du poste de Baquel; des comptes rendus mensuels de M. Tayeau, médecin de Gorée;

(1) Je n'ai traité dans cet ouvrage que des généralités sur les maladies, me réservant pour une publication ultérieure de traiter chaque maladie en particulier.

de ceux de M. Dupuis, pour St-Pierre-Martinique ; des statistiques officielles, publiées par le ministère de la marine ; j'ai pu consulter aussi les registres de l'état civil, des hôpitaux, de la police et des diverses classes d'habitans, etc.

Je dois des remercîmens publics, pour les renseignemens qu'ils m'ont laissé prendre ou qu'ils m'ont donnés : à MM. Mion et Rousselle, à l'égard de la garnison ; à M. Breghot de Polignac, pour la population civile ; à M. Filleau, pour la marine marchande, et surtout à M. Dupuis, officier de santé de 2e classe, sous mes ordres, qui m'a donné des documens intéressans sur l'hôpital de St-Pierre de la Martinique, et tous les chiffres concernant Gorée, depuis 1832 ; je n'oublierai pas non plus les notes verbales que m'a fournies M. le capitaine Caille, officier distingué, qui s'est beaucoup occupé du Sénégal. *Suum cuique.*

J.-P.-F. THÉVENOT.

TRAITÉ

DES

MALADIES DES EUROPÉENS

DANS LES CLIMATS CHAUDS.

PREMIÈRE PARTIE.

Topographie.

CHAPITRE PREMIER.

APERÇU GÉNÉRAL SUR LE SOL ET LE CLIMAT DE L'AFRIQUE.

Depuis le démembrement de l'empire romain, l'Afrique, naguère si brillante, était tombée dans l'oubli. Les barbares du Nord, en déchirant l'Europe, l'occupèrent trop d'elle-même, pour qu'elle pût jeter un coup d'œil au dehors. Plus tard, quand la fusion fut établie entre les races et que le catholicisme triomphant eut nivelé sous la même croix les vainqueurs et les vaincus, l'esprit de prosélytisme, plus que celui de conquête, lança l'Europe sur l'Asie. Ainsi cette terre, berceau du genre humain, qui nous avait envoyé ses hordes idolâtres, dut recevoir leurs descendans régénérés sous le ciel plus doux de nos provinces. Pendant plusieurs siècles, s'établit une réaction réciproque entre ces pays si lointains. L'Europe, superstitieuse et barbare, sortit des croisades chrétiennes et civilisées : les arts de l'Orient lui ouvrirent un nouvel avenir. Riche de ses conquêtes intellectuelles, tranquille au dehors, victorieuse au dedans des ennemis de la foi qu'elle avait enfin repoussés sur l'Afrique, elle revint sur ce continent oublié, si sauvage et si riche, dont la tradition lui contait d'étranges merveilles.

C'est de la péninsule ibérique que partit le premier élan des découvertes. Cette partie de l'Europe était restée étrangère aux grandes croisades, ou plutôt celles-ci y avaient été permanentes depuis l'invasion des Arabes, au huitième siècle; le contact des deux peuples, des deux religions, de la civilisation et de la barbarie, fut donc toujours bien plus direct sur ce point de l'Europe que partout ailleurs. L'empire le plus brillant était alors celui des Maures de Grenade, par cela même il dut céder au fanatisme guerrier. Cependant les descendans de Pélage, en reprenant possession de la patrie de leurs pères, durent des couronnes aux vaincus qui l'avaient embellie. Cette civilisation arabe, infiltrée parmi les Goths de l'Espagne, fut le premier flambeau qui éclaira toute l'Europe. L'Espagne, au quinzième siècle, devint donc grande par ses conquêtes et par ses lumières. Placée en face de l'Afrique où respiraient encore les derniers Abencerrages, elle dut les surveiller long-temps pour éviter de nouvelles invasions. Enfin, ce fut en 1415, après la bataille de Ceuta, que l'Europe se rendit tout-à-fait maîtresse de l'Afrique, puisque de ce premier pas naquirent les découvertes les plus lointaines de ce continent.

S'il fallait en croire d'anciennes chroniques, les Dieppois seraient venus, dès le commencement du quatorzième siècle, s'établir sur la côte occidentale d'Afrique. Mais c'est principalement depuis les voyages des Portugais que les Européens l'ont connue, vers le milieu du quinzième siècle. Alors le Sénégal fut découvert, le *cap Vert* doublé, et des comptoirs furent établis sur divers points de la côte. Bientôt, du *cap des Tourmentes*, Vasco de Gama s'élança sur l'océan des Indes.

Ces brillantes conquêtes de la navigation ont-elles contribué au bonheur des hommes? Les Européens, civilisés par l'Orient, ont-ils donné leurs arts à l'Afrique, en échange des biens qu'ils lui enlevaient? Ont-ils amélioré le sort des peuples découverts, et trouvé pour eux-mêmes la réalisation de leur bien-être?... Jusqu'à présent, nous devons dire, au contraire, que l'humanité et la morale déplorent des deux côtés les résultats de ces tristes conquêtes. Au lieu des arts de bien vivre, les Européens n'ont porté avec eux que les vices les plus détestables. Ils ont dégradé les hommes qu'ils auraient dû instruire; ils ont violé les saintes lois de l'humanité; et, par une juste représaille, le sol infecté qu'ils ont foulé s'est ouvert pour engloutir leurs nombreux essaims.

En effet, rien n'est grand et terrible comme cette nature africaine! Ainsi que dans les brûlans déserts, elle enfante toujours des monstres nouveaux; de même, au milieu des sables de ses rivages, sur la lisière de ses bois, elle prépare au fond des marais des poisons plus redoutables que les lions du Sahara. Qui dirait les milliers d'Européens qui ont expié par leur mort leur avarice et leur imprudence? Que d'épidémies meurtrières ont engraissé de leurs cadavres ces rives attristées par leurs brigandages! et cependant le même aveuglement a toujours surpris les nouveaux voyageurs. Ils ont pensé tous à faire une fortune rapide, sans s'inquiéter d'améliorer le sol qui l'eût rendue plus assurée. Aussi, après plusieurs siècles, des maladies nombreuses règnent encore sur ces côtes. Vainement l'hygiène apprend-elle les moyens de se garantir de leurs causes; celles-ci tendent toujours à agir par le seul fait de leur permanence. C'est au sol que l'hygiène doit s'attacher pour en changer la structure et pour détruire les derniers germes de ses poisons. C'est pour cela même que nous allons d'abord étudier le sol dans les différentes parties de l'Afrique, puis, surtout dans l'Afrique occidentale.

C'est là que les Européens trouvent le plus souvent leur tombeau, là qu'ils doivent porter la culture et la civilisation. Ainsi se résoudra le problème qu'ils auraient dû se proposer dès le principe : l'amélioration des deux races mises en contact par le commerce ; celle de la race noire par les blancs, et celle des blancs par eux-mêmes.

« L'*Afrique*, dit Ritter (1), a reçu son nom » d'une petite contrée appelée *Frigi*, *Afriki-a*, » située à son extrémité septentrionale. Elle est » comparable par sa forme, à un grand corps ou » tronc sans membres : aussi est-elle de tous les » continens de l'hémisphère oriental et occidental » le plus monotone, si toutefois l'Australie, dont » l'intérieur nous est encore inconnu, ne la sur- » passe sous ce rapport.

» La périphérie de ses côtes, qui s'approche le » plus de la forme orbiculaire, est, comparative- » ment à l'étendue du pays qu'elle renferme, beau- » coup moins considérable que celle de l'Asie, » de l'Amérique et de l'Europe... Les autres par- » ties du monde nous apparaissent toutes déchi- » rées par des baies profondes, des golfes, des » routes marines, ou bien divisées en un grand » nombre de promontoires, de langues de terre, » de presqu'îles : l'Afrique, partout nue, compacte

(1) *Géographie générale comparée*, Paris, 1835, t. III, p. 253.

» et homogène, offre une configuration tout op-
» posée. »

Deuxformes principales se rencontrent dans ce continent. Au sud de l'équateur, il s'élève et s'étend comme un large plateau dont les bords se dégradent vers l'Océan; au nord, il se prolonge en terres basses qui aboutissent à l'Océan ou à la Méditerranée.

Le plateau méridional, immense, s'abaisse des deux côtés en terrasses échelonnées, à l'est vers l'Océan indien, à l'ouest vers l'Océan éthiopique ou du sud. Les sources les plus méridionales du Nil, situées du 7e au 8e degré latitude nord, celles du Joliba et du Sénégal, par 10 et 11 degrés nord, déterminent l'étendue de ce plateau au nord.

Autant qu'on peut le supposer, le plateau n'est traversé dans sa largeur ni dans sa longueur par aucun fleuve, et par conséquent nulle part divisé. Il est borné à l'est et à l'ouest par des chaînes de montagnes; au sud par le grand Océan, au nord par des pays inaccessibles dont on ne connaît pas la structure.

Des plaines de sables, dont un grand nombre sont fertiles et peuplées, d'autres, au contraire, stériles et désertes, entourent de toutes parts la bordure du plateau. Les fleuves qui la traversent sont en très-petit nombre, eu égard à son immense étendue. Il paraît même que le plateau n'alimente, dans l'intérieur de ses hauteurs, que les sources de deux fleuves, le Nil et le Joliba ou Niger. Les autres, du troisième ou même du second ordre, ne prennent leur origine que dans les chaînes de montagnes qui les bordent, ou dans les terrasses latérales voisines de la mer.

Ce défaut de grands cours d'eaux, dans une région située entre les tropiques et deux océans, doit nous faire supposer qu'il y tombe très-peu de neige et de pluie, ou qu'il y a sur les hauteurs de grands lacs qui absorbent les eaux courantes.

Les terrasses littorales de l'Afrique méridionale sont les plus intéressantes à connaître pour les Européens; d'une part, toute la côte de Mozambique jusqu'au désert de l'Arabie; d'un autre, la côte du Congo et de Guinée jusqu'au Grand-Désert. Sur la pointe la plus méridionale s'avance la colonie du *Cap*, la plus belle et la plus salubre.

Toute la côte de Mozambique au sud-est du plateau offre une égale insalubrité. Le sol y est plat, arrosé par des fleuves, entre autres le Zambèzé ou Sena, qui débordent périodiquement. La végétation y est belle, les races animales y sont vigoureuses et variées, mais de nombreux marais en rendent le climat très-malsain. Une quantité d'indigènes, d'étrangers, de Caffres, d'Européens et de nègres en sont annuellement les victimes dans la saison des pluies. Les Portugais fixés sur ces rivages y ont perdu un nombre infini de soldats, et l'on peut admettre que de cent Européens, il n'en reste que sept après les cinq ans qu'ils doivent y séjourner.

L'embouchure du Congo ou Zaire, sur la côte sud-ouest du plateau, n'est pas moins dangereuse. Partout la côte est unie, couverte d'épaisses forêts, de bas-fonds ou de marais.

La Côte-d'Or, au nord de la ligne, vantée pour la bonté de son climat, partage cependant la plupart des mêmes inconvéniens. Merendith, officier anglais qui y a séjourné, vante les avantages que démentent les épidémies annuelles qui ont ravagé le fort *la Mine* et autres.

En résumé, toute l'Afrique est partagée en deux parties bien distinctes : l'une élevée, aride et sablonneuse, parcourue par un très-petit nombre de rivières ; l'autre basse, souvent aride et sablonneuse, devenant marécageuse après les pluies.

Les mêmes formes se rencontrent partout sur ce vaste continent. Nul autre n'est aussi homogène ; « De là, dit encore Ritter, résulte un air de famille commun à tous les corps de l'Afrique, et » qui se répète dans les montagnes, les plaines, » les fleuves, les plantes, les animaux, l'homme, » les familles et les peuples. » (*Géograph.*, tom. 3, pag. 255.)

Cette uniformité de structure dans les diverses parties de l'Afrique, permettra d'appliquer à la plus grande étendue de ses côtes, ce que nous dirons de l'une d'elles en particulier. Tous les hauts plateaux se ressemblent, de même toutes les basses terres. C'est principalement à celles-ci que nous nous attacherons, à cause de l'influence directe qu'elles ont sur les Européens, et qu'elles peuvent avoir sur la civilisation générale de l'intérieur.

La partie de l'Afrique la plus fréquentée, et certainement une des plus importantes, est la Sénégambie. C'est le point où les Français ont leurs établissemens, celui qui est le plus accessible, et le plus propre à établir des communications avec le cœur du pays : sous ce double rapport, elle mérite toute l'attention des politiques et des philanthropes.

Mais comme un établissement dans un pays nouveau n'est sûr et durable qu'autant que le climat n'y épuise pas les populations et qu'il permet, au contraire, le libre développement de toutes les facultés de l'homme ; il résulte qu'il faut d'abord en étudier le sol et le climat, afin de s'y fixer s'il est bon ; de le sanifier, s'il est susceptible d'être amélioré ; de le fuir, s'il doit être rebelle à tous les travaux.

C'est ce que nous allons faire pour le Sénégal.

CHAPITRE II.

TOPOGRAPHIE GÉNÉRALE DU SÉNÉGAL.

SECTION PREMIÈRE. — *Sol.*

Le plateau de l'Afrique méridionale, borné au sud par la haute terrasse du fleuve d'Orange, les Karrous et les montagnes de granit du cap de *Bonne-Espérance* ; à l'est, par les plaines de Chicowa et le pays des *Caffres ;* à l'ouest, par le Soudan ou pays des nègres, a pour limites septentrionales : d'une part, le pays d'Alpes d'Abyssinie et du Habesch, placé à l'est du Nil ; et d'une autre, la haute terrasse des Mandingues où naissent le Sénégal et la Gambie.

Le plateau du Soudan, qui n'est que le prolongement nord-ouest du grand plateau méridional, domine la Sénégambie. En s'inclinant vers l'ouest, il aboutit à la mer, du cap de Sierra-Leone à la Gambie : Vers le nord, il dégrade insensiblement jusqu'aux plaines sans fin de l'Afrique septentrionale qui commencent par le 14e degré de latitude nord, aux cataractes de Felou.

Ces régions, traversées par le Sénégal et la Gambie, présentent plusieurs terrasses ou gradins successifs qui divisent le cours de ces fleuves importans, régions lointaines sur lesquelles nous n'avons que des notions obscures, mais cependant utiles à étudier sous les divers rapports qui nous intéressent.

La première terrasse ou gradin supérieur est le point d'origine du Sénégal.

La deuxième est le pays de l'or ou de Bondou.

La troisième est le pays d'alluvion, ou du Sénégal inférieur.

1° La terrasse supérieure, ou des *Mandingues*, au nord du Soudan, est une contrée montagneuse qui s'étend depuis les rapides de la Gambie jusqu'au Niger. Elle embrasse une étendue de près de 10 degrés de l'est à l'ouest; au sud, elle confine au plateau supérieur; au nord, elle se dégrade en plaines immenses.

Cette terrasse forme la ligne de partage des eaux du Sénégal et du Niger. Le sol, en grande partie cultivé, y contient du schiste, du quarz et des pierres ferrugineuses. Là se trouvent, suivant quelques probabilités, les sources de ces deux fleuves, par 10 ou 11 degrés latitude nord, à 25 lieues environ l'une de l'autre.

A l'ouest de cette terrasse s'élève le haut pays de montagnes de Jallonkadou. C'est un plateau traversé par un grand nombre de rivières descendant des montagnes, et coupé par des vallées qui courent parallèlement sud et nord. Ce pays, couvert de forêts, hérissé de rochers souvent inaccessibles, est un vaste désert à peine fréquenté par les caravanes. La riche végétation qui s'y développe au milieu de nombreux cours d'eaux fait de cette terrasse un point très-influent sur le littoral de la Sénégambie. C'est là que surgissent les eaux qui se répandent en dernier lieu sur les plaines basses : là par conséquent que se forment les circonstances qui les rendent utiles ou dangereuses aux terres qu'elles arrosent.

C'est Mungo-Park à qui l'on doit la connaissance de cette terrasse, dont on ignore l'étendue précise. Les difficultés qu'on éprouve pour pénétrer dans ces hautes régions du centre de l'Afrique, nous laisseront long-temps en doute sur leur position précise et sur leur division.

2° La deuxième terrasse, placée au dessous de celle des Mandingues, l'entoure comme d'une ceinture de montagnes. Elle est traversée par le Sénégal, qui s'y précipite en formant des rapides après lesquels il coule large et navigable sur les terrains plats.

A l'ouest du fleuve s'étend le pays de Bondou, montagneux et très-fertile, où se partagent les eaux de la Gambie et du Félémé.

A l'est, la seconde terrasse se prolonge dans le pays de Kasson, hérissé de rochers, qui aboutit aux plaines unies de Kaata. C'est là qu'est la limite naturelle de la deuxième terrasse; car plus loin se déroulent au nord et à l'est de vastes déserts de sables. L'empire du Sahara n'est séparé du pays plus élevé, au sud, que par une contrée boisée et des steepes unies qui sont la patrie du *lotus*. Une région de forêts humides et marécageuses semble entourer le bord de la première terrasse. Mungo-Park lui donne le nom de désert de Jallonkadou et de Tenda.

Cette bordure boisée près du Sénégal et de la Gambie, formant les forêts de Bondou et de Simbani, est aussi la région des éléphans et des goîtres. On ne les retrouve plus dans les hautes terres del a première terrasse.

Nous n'avons pas d'observations sur la température de ces pays éloignés. Elle doit être très-élevée si l'on en juge par Baquel, situé sur les limites de la seconde terrasse. Du reste, tous ces pays sont malsains, comme toutes les terres incultes et marécageuses : c'est seulement sur les plateaux les plus élevés que l'air devient pur.

Le pays de Bambouk, riche en mines d'or, appartient à cette région. Il s'étend, au milieu des montagnes, entre le Sénégal et les principaux affluens de l'ouest.

Ce pays d'Alpes, bien arrosé, couvert de beaux pâturages et de plantations, est surtout remarquable par ses richesses minérales. Il est très-chaud, mais susceptible d'être habité par des Européens qui en amélioreraient le sol. L'or y est très-abondant dans les collines et les sables mouvans. Il se trouve souvent dans une terre argileuse où il est mêlé avec du fer et peut-être du platine. Nul doute que le Bafing et le Félémé, affluens du Sénégal, ne se chargent de cette terre qui va former une partie des alluvions de la terrasse littorale.

3° *Les terrains-bas* ou *d'alluvion* commencent dans le pays de Galam, au dessous des rapides du Sénégal. Ils sont les plus importans à étudier, parce qu'ils sont fréquentés par les Européens et qu'ils sont par leur nature la cause d'un grand nombre de maladies.

Les plus intéressans à connaître s'étendent de *Podhor*, île située à 60 lieues de l'embouchure du Sénégal, jusqu'à l'Océan d'une part; et d'une autre du Sahara au cap Vert ou même à la Gambie. Le Sénégal traverse dans toute son étendue, de l'est à l'ouest, la partie la plus septentrionale de cette bande de terre qui lui doit en partie sa structure.

Ce terrain est généralement peu incliné. Il se continue vers le nord avec le grand Désert, dont il est la terminaison; au sud, il se prolonge en plaines plus fertiles vers les rives de la Gambie. Un grand nombre de petits bassins, parallèles entre eux, coupent perpendiculairement la largeur de cette terrasse; les uns, toujours à sec, les autres, beaucoup plus nombreux, alternativement arides et inondés. Ces derniers, à part celui du Sénégal, servent de lit aux cours d'eaux qui partent accidentellement de ce fleuve pour arroser l'intérieur des terres.

Les bassins les plus remarquables sont, au centre, celui du Sénégal; et sur les rives de ce fleuve, les grands lacs du Cayar et de Panié-Foule. Comme les autres, ils sont sur un terrain plat et plus ou moins encaissé par des dunes, suivant la hauteur des eaux.

La structure du sol est fondamentalement celle du Désert. La base en est constituée par un mélange de rochers et de cailloux : la surface est formée par des alluvions.

Ces alluvions sont de deux sortes.

1° Sur la plus grande partie de la surface, elles sont purement sablonneuses. Les vents de nord-est, qui règnent pendant huit mois de l'année, y amoncèlent incessamment les sables venant du Sahara. Ainsi chaque jour ils empiètent sur la mer et encaissent les fleuves dont ils barrent l'embouchure. Le sable est à une grande profondeur, ce qui caractérise le plus généralement ces terrains arides. Toujours mourant, souvent submergé par la mer qui remonte à une grande hauteur, il sera long-temps encore un obstacle à la culture du pays. La surface en est généralement unie, très-souvent imprégnée de sel dans les parties les plus basses; d'autres fois, il forme des dunes plus ou moins élevées sur le bord du fleuve ou de la mer. C'est ainsi que nous voyons le bassin inférieur du Sénégal borné par une chaîne de collines sablonneuses. Elles accompagnent de chaque côté son cours et semblent destinées à borner ses inondations. Les terres comprises entre ces dunes et le fleuve sont parsemées de bassins naturels, de marigots et de savanes.

2° Les deuxièmes alluvions sont les moins considérables et les plus importantes. Elles sont formées par le fleuve lui-même qui, dans la saison des pluies, couvre la campagne de ses eaux chargées de limon. Ce limon, descendu des hautes régions du *Bondou* et des *Mandingues*, se dépose avec les eaux douces dans les bassins latéraux. Il constitue ainsi le fond de ces lacs temporaires qui communiquent avec le *Sénégal*; il tend à neutraliser sur toute la rive méridionale du fleuve la nature aride du désert. En effet, c'est en lui qu'est le principe de la végétation, celui de toute activité organique. — Tant que la chaleur humide le féconde, les créations les plus variées animent et embellissent la terre, elles se flétrissent dès qu'il se réduit en poussière. Ainsi la mort suit de près la vie. Les débris s'amoncèlent et se décomposent. Aux alluvions du fleuve, périodiquement renouvelées, s'ajoutent celles de la végétation, et le sol s'exhausse dans ce *Delta* fertilisé. Malheureusement ces révolutions, toujours lentes, ne se font pas sans une fermentation nuisible à l'homme. Le principe de vie pour les plantes est souvent un principe de mort pour les animaux et pour l'homme. L'air s'imprègne du gaz résultant de la décomposition, d'autant plus que les terres, moins inclinées, sont plus rebelles à la culture.

Dans la partie supérieure des terres basses, les alluvions terreuses sont plus abondantes, parce que le sable empiète moins sur leur domaine. Elles sont aussi bien plus fertiles et moins dangereuses, parce que, constamment baignées par les eaux douces, elles ont en elles un principe de vie plus permanent, une végétation moins sujette aux caprices des saisons. C'est ce qui a lieu dans les premières îles du *Delta* et surtout à *Podhor*, dont le sol serait susceptible d'une belle culture. Au contraire, vers le bas du fleuve, les terrains s'imprègnent des eaux de la mer : les eaux douces se mêlent aux eaux salées, et le vent d'est règne avec sa brûlante activité. Aussi le sol est partout aride pendant huit mois, et bientôt couvert de marais que la culture ne pourra jamais détruire.

En résumé, la région du Sénégal présente trois terrasses. La première se continue avec le centre de l'Afrique et voit naître le fleuve qui arrose tout le pays; la deuxième, pays de l'or, est coupée par un grand nombre de montagnes où le Sénégal forme des rapides; la troisième, ou pays d'alluvions, est plate, sablonneuse, couverte de marais.

Cette vaste région est entourée par deux Océans : à l'est l'Océan de sable ou mer de Sahara, si importante à étudier ; à l'ouest, la mer Atlantique dont les flots remontent très-loin dans l'intérieur des terres.

Nous allons jeter un coup d'œil sur le système d'eau qui arrose cette contrée.

SECTION II. — *Cours d'eaux.*

Le système d'eaux qui arrose le Sénégal est extrêmement simple, mais bien spécial. Il est très-important à connaître, puisque c'est de lui que dépendent la fertilité du sol et peut-être la civilisation des indigènes.

Un seul fleuve traverse ce pays, c'est le *Sénégal*, nommé, dit-on, *Bafing* par les Maures et les Mandingues; *Denguch*, par les Joloffes; *Mayo*, *Solle*, par quelques peuplades, *Sena* ou *Sanaga*, par les Portugais. Ce fleuve prend son origine sur la terrasse supérieure et marque par son cours de l'est au nord la pente du plateau africain vers l'océan Atlantique. Il est parallèle à la *Gambie*, né un peu plus bas et plus au sud.

La source du *Sénégal*, sous le 11e degré latitude nord, est à environ vingt lieues ouest de celle du *Niger*, à trente lieues est de celle de la *Gambie*. Le domaine des sources du *Sénégal* comprend une étendue de cinquante lieues en largeur.

Dans son cours supérieur, ce fleuve reçoit de nombreux affluens, dont trois se distinguent par leur grandeur.

1° Le *Bafing*, fleuve *Noir*, naît à l'ouest, traverse une chaîne de montagnes, puis des forêts de bambous, et coule tranquille dans un lit profond jusqu'au *Sénégal* supérieur, dont il est le principal bras.

2° Le *Cocora*, naît à l'est et coule entre des rochers escarpés. Presqu'à sec pendant huit mois, il croît dans la saison des pluies jusqu'à une hauteur perpendiculaire de 20 pieds. Son cours est alors très-rapide et dangereux. Les inondations, unies à celles des autres affluens, rendent alors impraticable la route du Désert traversé par le Sénégal.

3° Le *Félémé*, autre affluent occidental, est large, profond, très-rapide, peut-être plus considérable que le *Bafing*, comme lui débordé dans l'hyvernage.

Le *Cocora* et le *Bafing*, en se réunissant, forment les cataractes dites de *Govina*, puis un peu plus bas celle de *Felow* et beaucoup d'autres rapides.

Au dessous des cataractes, placées à plus de deux cents lieues de l'embouchure du fleuve, celui-ci serpente sur un lit de cailloux et de sable, bordé de rivages verdoyans et bien cultivés. Ses eaux, jusque-là claires et limpides, deviennent troubles et foncées en pénétrant dans les basses terres.

Après un nombre infini de tours et de détours, les méandres du fleuve prennent fin sur les rives septentrionale et méridionale dans les lacs de *Cayar* et de *Panié-Foule*. Alors il se sépare en plusieurs bras, à soixante lieues de la mer. Le plus large se dirige à l'ouest et va se jeter obliquement dans l'Océan en cotoyant une langue de sable qui se prolonge en travers de son embouchure.

Les terrains que traverse le Sénégal intérieur sont très-peu inclinés D'après *Adanson*, la pente du fleuve n'est que de deux pieds et demi de Podhor à la mer, ou de six lignes environ par lieue. Aussi, dit *Golberry*, les eaux, abandonnées aux caprices du sol, se replient-elles incessamment. Une forêt plus épaisse, un banc de roche, un tuf un peu plus tenace et plus dur, une veine de terre plus compacte, changent brusquement la direction de ces eaux suivant des lignes si bizarres, que le fleuve semble à chaque instant remonter vers sa source.

Cette disposition du fleuve à s'égarer, si grande qu'il ne fait jamais cinq lieues en ligne droite, est cause qu'il forme un grand nombre d'îles dont quelques unes sont d'une grandeur remarquable.

Le *Sénégal* a peu d'eau pendant huit mois : aussi n'est-il navigable qu'à 60 lieues de son embouchure. Alors il coule lentement sur un lit rétréci; ses eaux, douces dans toute la partie supérieure de son cours, sont salées à 25 et même 40 lieues de la mer, dont le flot refoule facilement les eaux douces. Les bassins latéraux sont à sec, sans aucune végétation. Partout une profonde solitude et un air de tristesse dans la campagne abandonnée.

Les vents du désert soufflent avec violence; les sables remplissent l'atmosphère; le sol, calciné, n'offre qu'une croûte grisâtre d'où heureusement ne s'échappe aucune exhalaison.

Après le solstice d'été, la scène change subitement; les eaux tombées dans le haut pays font grossir le fleuve. Il se précipite avec fracas du haut des cataractes, traverse avec une vitesse de 6 milles le pays de *Baquel*, en élevant ses eaux à 38 et 40 pieds au dessus de son niveau ordinaire. C'est alors que commence le débordement. Les lacs de *Cayar* et de *Panié-Foule* s'emplissent par l'abondance des eaux, et, commel e lac *Mœris*, dans le Delta du Nil, inondent au loin les pays voisins. Tous les bassins latéraux, la plupart desséchés, deviennent alors comme autant de canaux qui portent les eaux dans l'intérieur. Ils forment ce qu'on appelle des *Marigots* plus ou moins étendus qui, terminés en cul-de-sacd ans les terres, s'abouchent largement dans le fleuve, comme autant de cæcum. Cette disposition singulière est extrêmement favorable dans un pays où la nature ne distribue les eaux douces que d'une manière périodique. Ce qu'elle a de fâcheux tient au peu d'inclinaison du sol, qui, ne permettant pas un écoulement facile aux eaux, se change, après la crue, en marais dangereux tant que l'évaporation n'en a pas desséché le fond.

Quand les eaux du fleuve ont 40 pieds à Baquel, elles en ont 30 à Saldé (25 lieues au dessus de Podhor), 20 à Podhor, 15 à Dagana et 3 à Saint-Louis, près de l'embouchure. L'abaissement du fleuve se fait dans le même rapport, mais bien plus rapidement dans la partie supérieure. Quand les eaux sont à Baquel à leur niveau ordinaire, elles sont encore très-élevées à Saint-Louis, parce que les marigots intermédiaires continuent à verser dans le fleuve les eaux qu'ils en ont reçues.

Tant que durent ces crues périodiques, la campagne, comme celle de l'Égypte, présente l'image d'une vaste plaine d'eau parsemée de villages. L'eau du fleuve est alors douce jusqu'à la mer, mais elle est trouble et limoneuse, chargée d'un grand nombre de débris. Les grandes crues durent communément de six semaines à deux mois, du 15 juillet au 15 septembre. Alors les terres, couvertes d'eaux, offrent peu d'insalubrité; mais depuis lors, les eaux écoulées laissent le sol à découvert, la végétation et la vie animale se développent avec une activité extraordinaire qui bientôt s'épuise sur leurs débris décomposés. Alors commence la saison la plus dangereuse. Par un contraste singulier, c'est au moment où l'homme puise dans l'air les miasmes les plus délétères, que la nature est la plus riante, se pare des plus riches couleurs. Le soleil et l'eau, sources de la vie, ont fait croître une végétation brillante. Les arbres, jadis flétris par le vent du désert, se couvrent d'un élégant feuillage : des lianes rampantes, des liserons aux fleurs variées serpentent, s'élèvent, enlacent les rameaux, tandis que la persicaire, le nénuphar et le ménianthe se balancent sur les eaux. En même temps des oiseaux d'un plumage éclatant, des colibris dorés, des cardinaux, des martins, des pies, des ibis, des marabouts et des aigrettes, font entendre mille cris de joie et d'amour ; des troupes de singes se livrent sur les bords à des jeux bizarres, et le pesant hippopotame nage lentement au fond des eaux. C'est alors, quand tout publie la fécondité de la nature, que se préparent les poisons qui doivent rendre si dangereux ces pays semés de fleurs. Le soleil et l'eau donnent et usent la vie : ils activent les décomposition des produits qu'ils ont fait naître et frappent d'une double atteinte le téméraire qui pénètre dans ces lieux, en affaiblissant ses forces nerveuses et en l'imprégnant de miasmes empoisonnés.

Comme les Égyptiens célèbrent encore par des fêtes les inondations du Nil, les indigènes du Sénégal chantent et dansent au son du tam-tam à cette époque de rénovation. Dans un pays aride, à peine rafraîchi, pendant huit mois, par de légers brouillards, les premières pluies sont reçues comme un présent du ciel, et le fleuve qui distribue les eaux est un fétiche bienfaisant qu'on s'empresse d'honorer. C'est alors que le nègre confie à la terre ses plantations de mil, de riz et de tabac. Les villages se couvrent de jardins où l'oseille de Guinée, les citrouilles, les légumes parent un sol regénéré de leurs fleurs et de leurs fruits. Alors aussi les traitans partent pleins d'espérance pour le marché de Galam, où ils vont échanger les marchandises de l'Europe contre l'or et la gomme... Mais que de fatigues et de dangers dans ce voyage entrepris au milieu de la nature la plus brillante, aux cris de toute une population pleine de joie! une chaleur affreuse, un air condensé dans les bâtimens infectés de moustiques, des pluies et des orages fréquens, voilà ce que rencontre dans le fleuve celui que l'amour du gain attire à Baquel, heureux quand la mort ne le frappe pas au retour, près des rives limoneuses du fleuve déjà rétréci, ou dans sa maison même où il espérait trouver le repos!

Aussi le fleuve grossit par l'effet des pluies à la fin de juillet : il se déborde, remplit les marigots jusqu'à la fin de septembre....., jusque-là peu de danger.... A la fin de septembre, les eaux baissent, les marigots se découvrent, l'air s'infecte de leurs émanations..., c'est le temps de la mortalité.

L'eau du fleuve est douce pendant l'hyvernage et même deux mois après, du 15 juillet à la fin de novembre. Hors cette époque, l'eau douce manque complétement à Saint-Louis. Les Européens sont obligés de faire leur provision dans la saison des pluies. Les Indigènes ne boivent que de l'eau saumâtre pendant huit mois. Ils vont la puiser dans des trous faits au sable voisin du fleuve. Cette eau, saumâtre mais potable à l'époque où le fleuve est salé, devient absolument impropre aux usages domestiques quand le fleuve est grossi par les pluies.

Les mêmes périodes de sécheresse et d'inondations se remarquent sur les rives de tous les fleuves de l'Afrique occidentale : mais nulle part elles ne sont aussi sensibles qu'au Sénégal; nulle part en effet le sol n'offre une égale aridité et le désert une action aussi directe sur la terre et sur l'air. Cependant tout le littoral, du cap Vert à Sierra-Léone, près de la Gambie, du Rio-Grande et des nombreuses rivièresi ntermédiaires, a pendant quatre mois une constitution marécageuse après une sécheresse plus ou moins marquée. Les inondations s'y font toujours plus tôt qu'au Sénégal, parce que le soleil venant de l'équateur y fait sentir plus tôt son influence. C'est du côté du Sierra-Léone que naissent les premières maladies épidémiques, comme les premiers orages et les premières pluies.

SECTION III. — *Influence du grand désert.*

Toutes les terres que nous venons de parcourir, de la terrasse du Bornou jusqu'à la mer, sont en grande partie entourées par un vaste désert dont les plaines inférieures ne sont qu'une continuation. Leur position à l'ouest, ou sous le vent de cet océan de sables, les met donc immédiatement sous l'empire des lois physiques agissant dans ces régions désolées. Les vents du désert en soufflant sur le Sénégel inférieur sont la cause puissante qui y modifie le sol, la végétation et le climat tout entier, par les sables qu'ils entraînent et la sécheresse brûlante qui les accompagne.

Il y a en effet une remarquable différence entre la portion orientale du grand désert et la partie occidentale, contiguë au Sénégal. Cette différence tient à un phénomène singulier, mais constant, qui consiste dans la migration des sables qui s'avancent chaque jour de l'orient à l'occident. Aussi toute la partie orientale de ce désert immense présente-t-elle, sur la lisière de l'Égypte, un sol calcaire et des rangées d'écueils dégarnis de sables, enfin de nombreuses oasis couvertes d'eaux et de plantes : dans le voisinage du Sénégal on ne trouve au contraire que du sable et très-peu d'oasis. Aussi, dit Ritter, « est-ce dans cette partie du désert que se » sont propagées dès les temps les plus anciens, » toutes ces traditions de fleuves encombrés, d'oa- » sis disparues, de caravanes mortes de soif, d'ou- » ragansde sables, dont on a souvent combattu l'au- » tenthicité parce qu'ils se rencontrent moins fré- » quemment sur les confins de l'Égypte. »

Pour se faire une idée des ouragans de sable sur e sol du désert, on n'a qu'à se rappeler ce qu'on en raconte depuis la disparition de l'armée de Cambyse jusqu'à la destruction de la caravane de 1805, forte de deux mille hommes. Les plus terribles tempêtes se déchaînent annuellement sur cet océan de sable, à l'époque des équinoxes. Or tous les vents qui balaient ces terres planes se dirigent pendant huit mois de l'est à l'ouest, pendant trois mois seulement dans l'ordre contraire.

Cette grande prédominance des vents d'est et de nord-est est la cause de la nudité des plaines orientales du Sahara. Les sables de cette partie sont nécessairement enlevés par les vents et s'avancent de plus en plus vers l'océan Atlantique en formant des hauts fonds bien loin au-delà de ses rivages.

Ces circonstances physiques nous expliquent les brouillards de sable qui obscurcissent fréquemment l'air au Sénégal, la nature même du sol, toujours aride, la sécheresse et la chaleur de l'atmosphère, sous l'action d'un vent qui a traversé deux cents lieues de sables, et enfin la rareté des eaux dans tout le Sénégal inférieur.

L'étude du *Sahara* ou plutôt du *Sahel*, comme le dit Ritter, qui donne le nom de *Sahara* au désert privé de sable et déjà couvert d'oasis, et celui de *Sahel* au désert de sable mobile, cette étude est du plus grand intérêt pour le naturaliste et pour le philosophe. Elle indique la marche suivie par la nature pour découvrir et féconder le sol du désert, l'exhaussement des plaines envahies par le sable, la direction des fleuves, changée par lui, la destinée future du pays livré aux premiers essais de notre civilisation. Pour le médecin qui veut connaître l'état du sol et savoir les dangers ou les avantages qu'y trouveront de nouvelles colonies, l'étude du désert expliquera les différences que présente le même vent suivant les lieux, et par suite celles que présentent les maladies. Ainsi la cause d'un grand nombre de phénomènes physiques ou physiologiques s'explique difficilement par la nature des lieux où ils s'observent. C'est souvent à une grande distance qu'il faut en chercher l'origine. Aussi j'ai cru utile de dire un mot de ces vastes plaines dont l'influence redoutable se propage jusqu'à la mer.

Maintenant que nous venons de jeter un coup d'œil sur la topographie générale du Sénégal et sur les modifications que les eaux et les sables y impriment au sol, nous allons examiner plus spécialement les points fréquentés par les Européens.

CHAPITRE III.

TOPOGRAPHIE SPÉCIALE DES LIEUX HABITÉS.

SECTION Ire. — *Haut du fleuve. Podhor. Baquel, etc.*

Le Sénégal forme, en se divisant, un grand nombre d'îles, que Durand (Voyage au Sénégal) porte à quarante-deux. Les plus considérables sont plus ou moins haut dans le fleuve : les plus malsaines sont près de l'embouchure. Parmi les premières il faut distinguer *Podhor* ou l'*Ile au morfil*; parmi les secondes, *Sor* et *Saint-Louis*, chef-lieu de nos établissemens sur cette côte.

Podhor est situé à plus de soixante lieues de l'embouchure du Sénégal. C'est une île de quatre-vingts lieues de long sur huit à douze de large, toujours baignée par les eaux douces. Elle est partagée par un canal naturel ou marigot qui communique avec le fleuve. Le sol en est gras, argileux, plat et marécageux sur les rives, élevé et sec vers l'intérieur qui est assez boisé. Les Français y avaient un fort qu'ils ont abandonné. Ce point du fleuve est, dit-on, un des plus propres à la culture. Le terrain en est bon et fertile. L'oranger, le figuier, le goyavier, tous les légumes de l'Europe, le coton et l'indigo, la gomme s'y trouvent et y prospèrent. Le riz et le mil occupent de grands espaces..... Si les points les plus rapprochés du fleuve sont insalubres, ceux de l'intérieur offrent toute sécurité. Ajoutez que les eaux y sont douces, que la terre y est très-bonne pour la fabrication des briques. « Cependant, dit Durand (1), l'étranger a détourné ses regards de » cette mine féconde pour ne les fixer que sur le » commerce; devenu riche en peu de temps, il s'est » éloigné de la source de ses richesses, sans avoir » rien fait pour l'agriculture et les arts. Toutes les » terres sont couvertes de ronces. On n'y voit au-

(1) *Voyage au Sénégal*, Paris, 1802, t. II, in-8, p. 19.

» cun des fruits, aucune des plantes salutaires dont » la nature a doté presque tous les climats. On n'y » trouve ni l'oranger ni le citronnier, qui réussissent » si bien dans les pays chauds ; le soleil y darde inu- » tilement ses rayons. »

Podhor n'est guère fréquenté que dans la saison sèche, pendant la traite de la gomme.

Les îles situées au dessous de *Podhor* ne sont pas aussi bien partagées. *Biféche*, la plus grande, n'a que le quart de sa longueur. Située à deux lieues de Saint-Louis, d'un terrain gras et plantureux, elle a seulement quelques uns des avantages de *Podhor*, avec plusieurs des inconvéniens de Saint-Louis. Ses marais et le manque d'eau douce pendant huit mois ne permettent d'en faire qu'un lieu de pâture pour les troupeaux.

Dagana et *Baquel* étaient des postes militaires, maintenant abandonnés par les Européens. Depuis deux ans on a cessé d'avoir une garnison permanente à Dagana, sur la rive gauche du fleuve, à vingt-cinq lieues de Saint-Louis. Les nombreuses maladies qui y régnaient dans l'hivernage ont dû faire supprimer ce poste pendant la mauvaise saison : on n'y laisse alors que des soldats indigènes avec un officier blanc. Néanmoins il serait encore nécessaire de faire dans ce poste bien des changemens pour le temps où les Européens vont l'occuper. Quand j'étais au Sénégal, ceux-ci étaient fort mal couchés ; l'ambulance était privée des objets les plus nécessaires, et des demandes avaient été faites unutilement pour obvier aux premiers besoins. Il serait d'autant plus essentiel de munir cette ambulance de tout ce qui est utile à la santé que pendant une partie de la saison sèche, elle pourrait recevoir les convalescens de Saint-Louis, qu'on ne peut ou qu'on ne veut pas renvoyer en France. Les mois de mars, avril et mai sont en effet très-bons à Dagana : l'air y est alors plus pur et plus vif qu'à Saint-Louis.

Baquel, sur la limite des terrasses moyenne et inférieure, est un poste exclusivement livré aux soldats noirs. Jusqu'en 1830, il avait une quinzaine d'Européens, dont les deux tiers mouraient annuellement. Les fièvres ataxiques enlevaient les uns, la dysenterie achevait les autres. La position du poste au milieu d'un vaste marais, la chaleur extrême, la mauvaise nourriture, l'ennui et quelques excès donnent raison de cette grande mortalité.

Les escales du fleuve, 1° celle de Podhor ou du manus Bracknas, 2° celles des Marabouts et 3° celle du déserts ou du Trazas ne sont occupées que temporairement. Couvertes d'eau pendant l'hyvernage, sèches et arides comme le désert qu'elles confinent, pendant le reste de l'année, ces parties du littoral fluviatile n'offrent de danger que par la chaleur extrême qui y règne, principalement en mati et à l'époque des premières pluies. Aussi la traite de la gomme cesse-t-elle dès que les eaux commencent à s'élever.

Reste Saint-Louis comme point constamment occupé par les Européens. C'est en effet le chef-lieu de tous nos établissemens dans le fleuve et sur la côte d'Afrique.

SECTION II. — *Iles de l'embouchure. St-Louis. Sor, etc.*

L'île Saint-Louis est à cinq lieues environ de l'embouchure du Sénégal. C'est un banc de sable de onze cents toises de longueur sur une largeur qui varie de quatre-vingt-dix à cent quatre-vingt-dix toises. Il est entouré par deux bras du fleuve dont l'un, à l'est, a près de trois cents toises de large, et l'autre près de denx cents à l'ouest, où il n'est séparé de la mer que par une langue de terre peu considérable.

Les rapports de cette île sont 1° à l'est avec l'île de Sor, dont le sol est en partie marécageux; 2° à l'ouest avec la mer dont elle n'est séparée que par le fleuve et la pointe dite de Berberie ; 3° au nord elle regarde une petite île semblable à Sor ; 4° au sud, le fleuve lui-même, dont les deux bras se sont réunis.

Elle est par 16° quelques minutes de latitude nord, et par 18° 48′ longitude ouest.

Le sol en est partout sabloneux, presque de niveaux avec le fleuve ou même placé au dessous des eaux pendant l'hivernage. Il est plat ou très-peu incliné : souvent même il présente des inclinaisons partielles vers le centre, ce qui produit des cloaques et de fondrières. Aucune végétation n'embellit ce sol stérile. Quelques cocotiers rabougris à l'extrémité nord, un petit nombre d'arbres dans le jardin du Gouvernement sont les seuls végétaux qui s'y trouvent. Aucune plante légumineuse, aucune fleur n'y récrée les sens pendant la plus grande partie de l'année. Ce n'est qu'à grand' peine qu'on obtient de la terre quelques légers produits à l'époque où les pluies viennent un instant la détremper. Tel n'est pas le portrait que fait Adanson de cette île, qu'il appelle cependant stérile dans un autre point de son ouvrage. Suivant ce voyageur, on cultivait à Saint-Louis (en 1752) l'oseille de Guinée, la batate, l'ananas, l'oranger, le gouyavier, et pendant l'hiver la plupart des légumes et herbages de l'Europe. « La seule chose qui manque à l'île du » Sénégal, ajoute-t-il, ce sont les promenades : mais » doit-on les regretter quand on a des jardins où » une verdure toujours naissante et non interrom- » pue présente chaque jour de nouvelles décora- » tions, où un grand nombre de fleurs aussi agréa- » bles par leur odeur que par la variété de leurs » couleurs croissent sans soin et sans culture ? On » y voit des basilics de toutes les grandeurs et de » toutes les couleurs, les tubéreuses, les narcisses à » cloche, les lys-asphodèles, parmi lesquels la belle » de nuit, l'œillet de l'Inde ; les amarantes et le

» grenadier en fleur font un très-bel effet. Les lé-» zards bleus et dorés, les papillons et d'autres in-» sectes tous également beaux se plaisent à y venir » mélanger leurs différentes couleurs et diversifient » agréablement l'uniformité qui est ordinaire à la » plupart des jardins (1). »

Saint-Louis est tellement différent de cette peinture, qu'on doit supposer qu'elle est toute d'imagination ; car il n'est pas croyable que les progrès de la civilisation et ceux en tout genre qu'a faits la colonie, en aient changé l'aspect de telle sorte qu'on ne trouve plus qu'une île stérile, sans végétation réelle et sans autres animaux que ceux des basses-cours, là où était une sorte de paradis terrestre.

Ainsi, le sol de Saint-Louis participe de toutes les qualités que nous avons trouvées à celui des autres îles : mais il est bien plus stérile qu'aucun autre, alternativement aride et submergé. Les seules fleurs qui l'embellissent croissent avec peine dans des caisses, les seuls insectes *aux brillantes couleurs* sont des libellules et quelques mouches apportées du continent par le vent d'est.

Aucun ruisseau, aucune source n'arrose ces sables ; seulement, pendant la saison sèche, on trouve à quelques pieds sous terre une eau saumâtre dont les nègres seuls font usage. Pendant l'hivernage, c'est le fleuve qui fournit celle qu'on emploie.

(1) *Histoire naturelle du Sénégal*, Paris, 1757, in-4.

Les eaux de pluie, partout si utiles et là indispensables, y sont souvent une cause d'insalubrité. Le peu d'inclinaison du sol fait qu'elles s'amassent au centre des rues, qu'elles y croupissent et donnent lieu à des émanations infectes. A ces flaques d'eaux partielles et multipliées, il faut ajouter celles plus étendues que forme le fleuve débordé. Alors toute l'extrémité nord de l'île se trouve changée en un vaste lac, laissant à peine un étroit sentier pour passer : la plupart des bouts de rue sont couverts d'une fange verdâtre où pullulent les plantes et les insectes.

Une commission, nommée en 1837, pour examiner l'état du sol, a signalé tous les inconvéniens qui naissent de cette disposition. Nous croyons devoir donner ici l'extrait du rapport que nous avons fait au gouverneur au nom de cette commission.

La commission de salubrité s'est réunie vendredi 29 septembre pour constater par elle-même les causes d'insalubrité qui se trouvent dans l'île de Saint-Louis.

Parmi ces causes, elle doit principalement signaler :

1° *Dans la place du marché*, une mare infecte formée par les eaux pluviales et par les égouts de la caserne d'artillerie. Ce foyer est d'autant plus délétère que sur ce point se réunissent un grand nombre d'individus, que la caserne d'artillerie en est voisine et que les vents du large n'y font pas sentir leur influence bienfaisante. Aussi ce point est-il celui où l'on a observé les premières victimes de l'épidémie de 1830.

2° *A la pointe du sud*, 1° une mare servant de puits dans la saison sèche, mais actuellement remplie d'eaux croupies et fangeuses; 2° un grand nombre de débris d'animaux de toutes sortes répandus sur le rivage; 3° les bouts de rue aboutissans, transformés en cloaque inabordable.

3° *Sur les deux rives est et ouest*, un bourbier presque continu à l'extrémité de toutes les rues inondées par les pluies et par le fleuve.

4° *Dans la plupart des rues centrales*, un grand nombre de flaques d'eaux.

5° *A l'ouest de la batterie d'Orléans*, un amas d'eau considérable, croupie, mais à peine infecte, qui donne cependant des émanations nuisibles à la caserne d'Orléans et aux maisons voisines.

6° *A l'extrémité nord de la ville*, les rues inondées, inabordables, laissant presque communiquer les deux bras du fleuve.

7° *A la pointe du nord*, une vaste surface inondée et transformée en lac. La position d'un poste militaire au milieu de ce marais est donc on ne peut plus dangereuse. Les pluies, les débordemens du fleuve et ses infiltrations, sont les causes, pour le moment irrémédiables, de cette inondation; aucune digue solide ne contenant les eaux. Bien que les vents de la saison ne portent pas ordinairement sur la ville les émanations de cette plaine, elle n'en est pas moins nuisible par la grande humidité qu'elle entretient et par la fange qui s'y découvre après que les vents du nord-est sont venus remplacer ceux du large.

A l'article *Hygiène* nous examinerons les travaux qu'il faut faire pour remédier à ces vices du terrain.

De ce que je viens de dire, il résulte que l'île Saint-Louis présente deux parties : 1° l'une, plaine alternativement sèche et submergée, sans habitations ; 2° l'autre, couverte par la ville.

La première est ce qu'on appelle la pointe du nord, où l'on ne trouve que du sable, à peine quelques carrés de verdure et un petit nombre de cocotiers mal développés. C'est un lieu de promenade que l'on ne peut toujours aborder, pendant l'hivernage à cause des eaux débordées, pendant la saison sèche à cause des grands vents de nord-est qui balaient cette surface. Cette pointe du nord était autrefois couverte de palétuviers : on n'en trouve plus un seul ; elle n'est séparée de la terre voisine que par le fleuve qu'on passe à gué.

L'autre partie, ou les deux tiers de l'île, constitue la ville, partagée elle-même en deux par l'hôtel et la place du Gouvernement. Le sol en est partout sablonneux et non pavé, les rues sont droites, assez larges surtout au nord, coupées à angle droit. Deux places principales et un quai spacieux à l'est de l'hôtel du gouverneur, permettent à l'air une circulation facile. Presque toutes les habitations sont en briques, à un seul étage, bordées de galeries couvertes qui y entretiennent la fraîcheur. La plupart sont bien distribuées, vastes et très-logeables. Aux deux extrémités de la ville, mais très-peu au centre, on trouve un grand nombre de cases en paille habitées par les nègres. Ces cases sont toutes très-mal disposées, mal aérées, sombres et sans commodité. Leur aglomération, les unes auprès des autres, et les nombreux cloaques qui en sont voisins, en font généralement des foyers d'insalubrité. Aussi les maladies sont-elles communes et souvent funestes dans la classe d'hommes qui les habitent.

Toute la partie orientale de la ville regarde l'île de Sor couverte de marais une partie de l'année. Elle est peu aérée, très-chaude et passe pour plus malsaine que la partie opposée de la ville. Celle-ci est souvent raffraîchie par les vents du large qui tempèrent l'extrême chaleur de l'hivernage. Aussi préfère-t-on généralement les habitations qui regardent la mer, bien qu'elles soient plus humides... A l'extrémité sud-ouest, on peut craindre de ce côté les émanations d'un village noir, situé sur la terre ferme, et celles plus éloignées d'un cimetière des indigènes.

Les établissemens publics les plus considérables et ceux qui paraissent avoir quelque influence sur la salubrité sont l'hôtel du gouverneur, les casernes et l'hôpital : ajoutant hors de la ville, le cimetière et l'abattoir placés dans l'île de *Sor*.

A part les habitations des nègres, on peut dire que les maisons de Saint-Louis sont généralement saines. Les habitans mulâtres ou européens n'y contractent pas de maladies graves. Les fièvres ataxiques, jadis si fréquentes et si funestes, la dysenterie et l'hépatite respectent la plupart des Européens de la ville. Les décès parmi eux sont infiniment moins fréquens qu'il ne l'étaient ; encore beaucoup sont-ils le résultat d'imprudences. Le Sénégal est sans doute un pays malsain, et l'île de Saint-Louis en particulier ne manque pas de causes d'insalubrité, mais celles-ci agissent principalement et d'une manière presque exclusive sur les soldats, parce que, par leur genre de vie, leurs excès et les habitations mêmes qu'ils occupent, ils sont plus exposés à ces causes, et d'ailleurs moins disposés à les combattre.

Si le sol marécageux de Saint-Louis est la cause première des maladies, il faut dire aussi que l'hôpital qui reçoit les soldats malades contribue pour sa part à faire naître ou à rendre plus graves un certain nombre d'affections endémiques. Aussi examinerons-nous en détail, dans la partie *Hygiène*, les améliorations que réclament l'hôpital et les autres établissemens publics.

En résumé, les causes d'insalubrité qui se trouvent à Saint-Louis, relativement au sol, sont : 1° les nombreux amas d'eaux croupies qui existent dans toute l'étendue de l'île pendant l'hivernage ; 2° la mauvaise qualité des eaux à boire, saumâtres pendant huit mois, et limoneuses pendant quatre ; 3° la mauvaise distribution des cases à nègres ; 4° la mauvaise position et la distribution vicieuse de l'hôpital.

Outre ces causes tenant au sol même de Saint-Louis, il en est qui résultent de celui qui avoisine cette île. Les émanations du village noir de Guekn'dar et de son cimetière, celles des marais et du cimetière de Sor, viennent ajouter, suivant la direction des vents, aux causes morbifiques propre à Saint-Louis.

J'ai peu de choses à dire des autres îles de l'embouchure du Sénégal. Les principales sont : 1° celle de *Sor*, devant Saint-Louis, plus grande, plus boisée et très-marécageuse. Elle est traversée et entourée par plusieurs marigots ; 2° celle de *Bocos*, placée plus près de l'embouchure et souvent inondée ; 3° l'île de *Mogue* ; 4° l'île aux *Anglais*. Ces petites îles sont toutes semblables et le plus souvent submergées dans l'hivernage ; elles sont sans habitans.

Toutes les terres voisines de l'embouchure du fleuve sont plus ou moins insalubres. Cependant il est une époque où elles se dessèchent complétement, et l'on peut alors s'en approcher impunément. Aussi a-t-on conseillé à quelques malades d'aller habiter le bas du fleuve pour modifier le cours de quelques affections chroniques. Plusieurs ont, en effet, retiré du bien de ce changement de lieu fait en temps opportun. C'est en mars, avril et mai qu'on peut en éprouver de l'avantage. Avant ou après cette époque, les pluies et les marais, joints aux vents humides du sud-ouest, rendent le fleuve presque aussi malsain que Saint-Louis, sans offrir les mêmes ressources.

SECTION III. — *Terres riveraines de Saint-Louis à la Gambie.*

Nous n'avons aucune observation à faire sur la côte du Sénégal, depuis Saint-Louis jusqu'à Gorée. Le sol en est partout aride et sablonneux, privé d'arbres et d'habitans. C'est par là, en suivant le rivage de la mer, qu'ont lieu les communications d'un point à l'autre. Ce petit voyage de 30 lieues, n'offre de danger que par l'effet des chaleurs extrêmes du jour et de la grande humidité des nuits. Il serait à désirer qu'on rétablît sur quelques points intermédiaires les barraques en bois que le gouverneur *Blanchelet* avait élevées pour la commodité et la sûreté des voyageurs.

Toutes les terres qui s'étendent du cap Vert à la Gambie sont, au contraire, grasses et humides. Rufisque, à 3 lieues de Gorée, est remarquable par sa rivière, d'une eau excellente : Joal n'offre, au contraire, que des eaux stagnantes; tout ce littoral, dans une étendue de 30 lieues, est plat, couvert de ruisseaux et de marais, au milieu desquels sont plusieurs îles fertiles, mais insalubres. Outre l'insalubrité locale ou son action directe sur les habitans du lieu, cette bande de terre influe sans doute sur Gorée, qui est dans son voisinage, enveloppée par elle comme d'une demi-ceinture.

Albréda, sur la Gambie, et le nouvel établissement de Casamance, sont dans le même cas que l'ile Saint-Louis. L'insalubrité y est même beaucoup plus grande, parce que, dans ces lieux incultes et à peine habités, rien ne contrarie l'action délétère des marais. Aussi les maladies les plus graves atteignent-elles les Européens qui ont l'imprudence de venir hyverner dans ces parages. Après la saison des pluies, ce littoral est susceptible de recevoir d'importantes améliorations.

SECTION IV. — *Ile de Gorée.*

De tous les points occupés par les Européens sur la côte occidentale d'Afrique, l'ile de Gorée est certainement celui qui offre le moins de danger.

Gorée, nommé Barsaguiche et Bir par les naturels, Goerée ou bonne rade par les Hollandais, est un petit rocher de deux milles tout au plus de circonférence, situé par 14° 40′ de latitude nord, et par 19° 45′ de longitude ouest, à un mille environ de la presqu'ile du cap Vert et du continent qui l'entoure d'une ceinture de sables et de marais. Cette île est à près de 40 lieües de Saint-Louis.

Le sol de Gorée paraît avoir été bien plus tourmenté que celui du continent. Il est formé en petite partie par du sable, et très-principalement de roches basaltiques qui s'élèvent à plus de 30 mètres au dessus de la mer. La partie de l'île qui est plus sablonneuse est plate, allongée vers le sud et bordée d'une plage de cailloux et de sables. Elle est couverte de maisons formant une ville peu étendue, bâtie dans le genre de Saint-Louis... La partie haute de l'île regarde le nord et surplombe la ville. Elle forme une grosse masse presque toute pierreuse, où les rochers paraissent à nu, inclinés, taillés en bancs noirâtres dont la base est battue par la mer. Une terre jaunâtre et véreuse en remplit les interstices, principalement au point de jonction des deux parties de l'île.

Gorée est partout stérile. On ne trouve sur la plaine qu'un petit nombre d'arbres mal développés et un jardin qui ne produit qu'à force d'arrosemens et d'engrais. Sur le plateau supérieur, la végétation est encore plus rare. Pas un arbre, pas un carré de verdure n'y égaie l'aspect austère du rocher.

L'île n'a pas un seul ruisseau. L'ancienne Compagnie des Indes y avait creusé des puits, qui ont disparu. Il n'en reste qu'un seul, dont l'origine est même douteuse, situé au nord, à la base du rocher. Ce puits, presque de niveau avec la mer, donne une eau très-pure, plus ou moins abondante, mais toujours en quantité suffisante pour les besoins de la garnison. Il y a cependant bien peu de temps que celle-ci en reçoit, l'insouciance ou la cupidité ayant toujours privé les Européens de cette boisson salutaire. Gorée possède en outre une citerne où l'on dépose les eaux apportées du continent.

Les eaux pluviales sont donc la seule ressource des habitans. Mais cette ressource est bien précaire : on y supplée par des eaux douces qu'on retire de puits creusés sur le continent. Malheureusement ces eaux sont assez souvent mauvaises et se corrompent facilement.

La ville de Gorée est petite, percée de rues droites et peu larges ; les maisons et les cases y sont moins confondues qu'à Saint-Louis : leur distribution est d'ailleurs la même.

Par lui-même le sol de Gorée n'offre aucune cause d'insalubrité. Son inclinaison ne permet pas aux eaux pluviales d'y séjourner; par conséquant, l'air n'y peut être altéré que par les marais de la grande terre ; c'est donc avec raison que l'on a proposé cette île comme point d'acclimation pour les Européens nouvellement arrivés, et comme lieu de convalescence pour ceux qui ont subi l'influence du sol de Saint-Louis. Ce qu'on a dit des causes d'insalubrité propres à Gorée, relativement à la production de la fièvre jaune, est certainement exagéré. Ces causes sont permanentes et l'épidémie ne s'est montrée qu'en 1830 et en 1837, à des époques où, notamment en 1837, le sol et le climat étaient bien plus salubres à Saint-Louis, qui en fut préservé.

CHAPITRE IV.

RESUMÉ.

Tels sont, sous le rapport topographique, les pays de l'Afrique occidentale, soumis aux Français, ou plutôt toutes les terres de ce continent fréquentées par les Européens, du 18e au 10e degré de latitude nord. L'état du sol peut se résumer en un mot. Il est brûlé par le soleil dans la saison sèche, ou inondé par les eaux dans l'hyvernage. Il a tous les dangers des terrains bas, plats et marécageux. La chaleur de la zone toride, la direction de certains vents, etc., sont les causes secondaires qui en développent ou en augmentent l'insalubrité. Nous verrons ailleurs les améliorations dont le sol est susceptible.

DEUXIÈME PARTIE.

Météorologie.

RAPPORTS AVEC LA MARCHE APPARENTE DU SOLEIL. SAISONS.

Le Sénégal s'étend du 18e au 14e de latitude nord, du 18e au 20e longitude ouest : il est donc entièrement situé dans la zone torride.

Cette position fixe d'abord ses relations annuelles avec le soleil. Cet astre en est constamment assez rapproché : l'obliquité de ses rayons ne dépasse jamais 45° environ à l'époque où il paraît s'arrêter vers le tropique du capricorne.

La marche apparente du soleil sur cette région est telle qu'il y est perpendiculaire deux fois par an, quand il descend de l'équateur vers le tropique du cancer, et quand il remonte de celui-ci à l'équateur. Ce phénomène a lieu au Sénégal dans les premiers jours de mai et d'août. Le soleil est alors au zénith, et l'homme n'a pas d'ombre parce qu'elle est directement sous ses pieds. Le soleil déverse donc alors une grande masse de lumière et de chaleur sur la terre : il s'agit d'autant plus que le sol est partout nu et sabloneux. Les masses d'eau qu'il soutire de leur lit, les plantes dont il hâte le développement, les animaux qui se parent pour leurs amours, obéissent également à sa puissante influence.

Il résulte de cette action incessante, quoiqu'un peu variable du soleil, que cette région est constamment chaude, mais alternativement sèche et humide, suivant les degrés de chaleur. Aussi n'y distingue-t-on que deux saisons : celle où le soleil plus ou moins oblique laisse aux vents du désert leur sécheresse dévorante ; et celle où le soleil, placé directement dans cette zone, soulève les eaux, excite une évaporation excessive, et prépare ces grandes commotions que signalent des pluies abondantes et des orages.

La première saison dure du 15 octobre, plus ou moins, jusqu'au mois de juillet, ou près de neuf mois ; l'autre embrasse les trois ou quatre mois suivans.

Deux époques de transition séparent les saisons que nous examinons. Dans les premiers temps qui succèdent à l'hivernage, la constitution chaude et humide règne encore malgré la cessation des pluies : le sol reste couvert en partie par les eaux, les marais à demi desséchés ont toute leur activité pernicieuse. Les maladies toujours très-nombreuses ne sont plus aussi aiguës, aussi franchement inflammatoires : la mortalité devient plus considérable.

Dans la période suivante, qui s'étend du solstice

d'hiver à l'équinoxe, la constitution sèche et froide comparativement, remplace l'humidité : le soleil est aussi éloigné que possible du Sénégal, on s'en aperçoit à peine. Il n'a pas eu le temps de réchauffer les eaux pour en saturer l'atmosphère. L'évaporation très-active trouve dans l'air une force dissolvante extraordinaire qu'il tient en partie des grands courans qui partent du désert. Ainsi le lit des marais et du fleuve restent à découvert : le sol, jadis fangeux, ne présente plus qu'une poussière fine ou qu'une croûte desséchée qui emprisonne les effluves. L'air cependant est pur, sans nuage, d'une sécheresse excessive : aussi, pas une goutte d'eau ne vient humecter la terre ; la végétation languit ou paraît suspendue ; les animaux maigrissent et perdent leurs sucs. Les mêmes lieux, qui naguère animaient les créations les plus brillantes, ne sont plus qu'une triste et aride solitude. C'est donc le repos de la nature, c'est aussi la saison la plus salubre pour l'Européen qui retrouve une partie de son activité, les malades mêmes se rétablissent, quand une désorganisation profonde n'a pas détruit pour jamais le principe de la vie.

Après cette époque, ou dès la fin d'avril, la sécheresse devient moins continuelle : le soleil, redevenu perpendiculaire réchauffe tout de ses rayons ; les vents du large succèdent, après des chaleurs, aux vents secs du désert ; l'atmosphère s'imprègne déjà d'humidité comme si la force dissolvante diminuait en vertu des mêmes lois qui ôtent aux tissus vivans une partie de leur force réactive.

Il est donc facile de distinguer au Sénégal autant de saisons qu'on en voit en Europe, deux remarquables par un caractère d'extrême sécheresse ou d'extrême humidité, et deux participant de celles qui les précèdent ou les suivent. Nous verrons qu'il en est de même des maladies qui se modifient suivant ces époques. Elles se développent et s'accroissent en été, s'aggravent et diminuent en automne; cessent en grande partie dans l'hiver, pour ne reparaître qu'à la fin du printemps. Nous ne devons pas oublier du reste que le Sénégal appartient à notre hémisphère ; les mutations solaires ne diffèrent des nôtres que du plus au moins.

Cette action du soleil tient d'ailleurs non seulement à la direction plus ou moins verticale de ses rayons, mais aussi au temps bien plus long qu'il passe sur l'horizon. Lorsqu'il est à l'équateur, les jours sont égaux aux nuits au Sénégal, comme ils le sont en France, mais non dans la même proportion de longueur. Les plus longs jours de la ligne sont de 12h 30'; les plus longs du Sénégal de 13h environ tandis que ceux de Paris, par 48° 50' sont de 17h ou près de 1/3 plus longs au solstice d'été qu'à l'équinoxe. Au contraire les plus courts sont à Paris de 8h et de 11h au Sénégal. Il résulte de là une variation beaucoup plus grande dans l'intensité de la chaleur et de la lumière : les deux extrémités sont beaucoup plus éloignées dans les pays tempérés : les saisons de transition doivent par conséquent être bien plus distinctes.

Par la même raison, le Sénégal est un des pays qui reçoivent la plus grande masse de chaleur et de lumière, d'autant que le sol en est partout sablonneux, c'est-à-dire doué d'une grande force de rayonnement.

L'action du soleil sur le sol et sur l'homme est parfaitement appréciable, bien que nous ne devions pas nous flatter d'en connaître toute l'étendue. Il n'en est pas tout-à-fait de même de la lune : bien que cette planète, satellite de la terre, ait une influence non contestée sur les mouvemens de l'Océan et probablement sur ceux de l'atmosphère. Bien qu'on reconnaisse une correspondance entre ses périodes d'accroissement et certaine fonction organique, on ne s'accorde pas généralement à lui donner les mêmes influences sur le reste de l'économie. Les observations de *Lind* (1), de *Balfour* et de *Fontana* (2), ont besoin d'être confirmées, ou ne s'appliquent d'une manière incontestable qu'aux pays de l'Inde où elles ont été faites. Du reste, on conçoit que près de l'équateur les influences soli-

(1) *Essai sur les maladies des Européens dans les pays chauds*, Paris, 1785, 2 vol. in 12.

(2) *Des maladies qui attaquent les Européens dans les pays chauds*, etc. ; traduit de l'italien par Venissat, revu et publié par M. Keraudren, Paris, 1818, in-8.

lunaires doivent être beaucoup plus sensibles que partout ailleurs, parce que ces astres y sont plus rapprochés de la terre et y ont une force d'attraction plus considérable. C'est principalement aux équinoxes, époque où le soleil et la lune, placés sur le même parallèle, unissent leur puissance, que celle-ci doit se montrer plus évidente. Aussi, sans avoir d'observations concluantes à cet égard, sommes-nous portés à croire à cette influence de la lune, celle du soleil étant hors de toute contestation.

Ces deux astres, ou tout au moins le dernier, agissent sur l'homme en modifiant l'atmosphère, 1° dans sa densité et ses mouvemens ; 2° dans sa température ; 3° dans son état de sécheresse ou d'humidité ; 4° dans son électricité, etc.

SECTION I. — *Pesanteur de l'air. Baromètre.*

Le baromètre varie peu. Il marque toujours 28°, comme sur toutes les terres basses. Les points les plus éloignés de l'intérieur, tels que Baquel, sont eux-mêmes trop élevés au dessus du niveau de la mer pour qu'il y ait une différence. Il n'en est pas de même de la terrasse des Mandingos, partie elle-même du haut Soudan ; mais nous n'avons aucune observation à cet égard.

On dit généralement que l'élevation du mercure varie d'une manière sensible entre les tropiques, et qu'on observe au moins deux fois par jour dans le baromètre un mouvement d'ascension et d'abaissement. Adanson dit avoir vu ce phénomène au Sénégal; d'autres l'ont observé à Bourbon. Lind au contraire dit qu'il n'existe pas dans le pays que nous étudions. Des médecins de Caïenne nous en ont dit de même pour cette dernière colonie : pour moi, ayant été privé pendant long-temps d'instrumens convenables, je ne puis que rester dans le doute. Seulement la justesse habituelle des observations de Lind et l'inexactitude qu'on trouve parfois dans celles d'Adanson me feraient pencher vers l'opinion du premier.

Cependant la pression atmosphérique paraît varier au Sénégal comme par toute la terre; mais cette variation, très-sensible pour le corps, ne l'est pas aux instrumens. Il en serait de la pesanteur de l'air comme de sa composition, souvent altérée, sans qu'on puisse y découvrir les corps qui l'altèrent, comme de la température morbide du corps qui paraît insupportable au malade, tandis qu'elle ne produit aucun effet sensible sur le thermomètre. Au Sénégal, l'air est ou paraît très-lourd pendant toute la saison des pluies. On éprouve alors un sentiment de lassitude ou de brisement général, soit que cette sensation tienne à une modification réelle dans la pesanteur de l'air, soit qu'elle résulte des rapports électriques existans entre les corps et les régions inférieures de l'atmosphère.

C'est principalement aux mois de juin et d'octobre qu'on éprouve ces phénomènes tout nerveux, parce que c'est alors que s'opère le renversement des saisons.

SECTION II. — *Vents.*

Tout le monde sait que la partie nord de la zone torride, à laquelle appartient le Sénégal, est traversée toute l'année par les vents alizés, variant du nord-est au sud-est. C'est à ce vent qu'est due l'égalité et la douceur de la température qu'on trouve en pleine mer sous les basses latitudes; mais il n'en est pas tout-à-fait de même sur la côte, on n'y observe pas la même constance dans la direction des vents, parce que le soleil, par son action sur la terre, modifie les courans d'air qui lui sont immédiats, avec une force et dans une direction qui varient suivant les saisons ou les heures du jour. De là résultent de véritables marées atmosphériques qui constituent les changemens de chaque jour et la prédominance par saison des vents de terre ou de mer.

Dans la saison sèche, tant que le soleil est au sud de l'équateur et même deux mois plus tard, c'est-à-dire du 15 octobre à la fin de mars, les vents soufflent constamment du nord-est et de l'est. Dans la saison des pluies, on ne les observe jamais.

Ces vents de nord-est arrivent au Sénégal après

avoir traversé l'Atlas et le grand Désert; toujours chargés d'une grande quantité de sable qui obscurcissent l'air, ils soufflent avec une violence considérable qui, dans les plaines de Sahara, y cause d'horribles tourmentes. Les qualités de ces vents sont une extrême sécheresse et un froid assez vif. Ils découvrent rapidement le sol submergé par les pluies de l'hivernage; et par l'effet de la même évaporation, dessèchent tellement les vases, que les marais deviennent sans danger. Mais pour la même raison, ils suspendent pour ainsi dire les actes de la végétation : ils crispent la fibre et s'opposent à la transpiration; ou plutôt l'évaporation des fluides sécrétés se fait si rapidement que la transpiration paraît ne pas se faire. Cependant les vents nord-est ont un effet tonique; pendant qu'ils règnent, le corps est plus dispos et plus allègre : les fonctions intérieures se font plus complétement.

Un froid, souvent très-vif, accompagne ces vents. Il serait difficile de dire s'il dépend de leur nature même plutôt que de l'éloignement du soleil. Pour moi, je pense que l'éloignement de cet astre en est la cause la plus certaine, parce que c'est principalement le matin et le soir qu'on éprouve ce froid relatif, c'est-à-dire, au moment où le soleil n'exerce aucune influence, et où les vents de nord-est sont eux-mêmes très-faibles. Leur qualité principale est donc une extrême sécheresse à cause de la grande évaporation qu'ils déterminent.

Les vents d'est ne règnent également que dans la saison sèche; il est rare qu'ils soufflent dans la saison des pluies, et ce n'est alors que pendant les orages. A l'époque naturelle, ils apparaissent par séries de quatre à cinq jours, rarement plus longtemps de suite, précédés et suivis des vents de nord-est. Ils ont traversé, avant d'arriver, la partie la plus chaude du grand Désert, dans sa plaine méridionale, et pour cela même produisent une chaleur excessive. Tant que règne ce vent redoutable, l'air, du Sénégal à Podhor, est obscurci par des nuées d'insectes; des légions de sauterelles s'abattent dans la campagne; les plantes se flétrissent, les verres se fendillent, les meubles s'écartent, et une poussière très-fine pénètre de toutes parts. Une sécheresse excessive caractérise donc ce vent plus encore que celui de nord-est, mais de plus une chaleur suffocante analogue au rayonnement d'un four. Ce vent d'est, qu'on redoute beaucoup, n'est cependant pas malsain. Il produit de légères congestions vers la tête, gerce les gencives et dessèche la peau; mais jamais, comme les vents de l'hivernage, il ne donne ce sentiment de maladie qui naît avec les premières brises du large.

A *Baquel* et à *Gorée*, le vent d'est est en partie dépouillé des propriétés qu'il présente sur les terres basses de Saint-Louis. Cette différence tient toute à celle des lieux que traverse le vent d'est avant d'arriver à Gorée. Cela seul explique pourquoi l'Afrique occidentale est beaucoup plus chaude que l'Afrique méridionale. La même quantité de chaleur est départie à l'une et à l'autre, le même vent y règne; mais dans un cas, il vient de la mer, dans l'autre, il vient des sables arides du désert. Ainsi, le même vent est très-froid au Malabar où il se précipite des hautes montagnes qui l'avoisinent: il est brûlant sur la côte de Coromandel qui le reçoit de longues plaines sablonneuses, l'effet en est le même qu'au Sénégal, il brûle ici toute végétation, tandis qu'au Malabar, sa fraîcheur en favorise les développemens.

Ce vent d'*est*, nommé *harmattan* par plusieurs, est considéré par *Lind* comme une vapeur maligne ou espèce de brouillard qui brûle les bois et les fendille, mais sans déranger ordinairement les fonctions vitales. Le traducteur français, rectifiant cette idée de Lind, pense que c'est seulement un vent de terre très-froid auquel les Portugais donnent le nom de *Terreur* à cause des orages violens qu'il amène pendant deux à cinq jours. Pendant qu'il règne, les nègres, dit-il, tremblent comme dans un accès de fièvre : les Européens font du feu... ces corrections ne sont bonnes qu'en partie. Pendant le règne des vents de nord-est, et même le matin des jours où souffle le vent d'est, le froid est souvent assez sensible au Sénégal pour qu'on y recherche le feu; mais si les Européens fuient le vent d'est dans le jour, c'est au contraire à cause de la chaleur ardente qu'il apporte. Elle est telle que dans le mois de mars (1837), époque où le soleil n'est encore qu'à l'équateur, j'ai été obligé de passer plusieurs jours dans des magasins bas à l'abri de la lumière, le thermomètre s'élevant habituellement de 28 à 35 degrés Réaumur à l'ombre.

Ce vent d'est, formant ainsi des tourmentes ou tourbillons sans orages, pendant quatre à cinq jours de suite, ne dure pas toute la journée. Il est précédé le matin d'un calme ou d'une petite brise de terre qui est très-froide, et fait éprouver cette sensation de froid dont parle *Thion de la Chaume*. Mais à mesure que le soleil s'élève, la chaleur sèche qui le caractérise se développe et s'accroît jusqu'à midi, quelquefois, mais rarement, jusqu'à quatre heures. Alors on entend tout à coup à Saint-Louis le grondement de la mer sur la côte, et presque aussitôt la brise du large, fraîche et humide, vient remplacer le vent de terre. Si elle manque, un calme profond accable la terre, et l'on souffre d'autant plus, que le vent d'est dure déjà depuis plusieurs jours.

Pendant l'hivernage, ce vent ne paraît qu'un instant avant les tornades, il passe rapidement au sud, puis à l'ouest, ainsi que la tempête qui fait ainsi le tour de l'horizon.

L'apparition des vents de nord-est et d'est, annonce la fin des pluies : ceux d'ouest et de nord-ouest annoncent la mauvaise saison.

Du 25 au 30 mai, les premières brises de l'ouest se font sentir dès le matin. D'abord faible et entrecoupée de calmes, elle prend de la force et s'établit régulièrement dans les premiers jours de juin pour ne cesser qu'en octobre.

Ces vents d'ouest viennent de la mer. Ils sont sans doute le résultat de la grande raréfaction produite par le soleil dans les régions orientales de l'Afrique et surtout dans le désert. De là, ce mouvement d'attraction qui fait précipiter vers la côte l'air plus dense qui vient des plaines humides de l'occident.

Les vents d'ouest sont très-humides, ou du moins coïncident avec une grande humidité. Ils sont mous, accablans, destructeurs de toute énergie. La sensation de fraîcheur qu'ils causent dans les chaleurs brûlantes de l'hivernage, est très-recherchée à Saint-Louis ; mais, par le fait, elle peut causer plus de mal que les vents de nord-est, si fatigans en apparence. Les vents du large, soit alors, soit quand ils alternent avec les vents d'est, exposent souvent à des suppressions de transpiration ; innocens par eux-mêmes, il faut donc se défier des variations brusques qu'ils apportent, d'autant que leur fraîcheur donne une sensation plus agréable.

Le vent d'ouest règne constamment pendant quatre mois sur les côtes, et même à une assez grande distance ; ils ne cessent un instant que dans les tornades. Alors, ce sont les vents d'est et de sud-est qui soufflent avec violence avant de se porter à l'ouest. En octobre, les calmes reparaissent jusqu'à ce que le renversement de saison soit opéré.

Voici, pour dix-neuf mois, le temps qu'a duré chaque espèce de vent observé à Saint-Louis, de mars 1837 à octobre 1838.

ANNÉE.	MOIS.	V. EST.	N. EST.	O. ET N. O.	S. ET S. O.
1837.	Mars.	3 jours.	27 jours.	3 jours.	» jours.
	Avril.		30	»	»
	Mai.	»	25	6	»
	Juin.	»	»	30	»
	Juillet.	»	»	28	2
	Août.		»	25	5
	Septembre.		»	23	8
	Octobre.	13	17	17	»
	Novembre.	15	15	12	»
	Décembre.	15	15	14	»
—	—	—	—	—	—
1838.	Janvier.	2	28	2	»
	Février.	6	22	5	»
	Mars.	13	17	10	»
	Avril.	3	25	3	»
	Mai.	»	28	2	1
	Juin.	»	5	15	10
	Juillet.	»	»	25	6
	Août.	»	»	20	11
	Septembre.	»	»	24	2
Totaux.	Jours. . .	70	254	264	45 jours.

Ainsi, pour une année prise d'une saison humide à une autre, ou du 1er juillet 1837 au 1er juillet 1838, nous avons les nombres suivans :

67	jours E.	156	jours O. et N.-O.
172	— N.-E.	26	— O. et S.-O.
239		182	

Sur ces 182 jours de vents de la partie de l'ouest, 106 appartiennent à la saison pluvieuse et 76 à la saison sèche, où ils alternent dans le même jour avec les vents d'est.

Les 239 jours de vents de la partie de l'est, appartiennent tous à la saison sèche.

Ainsi, par ordre de fréquence, nous avons nord-est, 172; nord-ouest, 156; est, 67; sud-ouest et sud, 26.

SECTION III. — *Température.*

La température du Sénégal est à la fois la plus élevée et la plus variable qu'on observe sur le globe. Le peu d'élévation du sol, sa composition presque entièrement sabloneuse, l'absence de toute végétation forestière et le voisinage du grand Désert, sont les causes de cette chaleur extrême, indépendamment du rapprochement du soleil.

Dans la saison sèche, à l'époque où le soleil est le plus éloigné de cette partie de l'Afrique, on y observe les degrés de température les plus éloignés, une chaleur excessive et un frais considérable. La température méridienne n'est pas en général beaucoup au dessous de ce qu'elle est dans la saison la plus chaude, mais il n'en est pas de même de celle du matin ou du soir. Il y a donc une variation journalière plus considérable, même dans les cas ordinaires ; cette variation est excessive par l'élévation de la température méridienne, quand les vents d'est viennent à souffler pendant plusieurs jours.

La température du matin, dans la saison sèche, est, terme moyen, de 14° Réaumur. *Minimum*, 11° à 5 et 6 h. du matin ; *maximum*, 17°; elle est d'autant plus élevée qu'on se rapproche davantage de l'autre saison, telle que dans les mois de mai et de juin. La température du soir est de 2° environ supérieure à celle du matin.

La *moyenne* du milieu du jour est de 24° Réaumur : *minimum*, 17°, par un temps couvert ; *maximum*, 35° avec les vents d'est.

C'est donc par les vents d'est qu'on observe les plus grandes variations de la température. Elles sont telles, que de 11 ou 12° Réaumur, le thermomètre s'élève en quelques heures jusqu'à 28 et même 35°, marquant ainsi une différence de 18 à 22° de 6 h. à midi, par accroissement de la chaleur, puis de 15 à 18° le soir par un nouvel abaissement de la température. Ces variations extrêmes sont tellement brusques, dans le règne des vents d'est, que cinq minutes suffisent pour établir une différence de 8 à

10°. Ainsi, il m'est arrivé souvent de voir la colonne de mercure élevée par le vent d'est à 32° Réaumur, tomber subitement à 25°, dès que la brise du large était venue le remplacer.

Le *maximum* de la saison sèche est supérieur au *maximum* de l'hivernage, comme le *minimum* est inférieur à celui de cette même saison. C'est donc la saison la plus variable.

La chaleur de cette saison a pour caractère une grande sécheresse; elle excite fortement le système nerveux plutôt que le système cutané. C'est une chaleur âcre et mordicante qui, jamais, n'excite de transpiration sensible, comme le fait une température, cependant moins élevée dans l'hivernage.

La température moyenne du matin, pendant la saison des pluies, est 21° Réaumur : *maximum*, 23°; *minimum*, 19°.

La moyenne du milieu du jour est 25° : *maximum*, 30°; *minimum*, 17°.

La plus grande variation dans l'hivernage n'excède pas 8°, ou tout au plus 9°. Elle a lieu ordinairement après les orages suivis d'averses. Celles-ci font toujours baisser le mercure de 4° à 6° et donnent une grande fraîcheur; mais jamais les variations du matin à midi, et de midi au soir n'atteignent à beaucoup près cette échelle de 18 à 22° que l'on observe dans la saison des vents d'est.

La chaleur de l'hivernage est humide; elle

énerve et accable beaucoup plus que celle de l'autre saison.

La température moyenne de toute l'année est 17° environ le matin, 25° après midi, 20° le soir. On sent qu'il est très-difficile de préciser cette moyenne dans un pays aussi variable. Ces mesures, assez justes pour ce qui regarde le milieu du jour, moment où le thermomètre offre peu de différence de saison à saison, ne le sont plus pour les matinées. Elles ne donnent aucune idée de ce qui fait le caractère du climat, l'excessive chaleur et le froid piquant qui règnent avec les vents d'est.

Au Sénégal, les mois les plus chauds sont ceux d'août et de septembre, les plus froids ceux de janvier et de février ; les plus variables, ceux de novembre, decembre, janvier, mars et avril. Les plus salubres et les moins variables sont ceux de mai et de juin, la chaleur ne variant alors que de 2 à 4° dans le jour. Cependant le mois de juin est peut-être celui où la chaleur paraît le plus fatigante. Comme il amène les premiers vents d'août, la chaleur humide qui les suit produit sur les organismes un relâchement subit après la saison sèche. Beaucoup de personnes éprouvent alors des nausées, des lassitudes et un sentiment de malaise général qui, le plus souvent, se dissipe à mesure qu'on s'habitue à la nouvelle constitution de l'air.

Voici le tableau des observations thermométriques faites à Saint-Louis, pendant dix-neuf mois, comprenant deux hivernages et une saison sèche. L'instrument est celui de Réaumur, observé à l'ombre et à l'air libre.

ANNÉE.	MOIS.	TEMPÉRATURE 6 heures du matin.			TEMPÉRATURE 2 heures après midi.			VARIATIONS DIURNES.	
		Minimum.	Maximum.	Moyenne.	Minimum.	Maximum.	Moyenne.	Moyenne.	Maximum.
1837.	Mars.	12°	16°	14°	24°	32°	25°	11°	20°
	Avril.	13	20	14	22	25	24	10	12
	Mai.	14	16	15	22	25	24	9	11
	Juin.	20	21	20	23	26	25	4	6
	Juillet.	21	21	21	24	26	25	3	5
	Août.	21	22	21	20	30	26	5	10
	Septembre.	21	22	20	21	28	26	5	6
	Octobre.	17	22	20	25	33	26	6	16
	Novembre.	13	18	16	22	33	25	9	20
	Décembre.	12	14	13	24	33	25	12	20
—	—	—	—	—	—	—	—	—	—
1838.	Janvier.	12	13.	13	17	19	18	5	7
	Février.	12	14	13	23	32	25	12	20
	Mars.	13	17	15	21	35	24	9	22
	Avril.	15	16	15	20	23	20	5	8
	Mai.	14	15	14	19	20	20	6	6
	Juin.	20	22.	20	22	25	24	4	5
	Juillet.	20	22,25	22	24	29	25	3 50	
	Août.	19	22.80	21,50	20	28	25	4	7
	Septembre.	20	23,25	22,25	25	30	26	4	6

RÉSUMÉ pour la TEMPÉRATURE.			
	SAISON SÈCHE.	Maximum. . . .	35° R^r.
		Minimum. . . .	11
		Moy^e méridienne.	24
		Variat. diurnes..	10 à 22.
	SAISON PLUVIEUSE.	Maximum. . . .	30
		Minimum. . . .	17
		Moy^e méridienne.	25
		Variat. diurnes.	5 à 9
	MOYENNE ANNUELLE.	A 6 h. du matin.	16
		Après midi. . .	24
		Variations diurnes moyennes.	12

A Dagana, à Podhor, et surtout à Baquel, la température est encore plus élevée. C'est même à l'abaissement de température que l'on trouve à Saint-Louis en revenant de Baquel, qu'on attribue une partie des fièvres qui ne tardent pas à se développer. Le voisinage immédiat du désert à Dagana et à Podhor, ainsi que les montagnes de Baquel, donnent raison de cette chaleur extrême que les brises de la mer ne viennent pas tempérer. Il est remarquable en même temps que les variations de température, bien que réclus, ne sont pas aussi grandes dans le haut du fleuve qu'à Saint-Louis et à Dagana. A Baquel, les vents d'est ne sont pas à beaucoup près aussi ardens qu'ils le sont près de l'embouchure du Sénégal. Nous verrons qu'il en est de même à Gorée.

D'après les notes que j'ai recueillies dans la correspondance des officiers de santé employés à Baquel de 1822 à 1827, et spécialement dans les rapports de MM. Marres et Baumont, voici, avec plusieurs lacunes, la température de cette partie du Sénégal.

MOIS.	MAXIMUM.	MINIMUM.	MOYENNE.
Janvier.	30° Rr.	11°	25
Février.	?	?	?
Mars.	34	19	?
Avril.	33	?	?
Mai.	36	26	32 (*)
Juin.	31	?	?
Juillet.	?	?	?
Août.	28	18	26
Septembre.	32	20	7
Octobre.	?	?	?
Novembre.	32	22	?
Décembre.	25	19	?

A Dagana.

	TEMPS.	MAI.	JUIN.	JUILLET.
Moyenne du	Matin.	20° Rr.	22°	21°
	Midi.	27	28	26
	Soir.	24	26	24

(*) Vu 34° à minuit.

Il résulte que la température est habituellement plus élevée dans le haut pays qu'à Saint-Louis, et que les mois les plus chauds y sont mai et juin, tandis que ce sont ceux d'août et de septembre à Saint-Louis. Cela nous explique l'apparition des orages et des pluies bien plus hâtive dans le pays de Galam que vers la mer. Ce sont les pluies des terrasses supérieures qui font grossir le fleuve et qui préparent ses débordemens.

A Gorée, les mois les plus chauds sont octobre, septembre, août et juillet : les plus froids sont février et mars. Les plus grandes variations de température ne dépassent guère 7° degrés dans la saison sèche, et 3 ou 4° dans l'hivernage. Cette différence, si notable relativement à Saint-Louis, dépend de l'absence ou plutôt des modifications du vent d'est, qui, en passant sur la mer, a perdu presque toute son activité.

Le maximum de la température à Gorée a été observé en octobre, 28° R.; le minimum 14° en février. C'est l'époque des grands vents de nord-est, bien plus froids à Gorée que dans le fleuve.

D'après les observations faites par M. Tayeau, chirurgien-major de Gorée en 1824 et 1825, voici la température de cette île par mois :

MOIS.	MAXIMUM.		MINIMUM.	
	1824.	1825.	1824.	1825.
Janvier.	? Rʳ.	20°	?	16° (*)
Février.	21°	19	14°	15
Mars.	18	18	14	15
Avril.	21	19	18	15
Mai.	23	22	20	19
Juin.	24	24	23	22
Juillet.	25	25	23	22
Août.	24	25	22	23
Septembre.	26	25	21	22
Octobre.	28	26	23	23
Novembre.	?	26	?	18
Décembre	?	24	?	17

Resumé :

Température moyenne de la saison sèche. . 19°
Ib. de l'hivernage. . 25°
Variations diurnes, moyenne en toute saison. 5°

Le maximum de la saison sèche à Saint-Louis surpasse de 12° environ le maximum de la même

(*) Thermomètre de Réaumur, à l'ombre dans la partie basse de l'île (partie la plus chaude).

saison à Gorée; le maximum de l'hivernage à Saint-Louis surpasse de 2° seulement celui de Gorée. Les variations de la température sont, terme moyen, de 12° plus grandes dans le fleuve qu'à Gorée.

Il est intéressant de comparer cette haute température du Sénégal avec celle qu'on observe dans d'autres parties de la zone torride. Les différences que nous trouverons serviront à expliquer en partie celles que présentent certaines maladies, là très-bénignes, ici presque toujours mortelles.

D'après la statistique officielle des Antilles françaises, de Caïenne et de Bourbon, la température observée dans chacune de ces îles, est :

TERMES	MARTINIQUE.	CAÏENNE.	BOURBON.	SÉNÉGAL.
Maximum.	28° sept.	23° nov.	25° 50 fév.	35° fév., m.
Minimum	16 44 janv.	19 mars.	13 50 août.	11 *Id. Id.*
Moyenne.	21 79 mars.	20	20	25

Il résulte que la température moyenne est plus élevée au Sénégal que dans nos autres colonies, et que le maximum surtout est bien plus grand. Cependant on ferait erreur si l'on comparait les 35° du Sénégal aux 28° de la Martinique, etc., parce que l'un s'applique à la saison sèche, l'autre à l'hivernage. Or, en comparant des termes égaux, on trouve 30° *maximum* de l'hivernage à Saint-Louis, et 28° *maximum* de la même saison à la Martinique : 16° *minimum* de la saison froide dans ce dernier point ; 11° et même 10° *minimum* du Sénégal : ce qui établit une différence bien plus grande pour la saison où le soleil est le plus éloigné de la latitude commune de ces deux pays.

Sous le rapport des variations diurnes, le Sénégal l'emporte de beaucoup sur les autres colonies.

TERMES.	MARTINIQUE.	CAÏENNE.	BOURBON.	SÉNÉGAL.
Maximum.	10° sept.	8° janvier.	9° août, sep	22° s. sèc.
Minimum.	5 janvier.	3 50 juillet.	7 février.	6 hivern.

Caïenne a donc le climat le moins variable ; le Sénégal celui qui l'est le plus. A la Martinique, les plus grandes variations surviennent dans l'hivernage ; au Sénégal, c'est dans la saison sèche. C'est là qu'est le secret de la gravité de la dysenterie dans quelques lieux comparés à d'autres. A Gorée, elle est moins grave qu'à Saint-Louis : elle l'est moins au Fort-Royal de la Martinique qu'à Saint-Pierre ; elle l'est moins à Caïenne que partout ailleurs, parce que la température y est plus égale.

Les sables du désert qui s'échauffent et se refroidissent avec une égale rapidité, l'abaissement et le peu d'inclinaison des côtes dépourvues de bois et de montagnes, expliquent l'excès de température du Sénégal · les alternatives des vents d'est et de nord-ouest, les variations diurnès. On conçoit qu'il en doit être ainsi puisque la chaleur de l'air est loin de dépendre uniquement de l'influence directe des rayons solaires. Elle résulte au contraire en plus grande partie du rayonnement de la surface de la terre. Or nulle part ce rayonnement n'est plus grand que sur des sables dépourvus de toute végétation. Il en est de même des variations diurnes : elles sont causées par l'action toute différente des vents qui les produisent, les uns venant de la mer chargés d'une humidité froide, les autres venant de l'intérieur d'une terre desséchée.

Nous sommes obligés de faire observer qu'il s'agit toujours ici des variations que présentent les jours dans chaque saison et non de celles des saisons entre elles. Les premières agissent bien plus puissamment sur l'organisme parce qu'elles sont plus brusques et plus répetées. En France comme entre les tropiques, ou ressent davantage la différence de 3 à 4° qui sépare le matin du midi, que celle de 10 à 20° qui sépare l'été de l'hiver. C'est sous ce rapport que nous nommons le Sénégal le pays qui a la température la plus variable de la terre, parce que c'est celui où l'on trouve dans la même journée les degrés les plus éloignés, tels que 12° et 35°.

Les différences de saison à saison, et surtout les différences méridiennes sont donc beaucoup plus grandes dans nos pays tempérés, sans qu'il en résulte de graves inconvéniens pour la santé. S'il en était autrement : Paris, comparativement à Saint-Louis du Sénégal, serait un pays des plus insalubres, puisque 30 à 40° séparent annuellement les degrés extrêmes de la température, le thermomètre s'élevant jusqu'à 28° R., et s'abaissant jusqu'à 4, 6 et même 12° au dessous de zéro .. Cette plus grande différence dans les saisons de la zone tempérée explique l'extrême mobilité physique et morale des Européens : elle doit aussi les rendre plus aptes à s'acclimater dans les pays qui se rapprochent des températures qu'ils éprouvent chez eux.

Nos observations sur la température du Sénégal sont sans doute peu nombreuses. Cependant je les crois assez concluantes, parce que le climat change fort peu. Les mêmes variations se répètent exactement tous les ans. Depuis Adanson et Lind, qui ont noté des températures à peu près semblables, rien de ce qui peut modifier un climat n'a été fait au Sénégal. Les défrichemens, les plantations, le dessèchement des marais, travaux qui plus que l'action directe du soleil, modifient les degrés de chaleur, ont été nuls ou infructueux sur ce point de l'Afrique. On peut lui appliquer pour l'invariabilité du climat les observations faites par M. Arago sur celui de la Palestine.

SECTION IV. — *Hygrométrie.* — *Pluies.*

Les variations que nous venons de signaler dans

la température de l'air au Sénégal, existent également dans ses degrés de sécheresse et d'humidité.

Pendant huit mois de l'année, l'air, agité par les grandes brises du nord-est ou par celles plus brûlantes qui viennent de l'est, se charge d'une énorme quantité de vapeurs aqueuses qu'il enlève aux marigots submergés dans l'hivernage. Il les dessèche en peu de jours, et cependant lui-même reste extrêmement sec, parce que la chaleur et les vents lui donnent une très-grande capacité de saturation. De novembre à juillet, le ciel est donc toujours serein, privé de nuages ou d'humidité, du moins tant que durent les conditions que je viens d'indiquer. En effet, quand les vents du large viennent remplacer sur le soir le vent du nord-est, et que la nuit a refroidi l'atmosphère, celle-ci se charge de brouillards, qui se déposent sur le sol en rosées abondantes. Ces rosées tiennent lieu de pluies qui manquent au Sénégal pendant huit mois; mais elles ne suffisent pas pour entretenir la végétation. Les premiers rayons du soleil et les vents de terre ont rendu ces rosées à l'atmosphère.

A la fin de mai l'humidité vient remplacer cette constitution sèche de l'air. Un calme de plusieurs jours sépare les deux saisons. Ce calme et la chaleur déjà plus grande du soleil favorisent toujours l'évaporation, mais l'air n'étant plus agité ou l'étant par des brises folles plutôt humides que sèches, ne dissout plus une aussi grande quantité de vapeurs aqueuses : celles-ci se condensent dans les régions moyennes de l'atmosphère, qui dès-lors devient sombre et nuageuse. Alors une humidité profonde imprègne tous les corps. Un sentiment de relâchement et de faiblesse succède dans l'organisme vivant à la tension vigoureuse causée par les vents de nord-est : les corps inorganisés eux-mêmes changent d'état. Les bois, naguères fendus par la sécheresse, se gonflent et se pourrissent; le fer se couvre de rouille, les étoffes se piquent.

C'est là que commence la saison des pluies, qui dure de quatre-vingt-dix à cent jours. Les premières paraissent habituellement au commencement de juillet pour Saint-Louis, un peu plus tôt dans le haut du fleuve et à Gorée. Elles sont précédées de grains secs ou d'orages sans pluie, qui, au bout de quelques jours, s'accompagnent d'averses plus ou moins considérables. Ces orages se forment et grondent dans l'est, qui se couvre d'un large voile noir; le vent souffle avec violence de cette partie, les éclairs brillent, et la pluie tombe en abondance de l'est, qui s'éclaircit à mesure que l'orage tourne vers le sud et le sud ouest.

Il tombe peu de pluie en juillet; il en tombe beaucoup en août et septembre, peu en octobre, qui est le dernier mois pluvieux.

Le nombre de jours pluvieux est peu considérable. On les observe presque exclusivement dans l'hivernage : il y en a à peine deux ou trois dans les huit autres mois, vingt-quatre à vingt-huit dans l'hivernage.

La quantité de pluie tombant dans chaque averse est assez variable. Elle ne dépase jamais 125 millimètres : les averses moyennes sont de 50 à 60 millimètres. Pour somme totale on a de 700 à 740 millimètres d'eau pour toute l'année.

Il y a loin de ces 24 pouces d'eau, quantité que j'ai lieu de croire extraordinaire, puisqu'elle a été observée dans une année très-pluvieuse (1837) aux quantités énormes rapportées par divers auteurs. Suivant Adanson, il tombe 110 pouces d'eau au Sénégal ; d'après Lind, il en tombe 115, et il ajoute que c'est autant qu'en Angleterre (Londres) en quatre ans. Il y a ici une double erreur : en ce que la quantité d'eau tombant au Sénégal est quintuplée, etc., et celles tombant en Angleterre diminuée au contraire de 1/5e. D'après Lind, il tomberait à Londres 115 pouces d'eau en quatre ans ou 29 par an : or des observations précises ont montré qu'il y en tombe 35 par an, ou 140 en quatre ans.

Il faut donc se défier de ces assertions vagues des voyageurs qui ne s'expriment que par ouï-dire. Lind, si instructif quand il parle de l'hygiène des pays chauds, est souvent inexact ou trop concis quand il parle de la topographie, et surtout de la météorologie du Sénégal.

On a dit d'un autre côté que la quantité d'eau qui tombe annuellement sur la terre, est d'autant plus grande qu'on est plus près de l'équateur et que le nombre moyen des jours pluvieux est en raison inverse de l'abondance des pluies : en d'autres termes, qu'il pleut beaucoup plus dans une seule saison entre les tropiques, que pendant toute l'année dans la zone tempérée.

Les observations faites au Sénégal pendant deux années sont contradictoires au premier principe. Celles faites à Caïenne, aux Antilles et à Bourbon, semblent dans le même cas relativement au second.

Il pleut beaucoup moins au Sénégal que dans un grand nombre de lieux de l'Europe. D'après M. Calvé, mon prédécesseur, il y est tombé 17 pouces d'eau en 1830; d'après les mesures que j'ai prises à l'udomètre, il en est tombé 26 pouces en 1837 et 17 en 1833 : moyenne présumée 20 *pouces*. Or il en tombe 27 à La Haye; 32 à Zurich; 34 à Pise; 35 à Londres; 37 à Lyon et à Padoue..... Même observation pour les pays chauds, puisqu'il tombe 38 pouces d'eau par an à l'île Maurice, 39 à Bourbon, 78 à la Martinique et à la Guadeloupe, 108 à Caïenne.

Ainsi l'observation au Sénégal contrarie la règle. Il y tombe beaucoup moins d'eau que dans des pays bien plus éloignés de la ligne. Cependant c'est une exception, puisque nous voyons les autres colonies supérieures sous ce rapport à Lyon et à Padoue.

Caïenne, Bourbon et les Antilles, où il pleut huit à neuf mois de l'année, ne seraient pas moins contraires à la deuxième règle, si la plus grande masse d'eau ne tombait pas dans la plus courte portion de l'année. Ainsi, les pluies de la bonne saison n'ont rien de comparable à la Martinique aux averses diluviales de l'hivernage.

Le Sénégal, sous ce dernier rapport, est certainement le pays qui reçoit le plus d'eau pluviable en moins de temps. Ainsi

NOMBRE ET QUANTITÉS.	MARTINIQUE	GUADELOUPE	CAÏENNE.	BOURBON.	SÉNÉGAL.
Nombre de jours pluvieux par an. . . .	230 j.	199	270	110	24
Quantité moyenne de pluie par an. . . .	219 c.	219	300	109	70

En effet, il tombe à Saint-Louis dans une seule saison et en vingt-quatre jours (c'est-à-dire dans un nombre de jours neuf fois moindre que les jours pluvieux des Antilles) 1/3 de la quantité totale des pluies qui tombent en huit ou neuf mois dans ces îles. En effet, il y a terme moyen 1 centimètre d'eau par jour pluvieux aux Antilles, et 3 centimètres par jour pluvieux à Saint-Louis. Ce qui revient à dire qu'il tombe au Sénégal une quantité de pluie proportionnellement triple de celle qui tombe dans le même temps aux autres colonies.

Voici la table de nos observations sur l'état du ciel pendant les dix-neuf mois déjà cités.

ANNÉES	MOIS	TEMPS			ROSÉE.	PLUIES		ORAGES
		clair	couvert.	sec.		nombr de j.	quantité.	
1837.	Mars.	29 j	1 j.	29 j.	29 j.	1	5 m	1 j.
	Avril.	30	»	30	25	»	»	»
	Mai.	28	3	31	18	»	»	»
	Juin.	18	12	20	15	»	»	»
	Juillet.	5	25	»	»	5	140	5
	Août.	»	30	»	»	9	338	12
	Septembre.	»	30	»	»	10	260	26
	Octobre.	10	22	13	13	1	4	5
	Novembre	26	4	30	28	»	»	»
	Décembre.	28	2	30	27	»	»	»
—	—	—	—	—	—	—	—	—
1838.	Janvier.	5	26	30	25	»		
	Février.	15	12	27	10	»		
	Mars.	20	10	29	30	1	5	1
	Avril	25	5	30	25	»		
	Mai.	30	1	30	22	»		
	Juin	8	22	30	10	1	3	1
	Juillet.	7	23	29	»	2	30	2
	Août.	6	25	16	»	14	238	3
	Septembre	8	22	26	2	4	145	4

Il résulte que dans les hivernages de 1837 et 1838, il est tombé en quarante-huit jours 44 pouces d'eau pluviale, savoir : 26 pouces 1/2 en vingt-six jours de 1837, et 17 pouces en vingt-deux jours de 1838. Le premier de ces hivernages a été en effet beaucoup plus pluvieux que l'autre, plus qu'on ne l'avait observé depuis long-temps : et cependant ce maximum n'a été que 27 pouces.

D'un aussi petit nombre d'observations on ne peut généralement conclure à une moyenne ; mais si l'on considère que d'après tous les habitans du Sénégal et les observations de quelques médecins de la colonie, l'hivernage de 1837 a été remarquable par la grande quantité des pluies, tandis que celui de 1838 se rapproche de la marche ordinaire, il semble qu'on s'éloigne peu de la vérité en assignant une moyenne annuelle de 20 à 22 pouces d'eau pour le Sénégal. Cette moyenne, qui, toute faible qu'elle est, doit être trop élevée, vu le petit nombre des jours pluvieux et la moyenne des averses, rend compte de la prédominance des sécheresses dans un pays brûlé constamment par le soleil.

SECTION V. — *Orages.*

Des orages fréquens règnent dans la saison des pluies. Il est bien rare que celles-ci n'en soient pas précédées : au contraire, il arrive plusieurs fois que le tonnerre gronde sans amener de pluies. Sur cinquante-sept orages observés en deux hivernages, nous ne trouvons en effet que quarante-sept jours de pluie, c'est-à-dire près de 1/5 de moins.

Quelquefois l'orage se montre dans la saison sèche : je l'ai entendu deux ans de suite dans le mois de mars, à l'époque des vents d'est.

Il naît toujours dans l'est, s'accompagne d'éclairs

et de décharges électriques, tourne vers le sud et meurt au nord à mesure que la pluie tombe ; car les plus forts orages sont avec pluie. Suivant Thion de La Chaume, traducteur de Lind, l'aiguille aimantée fait alors le tour du cadran. De là le nom de Tornados donnés par les Portugais aux orages de la côte d'Afrique.

Il faut sans doute attribuer aux changemens électriques opérés dans l'at mosphère, c'est-à-dire au défaut d'électricité des couches inférieures dans l'hivernage et au rétablissement de l'équilibre effectué par l'orage, le malaise extrême et l'abattement qu'on éprouve au commencement de la mauvaise saison, et les violentes perturbations qui en sont la suite trop fréquente. De nombreuses observations m'ont prouvé qu'au Sénégal en particulier les maladies s'aggravent sont l'influence des orages. Ainsi, d'après Lind, beaucoup de soldats anglais et les deux tiers des femmes tombèrent malades au Sénégal pendant la nuit qui suivit un de ces ouragans (1).

Telles sont les observations qu'un séjour de près de trois ans passés à Saint-Louis et à Gorée m'a permis de faire sur le climat du Sénégal. Elles s'accordent avec les notes qui m'ont été communiquées par les médecins du pays et diffèrent peu en général de celles de Lind, un de ceux qui ont le mieux étudié les pays chauds.

(1) *Essai sur les maladies des Européens*, t. Ier, p. 63.

TROISIÈME PARTIE.

Caractères généraux des produits organisés au Sénégal.

CHAPITRE PREMIER.

VÉGÉTAUX.

La vie, quelle que soit son essence, varie singulièrement dans ses formes ou dans ses actes, parce que ceux-ci dépendent de la matière qui enveloppe et sert le principe d'animation. Le sol, les eaux et l'air influent principalement sur les manifestations o ganiques, seuls en grande partie pour les êtres privés de conscience, aidés du progrès de l'instinct social pour ceux dont l'intelligence éclaire les actions. Ainsi les mêmes êtres varient suivant le sol qui les voit naître, suivant le système des forces extérieures qui leur est coordonné. La plante et l'homme, transportés brusquement sur un sol étranger, se flétrissent et se consument dans une lente agonie.

Cependant il est des pays plus ou moins favorables à la vie : il en est qui lui sont presque absolument contraires, du moins pendant un temps. Alors il arrive que l'existence languit au lieu même qui l'a fait éclore, comme un faible enfant sur le sein flétri de sa mère.

C'est ce que nous allons voir au Sénégal avec des alternatives qui prouvent toute la puissance des réactions de la nature. Nulle part on n'observe les combats de la vie et de la mort, comme au milieu de ces terres envahies par les sables ou par l'Océan, desséchées par un soleil dévorant ou submergées par les pluies.

Nous n'avons que bien peu de détails à donner sur les végétaux du Sénégal. Les naturalistes ont peu exploré l'Afrique. Les seuls qui aient pénétré dans l'intérieur n'ont donné que des notes imparfaites. Adanson, vers le milieu du dix-huitième siècle (1), MM. Leprieur et Perrottet, dans le premier quart du dix-neuvième, sont les auteurs qui ont le plus parlé de la flore sénégalaise : encore ces derniers n'ont-ils pas terminé leur ouvrage (2).

Nous allons donc nous occuper en grand de la végétation propre à ce pays. Ces considérations générales suffiront pour nous apprendre les développemens dont elle est susceptible.

Sur la terrasse supérieure, ou dans le domaine des sources du Sénégal, une terre grasse et bien arrosée, une chaleur considérable, des vents tem-

(1) *Histoire naturelle du Sénégal*, Paris, 1757, in-4, fig.

(2) *Flore de Sénégambie, ou Descriptions, histoire et propriétés des plantes qui croissent dans les diverses contrées de la Sénégambie*, Paris, 1831-1833, VIII livraisons gr. in-4, avec fig., sont publiées.

pérés par le voisinage des montagnes, favorisent la végétation. Aussi avons-nous vu que toute la lisière de cette terrasse et même celle qui domine les cataractes, est bordée de forêts épaisses où la chaleur humide entretient une verdure éternelle.

Dans le pays de plaines, depuis Podhor jusqu'à la mer, on trouve des conditions souvent opposées.

Sur le premier plan, au dessus de Podhor, le terrain légèrement incliné, les eaux douces, les dépôts d'argile ou de terre végétale favorisent la vie des plantes pendant une partie de l'année. Aussi voit-on par-là des arbres vigoureux près de rizières naturelles. L'oranger, le citronier, le grenadier, l'ananas et la plupart des légumes de l'Europe, croissent avec rapidité à l'abri des forêts. Au contraire, sur le plan littoral, dans un rayon de quarante lieues, aussi loin que la mer et le Sahara étendent leur influence, tout ce qui a vie est dans un état de souffrance. Le sol, l'air et les eaux s'opposent pendant huit mois à ses développemens.

Le sol s'oppose à la végétation par sa nature physique et par ses propriétés chimiques ou nutritives.

L'argile et surtout le sable forment en grande partie le sol du Delta. Or, suivant l'observation de Decandolle (*Physiolog. végét.*, page 1232) les terres argileuses sont après les rochers, celles qu'on voit les plus rebelles à la végétation. Ces terres compactes arrêtent toute l'action de l'oxygène de l'air. Un soleil toujours brûlant en dessèche la surface, de telle sorte qu'elles n'offrent plus aucun aliment aux plantes; les sables ne leur sont pas moins contraires. Leur mobilité et leur sécheresse sont la cause principale de l'aridité de ces plaines, d'autant que les vents du désert viennent pendant long-temps y joindre leur redoutable influence.

Les combinaisons étrangères au sol le rendent encore plus rebelle. Le sel marin qui l'imprègne exerce sur les jeunes plantes une action caustique, il les sature elles-mêmes et les rabougrit, tout le long des dunes sabloneuses qui bordent le Sénégal. Aussi, tant que durent les sécheresses, le sol, non seulement n'offre aucun aliment aux plantes, mais il leur fournit des principes délétères.

Le climat s'ajoute au sol pour entraver la végétation. Une chaleur extrême, des vents secs, l'absence absolue de pluie et d'électricité, des nuages d'une poussière fine, une évaporation excessive, des myriades de sauterelles s'opposent à leur tour à tout mouvement vital. Aussi toute cette terre offre-t-elle pendant huit mois l'aspect d'une profonde solitude. Dans les bassins de la rive gauche, on ne trouve qu'un petit nombre de végétaux chétifs, plusieurs *acacias*, le *nauclea africana*, le *bauhinia reticulaa*, le *ficus senegalensis*, le *lontarus flabelliformis*. Un peu plus loin, auprès des dunes, le *tamarix*, le *salsola*, la *salvadora* circonscrivent ces terres basses et signalent la présence du sel marin... Sur la rive droite, le Sahara montre encore plus son influence. Quelques savanes, couvertes d'une herbe sèche et touffue, sont les seuls points animés; et plus loin, sur le bord du désert, une petite bande d'oasis où croissent de nombreux palmiers.

Toute cette zone, évidemment dépendante du Sahel, offre donc bien peu de ressources à la culture. Les alluvions de sables et de sel seront toujours avec le vent d'est un obstacle aux essais qu'on en voudrait tenter. On ne réussira que sur les limites de cette zone, soit dans les bas-fonds où des alluvions terreuses sont fécondées par l'eau douce, soit vers les terrains plus rapprochés de la Gambie, où les vents d'est ont perdu leur activité, etc.

C'est sur la lisière de cette zone qu'on trouve, du côté de Podhor, l'*uvaria ethiopica*, le *balanite* d'Égypte, le *sapindus senegalensis*, le *spondia birrea*, le *parkia africana*, le *tamarindus indica* et l'*eriodendron*, arbres plus ou moins élevés, qui donnent des fruits ou des médicamens utiles... Et du côté de la Gambie, dès la presqu'île du cap Vert, le gigantesque *adansonia*, le *palmier*, le *kaya senegalensis* ou *cail-cedra* près du *bombax* aux belles fleurs d'un rouge éclatant. Au dessus, plusieurs arbustes également importans croissent à l'abri du désert: le *cissus quadrangularis*, ou *vigne de Baquel*, le *zanthoxylum senegalense*, le *celastrus*, le *ziziphus orthacantha*, le *parinarium*, plusieurs espèces de *cassia*, etc. Arbustes et plantes remarquables sous le rapport alimentaire ou médical.

Toute cette végétation, plus ou moins forte et vigoureuse, sommeille en partie pendant les sécheresses. Elle s'entretient alors aux dépens du peu d'eau qui reste imprégnée dans la terre, et des rosées qui viennent rafraîchir les nuits. Mais cette légère humidité, à peine suffisante pour entretenir le principe vital, ne l'est pas pour contribuer à l'accroissement des végétaux. Les plus faibles périssent avec les pluies, les plus vigoureux languissent jusqu'à leur arrivée.

Aux premières pluies, la nature change de face. Le sol, partout humecté, s'ouvre à l'influence de l'air et des eaux : des alluvions fertilisent les plaines et la chaleur humide excite la fermentation. Alors la campagne inondée se couvre de plantes. Les nymphæa, la persicaire, la ménianthe embellissent les eaux de leurs fleurs ; les grands arbres étalent des rameaux verdoyans, tandis qu'une foule de lianes, telles que le tetracera, le cocculus lecebra, enlacent leurs guirlandes en berceaux odorans. Les plantes s'accroissent alors avec une rapidité prodigieuse, et bientôt couvrent de leurs débris le fond demi desséché des bassins. C'est le moment où le Nègre confie à la terre les plantes qu'il préfère. Le mil couvre la campagne, le riz s'élève sur le lit fangeux des grands lacs, et près des villages, de nombreux jardins sont couverts et embellis par des plantes plus savoureuses, la patate douce, la papingaye, le haricot, le melon, plusieurs espèces de citrouilles.

A Saint-Louis même, sur un sol aride, les habitans s'empressent de recueillir les pluies. On cultive dans des caisses un petit nombre de légumes dont le sol, trop maigre, empêche souvent le développement.

En trois mois, de juillet à octobre, la végétation parcourt ses périodes d'accroissement. Les fruits succèdent aux fleurs, puis les feuilles tombent ou se ternissent. Les vents de nord-est et les sables du désert reprennent leur empire. Il faut donc se hâter de jouir des bienfaits d'une nature avare. Saint-Louis, plus encore que Gorée, en est privé pendant huit mois.

C'est pendant l'hivernage que se fait l'accroissement des arbres : il est en effet peu probable qu'ils trouvent plus tard assez de sucs pour continuer leur développement. La sécheresse contribue peut-être à raffermir leurs fibres en leur enlevant l'excès d'humidité qu'ils ont absorbée. Aussi l'accroissement des grands végétaux doit-il être aussi lent que leur bois est compacte. Plusieurs cependant ont un diamètre énorme qui leur fait supposer une longévité prodigieuse.

Parmi les arbres du Sénégal les plus remarquables sous le rapport de l'accroissement, il faut distinguer le *cail-cedra* et le *baobab*.

Nous ne pouvons juger du premier que par induction, d'après la dureté et la pesanteur de son bois, coïncidant avec un diamètre considérable. L'accroissement pour ce bois compacte étant très-lent, il faut nécessairement une grande suite d'années pour que l'arbre entier acquière ces grandes dimensions qu'il a sur la lisière du Sénégal. On le peut comparer sous plus d'un rapport au cedrela mahogoni (bois d'acajou) qui atteint fréquemment l'âge de cinq à six cents ans.

Cette longévité n'est rien, comparée à celle du baobab. Cet arbre, auquel on a donné le nom d'Adanson, est contemporain du premier siècle de la création. Il peut acquérir le diamètre énorme de trente pieds, avec une hauteur de soixante-treize, et un âge qui dépasse cinq mille ans. D'après le naturaliste que je viens de nommer, l'adansonia croît dans les progressions suivantes :

AGE.	DIAMÈTRE.	ÉLÉVATIONS.
1 an.	1 pouce 6 l.	5 pieds.
20 ans.	1 pied.	15
30	2 pieds.	22
100	4	29
1000	14	58
2400	18	64
5150	30	73

Ces dernières dimensions sont celles du baobab sur lequel Adanson a fait ses calculs, et il assure en avoir vu de plus gros.

Cette durée est d'autant plus étonnante, qu'elle paraît contradictoire à la règle générale qui met cette durée en rapport inverse de la porosité des bois. Or, le baobab n'est pas dur ; son intérieur est souvent creusé profondément par la carie ou par la vétusté. Les indigènes s'y logent, y font de grandes salles pour leurs conseils, et les grillots, sorciers et poëtes du pays en font des caves sépulcrales où ils déposent leurs parens. Cette particularité tient donc à une autre cause, c'est-à-dire au mode d'accroissement de cet arbre. Le baobab paraît en effet n'exister que par son écorce, qui est herbacée, d'un vert luisant, toujours pénétrée d'un suc abondant qu'elle puise dans l'air à la manière des cactus. Ainsi une jeunesse éternelle embellit cet arbre séculaire ; tandis que la décrépitude le menace à l'intérieur, une verdure toujours fraîche le protége au dehors ; et sa masse imposante, largement assise, résiste sans peine au choc des élémens.

On pourrait croire fabuleux cet âge assigné au baobab, si plusieurs cyprès de l'Amérique méridionale, entre autres celui d'Oaxaca, ne l'avaient dépassé, et si nous n'avions eu dans nos climats tempérés des oliviers, des chênes et des ifs âgés de sept, de quinze cents et même de deux mille ans (1).

(1) De Candolle. *Physiologie végétale*, Paris, 1832, t. II, p. 1007.

Nous allons maintenant passer en revue les végétaux les plus utiles du Sénégal, en examinant d'abord la proportion de chaque classe au total des phanérogames.

D'après les recherches de M. A. de Humboldt, il résulte que les familles suivantes sont aux phanérogames.

FAMILLES.	AFRIQUE OC. (pays de pl.)	ZONE TEMPÉRÉE.	ZONE GLACIALE.
Agama réunies.	1/15	1/2	1/1
Fougères s. (*).	1/80 ?	1/70	1/25
—	—	—	—
Monocotyl. réun.	1/5	1/4	1/3
Cypéracées seul.	1/18	1/20	1/9
Graminées.	1/11	1/13	1/10
Composées.	1/23	1/7	1/13
Légumineuses.	1/8	1/16	1/35
Rubiacées.	1/14	1/73	1/80
Malvacées.	1/26	1/200	1/0
Labiées.	1/40	1/25	1/70
Crucifères.	1/800	1/18	1/24
Euphorbiacées.	1/28	1/70	1/500
Ombellifères.	1/900	1/40	1/60

(*) Les fougères font 1/26e du total dans les plaines et les montagnes

Il résulte que les plantes qui dominent dans l'Afrique occidentale, sont : les légumineuses, puis les graminées, les rubiacées, les cypéracées et les malvacées... Les labiées sont rares : les crucifères, les ombellifères manquent presque complétement. Cependant il faut observer que ces proportions ne s'appliquent rigoureusement qu'aux plantes du Congo et de la Guinée. Ces pays, peu éloignés de la Sénégambie, et couverts comme celle-ci de vastes marais, en diffèrent sensiblement si on les compare aux plaines voisines du désert : alors les proportions indiquées ne sont plus vraies pour le Sénégal. Mais si l'on établit la comparaison avec les plaines purement marécageuses qui bordent au sud le Sénégal dans le voisinage de la Gambie, ou même celles qu'arrose supérieurement le Sénégal, on trouve une bien plus grande analogie, comme l'a fait observer Robert Brown, l'auteur de la Flore du Congo.

Ainsi, les familles végétales les plus nombreuses au Sénégal sont aussi les légumineuses et par dessus tout le genre acacia; puis les graminées, principalement le mil et le riz; enfin, les malvacées, représentées par de grands arbres, et les palmiers si riches et si élégans.

La famille des légumineuses et celle des graminées offrent au Sénégal un tel intérêt que je ne puis me dispenser d'en dire un mot en particulier, tou-

réunies. Elles sont très-rares dans l'Atlas et encore plus dans l'Égypte, ce qui fait supposer la même rareté au Sénégal.

tes deux importantes sous le rapport alimentaire, et l'une d'elles sous celui du commerce et de la civilisation.

Mettant même à part l'indigotier, dont les nombreuses espèces croissent sur tout le sol du Sénégal, la première de ces deux familles présente des arbres, des arbrisseaux et des plantes dignes de toute notre attention.

Parmi les arbres, il faut distinguer le *parkia africana*, haut de 40 à 50 pieds. Ce bel arbre qui conserve le nom de l'infortuné Mungo-Park, croît dans le Cayar, près d'Ioal et sur le plateau supérieur du Sénégal. Ses graines farineuses, torréfiées par les Mandingues, leur fait une sorte de café. Ses fruits pulpeux et jaunâtres sont pénétrés d'un suc abondant dont les Nègres font une boisson rafraîchissante nommée nété, *nédé* ou *nitta*... Le *tamarinier*, arbre si connu, appartient à la même famille végétale.

Le végétal le plus précieux du Sénégal et sans doute l'*arbre à gomme*, l'*acacia verek* ou *senegalensis*. Cet arbuste épineux, très-abondant sur les deux rives du Sénégal et principalement vers le Sahara, forme au loin des groupes épais et clairsemés auxquels on a donné assez improprement le nom de forêts.

Les forêts de gomme sont au nombre de trois : 1° *celle d'Alfatak* qui commence à quinze lieues de Podhor sur la rive droite du lac de Cayar et s'étend vers l'est. Les Maures *Braknas* en exploitent la gomme qui est rouge et blanche; 2° *celle de Liebar*, à vingt lieues au dessous et dans l'intérieur est exploitée par les Maures *Darmanko*. La gomme en est en grande partie rouge ; 3° *celle de Sahel*, plus bas encore et dans la partie la plus rapprochée de la mer, appartient aux *Trazas*. La gomme en est blanche.

Les gommes rouges et blanches produites par les acacias sont absolument identiques. Elles ne diffèrent que par la présence ou l'absence d'un principe colorant. Il paraît qu'il n'en est pas de même de celle qui est fournie par un genre voisin nommé *acacia Adansonii*. Cette gomme est plus colorée, d'un goût âpre et astringent. Le fruit du même arbuste sert aux Maures pour tanner les cuirs.

La gomme est une exsudation qui semble morbide et accidentelle, tenant à la nature du sol et du climat. Decandolle la considère comme un suc nourricier dévié de son cours naturel et se répandant au dehors comme le sang d'un vaisseau blessé. Il est remarquable en effet que l'arbuste qui la produit, végétant sur un sol maigre, est toujours faible et rabougri ; tant que l'hivernage exece sur lui son influence, la nutrition se fait régulièrement, mais dès que les vents du désert sont venus le remplacer, l'arbre se dessèche et se fendille, et le suc nourricier s'épanche au dehors par les ouvertures accidentelles de l'écorce. Cette théorie explique pourquoi la récolte des gommes n'est jamais si abondante que les années où de grands vents d'est succèdent à des pluies abondantes. Celle-ci augmentent la nutrition ; les autres favorisent la déviation.

C'est du 1er janvier au 1er juillet que se fait la traite des gommes aux trois escales de la rive droite occupées temporairement par les Maures. Exportées en grande quantité par les Européens pour les besoins des arts(1), elles servent aussi d'aliment aux Maures dans leurs voyages au désert.

D'autres légumineuses offrent un principe exclusivement alimentaire, mais ce principe est le fruit même ou la semence de ces plantes. Les pois, les haricots, les papingayes sont cultivés dans les jardins. Leur développement est cependant subordonné aux pluies de l'hivernage ou aux arrosemens artificiels ; elles naissent et meurent dans l'espace de deux mois. Dans la partie supérieure du fleuve, on pourrait sans doute prolonger davantage leur existence, puisque le sol y est gras et l'eau douce plus abondante. Podhor a toujours été représenté comme un point susceptible de recevoir tous les légumes d'Europe.

La famille des *graminées* est ici, comme partout, la plus importante sous le rapport alimentaire.

Le *froment* et l'*orge* ne s'accommodent pas du climat brûlant du Sénégal. On dit cependant avoir

(1) Voyez les belles recherches de M. Raspail sur les gommes, *Nouveau système de chimie organ.*, Paris 1838, t. III, p. 12 et suiv.

vu le premier fructifier dans le haut pays ; mais toute l'activité végétale s'y épuise dans les organes extérieurs. La graine y reste molle, aqueuse, privée de gluten et peu farineuse.

Le *riz* au contraire croît spontanément dans les bas-fonds inondés. Les lacs de Cayar et de Panié-Foule ne sont, après le dessèchement, que de vastes rizières qui fournissent à la nourriture d'une partie des indigènes. Ces rizières ont l'inconvénient de tous les lieux à demi submergés ; mais elles sont généralement éloignées des habitations.

Le *mil* (sorghum) est avec le *riz* et même avant celui-ci, la plante la plus cultivée. Les habitans le sèment dès les premières pluies. Bientôt les cannes s'élèvent sur les champs inondés et la fructification est terminée avant les premiers vents d'est. Alors commence la récolte vers la fin de novembre. La traite du mil précède celle de la gomme, bien plus importante sans aucun doute que cette dernière, puisque le mil est encore plus essentiel aux indigènes que le blé aux Européens. La graine de cette plante, pilée par les négresses dans des mortiers de bois, vannée et réduite en farine constitue le *couz-couz* qui n'est que de la farine de mil avec des feuilles pulvérisées de baobab et de corchons olitorins. Ce mélange un peu astringent, auquel on donne le nom d'*alo*, est le condiment indispensable du couz-couz, dont il facilite, dit-on, la digestion.

Le maïs commence à être cultivé au Sénégal ;

mais il n'y est pas l'objet d'une culture étendue.

Les familles végétales qui offrent encore des produits utiles sont les suivantes :

Palmiers, le cocotier, l'elaïs guineensis, humilis, le datier. Ces arbres sont remarquables, le premier et le dernier par leurs fruits : les autres par leur suc qui constitue le vin de palme, doux et rafraîchissant quand il est nouveau ; aigre et enivrant quand il a fermenté.

Musacées. Le bananier est très-rare aux environs de Saint-Louis. On n'en trouve près de Gorée.

Cucurbitacées : melons, pastèques, giraumons, calebasses, cultivés dans le haut du fleuve : rares à Saint-Louis.

Solanées: tabac, aubergine, patate, ne prospère pas.

Convolvulacées : patate douce, n'est même pas commun.

Aurantiaca : les oranges et les citrons sont inconnus à Saint-Louis ; aucun arbre de cette famille n'y prospère.

Malvacées : le baobab donne son fruit allongé, 1/2 ligne, rempli d'une pulpe blanche qui recouvre des noyaux ; c'est le pain de singe doux, mucilagineux et astringent ; on en fait une bonne gelée avec du lait.

Ajoutons à ces plantes alimentaires le *spondias cirrea*, dont le fruit gros comme une prune est très-recherché des Nègres ; le *pachyrhizus angu-*

laire dont la racine tuberculeuse est un bon aliment; le *parinarium senegalense*, à fruit filandreux ; le *zizyphus orthacantha*, dont le fruit sert à faire une boisson fermentée ; le *sapindus senegalensis*, qui donne une espèce de cerise, et différentes *nymphus*, dont les Nègres mangent les graines réduites en bouillie ou torréfiées.

On voit qu'en résumé le Sénégal est très-pauvre en plantes alimentaires. Les légumes de toutes sortes et les fruits y manquent une très-grande partie de l'année ; ceux même qui sont cultivés dans le fleuve sont peu variés et peu savoureux. Nous avons déjà apprécié la cause de cette pauvreté du règne végétal. Sans doute la culture pourrait propager plusieurs plantes nouvelles dans les lieux où le sol et le climat sont moins rebelles ; mais je pense qu'on ne doit rien attendre de ceux qui avoisinent la mer.

Nous n'avons, pour ainsi dire, aucune notion sur les plantes médicamenteuses de ce pays. Les difficultés qu'on y trouve pour herboriser dans l'intérieur à l'époque où la végétation est active, s'opposeront long-temps encore à tout progrès dans ce genre. Je ne puis indiquer qu'un petit nombre de plantes citées dans la Flore de MM. Perrottet et Leprieur.

Ménispermées : cocculus bakis, racine charnue, — simple et fusiforme, passe pour diurétique et très-amère : employée par les Nègres comme fébrifuge et anti-blennorrhagique.

Crucifères : nasturtium humifusum, analogue au cresson par ses propriétés.

Malvacées : adansonia digitata, feuilles émollientes, fruit féculent, un peu astringent, très-vanté dans la dysenterie chronique.

Olacinées : balanite ægyptiaca : fruit pulpeux, âcre et purgatif avant la maturité.

Meliacées : trichilia emetica : bel arbre dont les fleurs sont émétiques.

Garapa toulouconna : grand arbre à écorce fébrifuge : fruit gros, dont l'amande donne une huile très-amère.

Khaya senegalensis : cail-cédra : écorce amère, astringente.

Rutacées zanthoxylon senegal. : arbuste : écorce astringente, fruit à capsule pleine d'huile volatile.

Célastrinées : celastrus senegal. : arbuste : écorce astringente, anti-dysentérique.

Rhamnées : zizyphus Baclei : arbuste : racine et fruit très-amers, anti-blennorrhagiques.

Légumineuses : acacia Adansonii : suc gommeux, astringent, ainsi que l'écorce.

Tamarindus indica : arbre, pulpe acide et purgative.

Cassia siebeziana : pulpe purgative.

Id. obovata : follicules purgatifs.

Id. abrus : graine astringente, anti-ophthalmique.

CHAPITRE II.

ANIMAUX.

Cette division du règne organique donne lieu aux mêmes observations que nous avons faites sur les plantes. Les animaux doués d'une irritabilité plus vive que celles-ci, sont pour cela même plus impressionnés par les forces physiques. Ils sont soumis à un état de langueur et à des maladies plus manifestes, quand le sol et le climat s'opposent à leur développement régulier.

Sur les hautes terrasses de la Sénégambie ou même dans les plaines arrosées, un grand nombre de races animales se pressent au milieu des forêts. La chaleur et l'humidité favorisent la vie. Les herbivores se multiplient en raison de l'accroissement des plantes, les carnassiers en proportion des espèces plus timides. Nulle part la nature ne déploie un plus grand luxe de création. Dans les espèces faites pour les combats, la force s'allie à la férocité. Chez les autres, les organes s'arrondissent et se multiplient pour la beauté des formes ou la défense de l'individu. Non loin du lion errant sur la lisière du Sahara, dans les mêmes plaines où le tigre déploie sa riche fourrure et sa férocité, l'éléphant meut sa masse informe et l'hippopotame se roule dans les roseaux. Là, par une sorte de superfétation organique, le chameau, originaire d'Arabie ; le bœuf, habitant des marais, sont chargés d'une bosse graisseuse ; le bélier de Galam porte sur son front plusieurs paires de cornes, et tous acquièrent un développement qui s'allie d'ailleurs avec l'intégrité de leurs fonctions.

Dans les basses plaines, il n'en est plus de même. Les nombreuses tribus de singes, les grands carnassiers et les ruminans disparaissent ou languissent. La privation d'eau sur les sables arides les empêche de quitter les forêts : seulement un peu au dessus de Dagana, apparaît parfois un éléphant isolé que la soif attire vers le grand fleuve. La limite des eaux douces est celle des créations animées. En deçà la vie dans toute sa vigueur : au-delà, une profonde solitude et la mort.

Je vais me borner à donner une indication sommaire des principales espèces animales de cette contrée, dans leurs rapports avec l'homme.

2° Invertébrés.

VII. *Zoophytes.*

Dans la classe des entozoaires, on trouve au Sénégal *la filaire* ou *ver de Guinée*, qui se loge fréquemment sous la peau du nègre et y forme de petits abcès. Le *tænia* appartient à la même classe, et s'observe assez communément dans le haut du fleuve.

VI. *Articulés.*

Annélides. Ordre des suceurs. Sangsues dont on distingue trois variétés de l'officinale. Elles abondent dans les marais du Sénégal. La découverte de ces annélides précieux remonte seulement à 1819, mais l'emploi n'en fut généralisé à Saint-Louis que huit ans plus tard.

Les sangsues du Sénégal sont peu actives. D'après les expériences de M. Dupuis, pharmacien de première classe à la Guadeloupe, chaque sangsue de ce pays tire, terme moyen, un gramme quarante-sept centig. de sang, au lieu de deux gr. quatre-vingt-dix centig. que prend celle de France. Cette évaluation me paraît encore trop forte pour les sangsues qui nous occupent. Un séjour de trois années au Sénégal, et de fréquentes applications de ces annélides, m'ont prouvé qu'il en faut le plus souvent quatre-vingts ou cent pour produire le même effet qu'on obtiendrait avec vingt-cinq ou trente sangsues de France. Le rapport serait donc :: 3 500 : 1.

Arachnides. Parmi les *trachéennes* on trouve plusieurs *acares* qui rampent sous la peau et y causent un prurit considérable.

Insectes. Ils sont très-rares près de Saint-Louis; beaux et assez variés à Galam. Ceux qu'on trouve près de Saint-Louis et de Dagana sont principalement :

Orthoptères : coureurs. La blatte ou cancrelat qui infeste toutes les maisons.

sauteurs. La sauterelle, dont les nombreux essaims forment des tourbillons plus désastreux que de violens orages.

Névroptères : libellules.

Termites, fourmi blanche : vague-vague. Insecte qui vit en société sur les bords du fleuve, où il élève des monticules voûtés qui ressemblent de loin à des tombeaux ou à des cases de nègres.

Hyménoptères.

Abeilles-fourmis.

Lépidoptères.

Rares près de Saint-Louis On a voulu, mais vainement, y acclimater le *bombyx du mûrier.*

Hémiptères.

Il en est de même de la *cochenille*, famille des gallinsectes.

Suceurs.

La chique, dont la femelle s'introduit sous la peau du nègre.

Diptères.

Némocères : Moustique. Pullule dans tous les lieux bas.

Athéricères : Cestre. La larve d'une espèce s'introduit sous la peau et y forme de petites tumeurs suppurines.

V. *Mollusques.*

Cet ordre est encore peu connu. On commence à explorer les coquilles du fleuve, qui paraissent être assez nombreuses.

Parmi les acéphales, il faut distinguer l'huître qui se fixe sur les branches des palétuviers. On n'en trouve pas dans le Sénégal, bien qu'il y ait non loin de l'embouchure de ce fleuve un amas énorme de coquilles qui font préjuger que cet animal y était autrefois répandu.

1° VERTÉBRÉS.

IV. *Poissons.*

Encore peu connus et assez variés.

III. *Reptiles.*

Sauriens. Deux espèces de crocodiles dans le Sénégal. Ils ne descendent jamais au dessous de Dagana. Adanson dit cependant en avoir vu à Saint-Louis.

Les *lézards* et *geckos* sont très-communs? Le caméléon se voit dans le haut du fleuve.

Ophidiens. Le boa se trouve à quelque distances de Saint-Louis.

Batraciens. On dit n'avoir pas observé de grenouilles au Sénégal, mais seulement plusieurs espèces de crapauds.

II. *Oiseaux.*

A part les espèces nombreuses de rapaces, passereaux ou grimpans, on trouve surtout pour les besoins de l'homme :

Gallinacées... Pigeon. Pintade. Coq. Perdrix, etc.

Échassiers... Autruche. Ibis. Oiseau trompette. Aigrette. Marabout.

Palmipèdes... Oie. Canard. Pélican.

I. *Mammifères.*

IX. 1° *Cétacés.* On trouve au Sénégal le *lamantin*, dans les marigots de l'Ile de Sor, devant Saint-Louis.

VIII. 2° *Ruminans.*

Sans cornes. Le chameau, originaire d'Asie, mais tellement acclimaté en Afrique, qu'il y paraît indigène. Tout le monde sait sa figure, son organisation si propre au désert, la conformation spéciale de son estomac. Le lait des femelles est un aliment recherché par les Maures, qui se nourrissent aussi de la chair des jeunes individus.

A cornes creuses. Plusieurs espèces degazelles qui viennent assez près de Saint-Louis, où elles tombent sous les coups des chasseurs. Les *chèvres*, dont une variété petite, à jambes basses, commune près de la Gambie, donne beaucoup de bon lait : une autre variété plus grande se trouve au Sénégal. Le *mouton*, qui acquiert souvent un volume énorme. On en trouve de grands troupeaux dans les pâturages de la rive droite. Quelques uns de ces animaux, venant du haut pays, ont quatre et six cornes avec ou sans crinière. Le *bœuf* présente aussi deux variétés : l'une est remarquable par une bosse graisseuse placée sur le dos, c'est le *zebus*, à qui les habitans mettent un mors et une selle pour s'en servir dans leurs voyages.

Nous parlerons ailleurs des qualités de ces animaux sous le rapport bromatologique.

VII. *Solipèdes.*

Le cheval et l'âne, assez rares près de Saint-Louis, méritent peu d'intérêt dans ce pays de sable.

VI. *Pachydermes.*

Proboscidiens. Éléphant, rare même près de Dagana. Adanson dit en avoir vu des troupes près de ce poste. A présent ils n'y paraissent guère que dans les grandes sécheresses.

Pachydermes proprement dits : sanglier à quatre défenses et à crinière. Cochon domestique très-commun à Gorée : rare maintenant à Saint-Louis. La chair en est plus maigre et moins indigeste qu'en Europe.

V. . . . . . .

IV. . . . . . .

III. *Carnassiers.*

La famille des *digitigrades* offre seule de l'intérêt.

Chien. . . . Les Indigènes de l'intérieur en mangent la chair.

Chat . . . . *Hyène*, vient très-près de St-Louis, dans les cimetières de Sor et de Guet N'dar.

Lion, très-rare près de Saint-Louis. Se confine dans l'intérieur. On dit cependant en avoir vu des traces dans la presqu'île du cap Vert.

Tigre et *chat-tigre*, rares dans les basses plaines.

II. *Quadrumanes*.

Parmi les singes sans queue, le chimpanzé, troglodyte noir, habite les forêts de l'intérieur.

Les singes à queue sont très-nombreux tout le long du fleuve. La guenon est surtout répandue dans les oasis de la presqu'île du cap Vert.

I. *Bimanes*.

Nous allons examiner à part les variétés de cette classe, et la statistique de la population.

QUATRIÈME PARTIE.

Statistiques comparées des habitans du Sénégal.

OBSERVATIONS GÉNÉRALES ET DIVISIONS.

1° Les habitans du Sénégal appartiennent à deux races principales : la race *noire* et la race *blanche*. A la première, il faut rapporter tous les nègres, quel que soit d'ailleurs leur point d'origine en Afrique ; à la deuxième, les Maures et les Européens.

Néanmoins, on se tromperait grandement si l'on pensait que toutes les races noires africaines sont identiques. Malgré l'homogénéité qui caractérise les divers pays qu'elles habitent et la grande analogie qui plane sur toutes, sous l'influence d'un climat peu varié, cependant il n'est pas difficile de reconnaître parmi elles une différence aussi grande que celle qui sépare les races blanches. De même que les blancs du Thibet ou de la Laponie sont entièrement distincts des habitans Caucase, ainsi les noirs du

Zaïre ou du Sénégal diffèrent de ceux d'Abyssinie. L'Afrique, dans sa conformation générale, tend sans doute à l'unité parce qu'elle est constamment éclairée par un soleil perpendiculaire : mais l'élévation relative des plateaux qui la constituent fait varier sensiblement les effets secondaires du climat dans les pays élevés et montagneux de l'Afrique centrale ; un soleil moins brûlant et un air plus pur favorisent le développement de toutes les créations. Des eaux plus abondantes fertilisent un sol plus nourri ; une végétation brillante couvre au dessous d'elles les terrasses inclinées, et l'homme trouve dans ce développement de la nature les élémens d'une organisation plus saine et plus parfaite. Aussi la civilisation la plus ancienne paraît-elle être descendue des plaines de la Nubie aux campagne submergées de l'Égypte, comme le même fleuve les arrose diversement suivant la structure et l'inclinaison du terrain, ainsi les mêmes arts les ont embellies de monumens identiques ; là, couverts depuis long-temps par les sables, ici, maîtres encore de l'espace, mais luttant contre le climat et la barbarie. La Guinée elle-même, située bien loin à l'occident de ces plateaux, a reçu et conserve les traces d'une ancienne colonisation. Les plaines littorales sont donc sous la dépendance directe des plaines supérieures. Elles en reçoivent les attérissemens qui les exhaussent, les arts qui les organisent et les polissent ; car les peuples riverains obéissent comme le sol aux lois générales de la nature. Leur face morale découle aussi de plus haut. Ainsi une élévation de plus de 800 toises au dessus de la mer est la cause réelle qui sépare le nègre de l'Abyssinie de celui du Sénégal, tous deux placés sous une latitude semblable. De là une couleur, des traits, une intelligenee qui fondent réellement deux races ou deux variétés bien distinctes, dont l'une est le passage naturel vers la race blanche. Il en est de même des peuples de l'Afrique orientale, nommés *Ca res;* de ceux de l'Afrique méridionale ou *Hottentots*, et enfin des *Berbères* et des *Maures* qui s'étendent sur tous les points de l'Afrique septentrionale.

Les nombreuses peuplades africaines sont toutes à étudier, ce n'est pas seulement la couleur qui les différencie, c'est leur aptitude à se polir; l'homme n'est classé parmi ses semblables que par son intelligence, et celle-ci tient à des causes complexes : je crois cependant qu'une cause identique met généralement dans un rapport inverse l'intensité de la coloration cutanée et le développement du cerveau les habitans des hautes plaines de l'Afrique, ceux de l'Abyssinie, du Soudan, du Bornou, etc.; Nubiens, Foulhas et Mandingues, ont une conformation toute spéciale et une couleur bien plus claire que les noirs de la côte. Il font une race distincte dans la race noire, comme le Français, l'Allemand et le Grec en font une dans la race blanche.

A ne considérer superficiellement que la couleur,

on serait peut-être tenté de ne voir partout qu'une seule classe de nègres : en étudiant avec soin les nombreuses nuances de cette couleur, et surtout la conformation de certaines parties, on serait tenté d'admettre un trop grand nombre de variétés; mais il en est de l'Afrique comme des autres parties du monde. Ses habitans ont été soumis à un mouvement de flux et de reflux continuel. Tantôt les peuples civilisés des montagnes se sont précipités vers les côtes, tantôt ils ont eux-mêmes reçu des peuples émigrés. Ainsi les familles se sont mêlées, les races primitives se sont modifiées dans leur forme, et le type primitif n'a plus été reconnu. D'après la conformation des hommes et les mœurs qui les caractérisent, il semble qu'il faut rapporter à trois souches les familles africaines. Deux sont aborigènes et plus ou moins noires, l'autre s'est introduite par migration et appartient à un autre type.

Les premiers aborigènes sont les habitans du plateau de l'Éthiopie et ceux disséminés sur les terrasses supérieures du Soudan occidental. Ces peuples noirs ou plutôt cuivrés sont les plus favorisés par la nature de leur climat.

Les seconds aborigènes sont les habitans des gradins inférieurs, tous plus ou moins noirs et doués d'une conformation spéciale qui les met au dessous des premiers.

Ces deux familles ont toujours été en lutte ; mais

toujours aussi les peuples montagnards ont vaincu les peuples riverains. Ils se sont mêlés avec eux, portant jusques sur les côtes leurs arts et leur civilisation. C'est ainsi qu'au nord celle-ci est descendue dans la vallée du Nil, et qu'à l'ouest, elle a laissé des traces chez les Ashantées.

Sans nous occuper autrement de ces différences qu'il serait important de bien connaître pour le développement ultérieur de la civilisation, si nous jetons les yeux seulement sur les peuples du Sénégal, nous trouverons que là aussi les races indigènes sont distinctes. Les trois familles déjà signalées se retrouvent sur la lisière de Sahara et près des rives du grand fleuve, peuple rouge des hauteurs, peuple noir des basses terres, peuple blanc du type asiatique.

Sur la terrasse élevée où naît le Sénégal, à l'opposé du pays des Abyssiniens orientaux, le peuple mandingue habite les montagnes ; de là il s'est répandu dans les pays voisins pour y propager sa domination, son commerce ou sa foi. Ainsi les bords de la Gambie, de Rio-Grande et Sierra-Léone ont reçu des colonies de ce peuple partout honoré. Son intelligence plus que la force l'ont rendu l'arbitre des autres peuples.

La conformation des Mandingues s'éloigne entièrement de celle des nègres proprement dits. Leur physionomie se rapproche plus de celle des Indous au teint foncé que de celle des Africains de la côte.

La couleur la plus claire chez eux est l'olivâtre : leur visage est régulier, ovale, leur taille belle, élancée, leur esprit plein d'intelligence.

Les *Foulhas*, qui habitent la terrasse voisine du Timbo et se sont répandus jusqu'aux basses terres du Sénégal, ressemblent beaucoup aux Mandingues; leur peau est cuivrée, leurs traits sont européens, pleins de finesse et de fierté. Soit qu'ils aient pour patrie une des hautes terrasses du Soudan, soit qu'ils viennent, suivant une tradition, de l'ancienne Numidie, il est sûr qu'ils sont en tout supérieurs aux nègres du bas Sénégal, par la beauté des formes et l'étendue de l'intelligenee.

Les *Mandingues* et les *Foulhas* ou *Poules* forment done la première race aborigène de la Sénégambie. Ils ne s'étendent pas plus bas que Podhor, où commence le pays des *Ioloffes*. Ceux-ci sont les nègres proprement dits.

Les Ioloffes habitent la rive gauche du Sénégal, de Podhor jusqu'à Saint-Louis. Ils sont remarquables par leur force et leur haute stature. Bien différens de ces nègres qu'on nous peint si rapprochés des singes, le Ioloffe a une taille élancée, des proportions parfaites et le développement le plus complet des facultés physiques. Sa peau est d'un noir d'ébène, luisante et satinée : elle se colore au visage d'un rose imperceptible, quand la passion vient l'animer. Les traits en sont réguliers, les yeux grands, les lèvres un peu épaisses et non pendantes,

8

le nez aquilin ou peu écrasé. Rien chez le nègre Ioloffe, ni le développement des muscles du bassin, ni celui des gastro-cnémiens, ne trahit la dégénération de l'espèce humaine.

Au moral il mérite tout notre intérêt. Il est généralement bon et serviable, reconnaissant du bien. Il aime sa famille et ses enfans ; il aime et sert avec plaisir les Français. Ses goûts sont simples, ordinairement matériels, ce qui tient au développement des sens comparativement à celui de l'intelligence. Celle-ci d'ailleurs varie sensiblement par l'effet de l'éducation. Le nègre venu récemment de la Grande-Terre paraît idiot ou sauvage auprès de celui qui habite depuis long-temps parmi les Européens.

On a voulu faire du nègre un être tout-à-fait inférieur, et de cette infériorité l'on a conclu aux rudes travaux dont on l'a chargé. S'il fallait en croire *Camper*, le nègre ne serait qu'un chaînon intermédiaire entre les races raisonnables et purement animales. D'après Tiedemann, au contraire, le nègre serait aussi bien partagé que le blanc sous le rapport de l'intelligence : son crâne et son cerveau, bien loin de ceux de l'orang, ne différerait en rien de ceux de l'Européen. Je crois qu'il est difficile de ne pas admettre un degré d'infériorité chez le noir ; mais il est possible que le défaut d'excitation soit la cause réelle du défaut de développement, plutôt que l'organisation primordiale. La température brûlante des régions de la torride diminue tous les besoins de l'homme, et lui fait désirer le repos comme le souverain bien ; aux habitans des pays tempérés, soumis à toutes les rigueurs d'une atmosphère changeante, nés sur un sol qui ne donne rien qu'à de rudes travaux, à ces hommes appartient la civilisation tout entière, parce qu'ils ont des besoins nombreux à satisfaire. Leur peau, comme celle du noir ou de l'Américain de l'équateur, ne s'épanouit pas nue et chaleureuse aux rayons d'un soleil bienfaisant ; le travail de quelques heures ne féconde pas ses terres. Il lui faut des vêtemens qui protégent sa peau ; il lui faut creuser profondément et longuement le sol pour en arracher des fruits. Ainsi l'homme, exposé à des dangers renaissans, s'ingénie à les éviter ; le chasseur invente des ruses pour tromper sa proie ; le laboureur étudie les saisons pour travailler son champ ; l'homme des villes, plus éloigné de ces besoins naturels et plus riche en désirs artificiels, invente et tourmente son intelligence, parce que c'est d'elle qu'il attend l'entretien de sa vie. Tel est le secret du peu de développement intellectuel de la plupart des nègres, celui peut-être de la civilisation des hauts plateaux de l'Afrique. Ainsi l'homme obéit partout aux forces cosmiques environnantes, dominant tour à tour par sa vigueur ou son intelligence, suivant les besoins que lui a donnés la nature.

« Dans ce vaste domaine du continent africain, l'immobilité prédomine dans toute la nature.

» Dans l'histoire de l'humanité, le côté naturel nous » nous apparaît ici plus prépondérant et plus in» fluent que dans les autres parties du monde. On » pourrait comparer cet état à celui de l'enfance, » dans laquelle se trouve la faculté de la raison, » mais sans conscience, quoique cependant elle » brille du plus vif éclat de sentiment et de beauté. » Cet état n'est pas inférieur à celui de l'homme dé» veloppé, seulement il en est différent. La période » de l'enfance, dans ceux qui nous sont chers, nous » apparaît comme une ravissante image, et nous » remplit des plus doux pressentimens; parce que, » comme hommes développés, nous pouvons en em» brasser le terme et en calculer les phases. Mais » dans la race humaine et dans les peuples isolés, la » carrière du développement dépasse de beaucoup » la portée de notre conception; car, nous qui avons » l'éternelle prétention d'avoir atteint le dernier » terme de la civilisation, nous ne sommes encore » qu'à l'entrée de la carrière; c'est pourquoi, quand » nous voyons un peuple dont l'esprit, seulement » tourné vers la terre et les choses sensuelles, est » exclusivement soumis à la fatalité des puissances » finies..., cet état d'enfance doit nous apparaître » nécessairement comme un degré d'infériorité et » de barbarie (1). » Mais qui nous a dit qu'un jour, s'élançant dans la carrière, les peuples d'Afrique ne dépasseront pas les Européens, comme ils les ont

(1) Ritter, *Géographie comparée*, t. III, pag. 386.

primitivement devancés? Du reste, cette infériorité intellectuelle est-elle un mal pour le noir? « Que » lui font, dit un philosophe, ces joies de l'âme, ces » joies inquiètes dans leur nature supérieure? elles » ne sont pas faites pour lui; celles qu'il trouve en » abondance à chaque pas sont celles de la matière. » Ainsi la nature l'a pris sous sa garde et a fait de » lui ce qui convenait le mieux tout à la fois » à son pays et au bonheur de sa vie. Il fallait ou » que l'Afrique ne sortît pas de la création, ou qu'il » se trouvât des nègres pour habiter l'Afrique (1). »

CHAPITRE PREMIER.

STATISTIQUES DES INDIGÈNES.

Il est presque impossible de suivre les mouvemens de la population indigène. Les noirs, qui font les onze douzièmes des habitans de Saint-Louis, sont aussi les plus insoucians comme les moins éclairés des hommes. On n'a pu jusqu'à présent les soumettre à déclarer les naissances ou les décès. Leurs mariages ou plutôt l'union temporaire qu'ils forment avec plusieurs femmes échappent surtout aux recherches qu'on pourrait faire. D'un autre côté, un grand nombre d'étrangers, noirs ou maures, affluent chaque jour, séjournent et partent sans donner avis

(1) *Idée sur la philosophie de l'histoire de l'humanité*, par Herder, t. I, ch. 4, p. 347.

de leur présence. De telle sorte que le chiffre réel de la population est lui-même incertain. Pour les mulâtres, bien moins nombreux et surtout plus éclairés, il est plus facile de les étudier par le fait même de leur contact plus direct avec les Européens. La liberté qui cependant préside encore à la plupart de leurs mariages, ne permet toutefois que des résultats approximatifs. La loi n'a pas encore assez d'action sur eux; or, c'est elle qui prépare de bons documens statistiques, en classant les individus qu'elle gouverne.

Ainsi, pour les indigènes, les documens relatifs aux noirs sont presque nuls; ceux relatifs aux mulâtres sont seulement approximatifs.

Pour les Européens, les documens relatifs aux marchands ou à la population proprement dite, sont approximatifs parce qu'ils ne se déclarent pas, et qu'ils vivent souvent à la mode des mulâtres; ceux relatifs à la population militaire et aux marins sont exacts, parce qu'un contrôle sévère suit les mouvemens de cette classe d'Européens.

Le gouvernement a publié le mouvement de la population de Saint-Louis pour deux années; mais il y a une telle différence entre elles pour ce qui regarde les indigènes, que je suis porté à croire qu'il y a erreur d'un côté ou d'un autre. D'après les documens qui me paraissent s'adapter le mieux à l'état actuel, on comptait à Saint-Louis en 1835 :

INDIGÈNES NOIRS.	CHRÉTIENS.		TOTAL.	MUSULMANS		TOTAL.	TOTAL GÉNÉRAL.
	HOMM.	FEMM		HOMM.	FEMM		
Libres. . .	54	57	111	1700	2234	3934	4045
Engagés à temps. .	0	0	0	327	307	634	634
Captifs à vie. . .	17	18	35	2479	3604	6083	6118
Totaux. .	71	75	146	4506	6145	10651	10797

Il résulte que :

1° Le nombre des noirs libres est à celui des captifs à vie. . . . . :: 2:3.

2° Le nombre des captifs à vie, à celui des engagés à temps. . . . . :: 9:1.

3° Le nombre des musulmans, à celui des chrétiens. . . . . :: 73:1.

4° Le nombre des femmes, à celui des hommes. . . . . :: 31/2:1.

Savoir : Femmes musulmanes, aux hommes même religion. :: 3:1.

Femmes chrétiennes, aux hommes chrétiens. . . ::1100:1.

L'excès des femmes dépend donc presque exclusivement des musulmans : on voit ici l'influence des deux religions, bien que la nôtre soit dénaturée par les indigènes.

Nous n'avons aucune notion sur les mariages, et à bien dire sur les naissances ou décès des noirs de Saint-Louis : cependant il résulte du tableau précédent que :

Les noirs libres, au nombre de 4045, ont perdu, en 1835, 261 individus, ou 1 sur 16.

Les captifs, au nombre de 6118, 39, ou 1 sur 18.

Les engagés à temps, 624, 14, ou 14 sur 45.

Je dis 1° 1/16 = 2° 1/18 = 3° 1/45.

Nous verrons plus tard la cause probable de la différence qui paraît exister entre la mortalité des différentes classes des noirs. Ces données ne sont d'ailleurs que des à-peu-près capables de faire une idée générale de la population, et non une statistique réelle.

Les documens qui suivent, relatifs presque entièrement aux mulâtres, ont déjà un plus haut degré de probabilité.

Les registres de l'état civil de Saint-Louis nous donnent les résultats suivans pour dix ans.

ANNÉES.	MARIAGES	NAISSANCES.		DÉCÈS.
		MULATRES ET BLANCS	MULATRES SEULS.	
1828	4	23	19	24
1829	3	17	14	12
1830	4	17	14	? ext. f. j.
1831	5	36	28	19
1832	2	22	18	11
1833	3	23	19	12
1834	6	32	26	21
1835	4	28	23	16
1836	3	27	22	22
1837	?	36	28	47
Totaux. .	34	261	211	184

Mariages.—Si ces tables étaient justes, 34 mariages auraient donné 261 naissances ou près de 8 enfans par mariage, ce qui serait beaucoup, malgré la fécondité des Africaines ; mais il n'en est rien.

1° On ne parle ici que des mariages déclarés à l'état civil : or c'est le très-petit nombre de ceux qui existent. Les constatations de ce genre sont bien moins fréquentes que celles des naissances.

2° Les registres de l'état civil mêlent ensemble

les naissances d'enfans blancs avec celles des indigènes. On peut supposer, d'après le chiffre de la population et le rapport habituel des naissances avec elle, que le nombre des enfans mulâtres est de 1/5 moins fort qu'il ne l'est dans la première colonne : d'où il résulterait une proportion de près de 6 enfans par mariage ; proportion de 1/3 peut-être trop élevée, parce que le nombre des naissances déclarées est bien supérieur à celui des mariages.

On est frappé, d'après ce tableau, du petit nombre de mariages reconnus, contractés par les mulâtres, et du peu de progrès amené par le temps. Depuis 10 ans, la moyenne est 4 1/2 par an sur une population moyenne de 700 individus. On pourrait justement s'étonner d'une pareille disproportion dans un pays qui porte à l'amour, si cette disproportion existait autrement que dans la forme. Il est de fait que les mulâtres, comme les noirs, se marient de bonne heure et méprisent le célibat; mais ils se marient de préférence suivant le rit mahométan, qui donne plus de latitude aux exigences des sens. Je ne sais jusqu'à quel point la religion chrétienne pourra réformer les mœurs sous ce rapport. La proportion numérique des femmes dans ces climats brûlans, leur vieillesse précoce, l'excitation incessante qu'éprouvent la peau et les organes génitaux, semblent faire à l'homme un besoin de la polygamie. Cette forme de l'union sexuelle ou le libertinage sont principalement propres aux pays chauds.

La loi chrétienne qui proscrit la polygamie fait trop abstraction de la matière. Dans nos pays mêmes elle est souvent éludée, quand l'amour physique, forcément entravé, ne trouve pas dans l'union des cœurs une compensation qui le distraie. Pour que les indigènes comprennent le mariage suivant nos lois, il faut que l'éducation vienne développer leur intelligence aux dépens de leurs sens : il faut surtout que l'esprit de leurs femmes reçoive une direction telle qu'elles puissent faire oublier dans les charmes de la vie de famille, les plaisirs purement charnels. Ce but sera-t-il jamais atteint ? Sans doute il peut l'être, mais bien des obtacles sont à vaincre ; le principal est dans le climat qui agit invariablement sur les nerfs bien plus que sur le cerveau. D'ailleurs, il faut bien le dire, les Européens sont loin de donner l'exemple. A peine arrivés, ils trouvent eux-mêmes commodes ces unions éphémères. Ils n'y voient que l'intérêt du moment, sans penser qu'ils se créent réellement des devoirs d'autant plus austères que leur conscience peut seules les leur rappeler. (A l'article HYGIÈNE je reviendrai sur ce sujet.)

Naissances. — 261 naissances (dont 211 indigènes) ont été déclarées pendant dix ans, c'est-à-dire, 115 dans les cinq premiers, et 146 ou près de 1/8 en sus dans les cinq derniers. Sur ce nombre, on trouve 119 garçons, 120 filles et 22 enfans de sexes non déterminé. On n'a signalé que deux accouchemens doubles. (En 1837, 4 jumelles.)

Les mois qui présentent le plus grand nombre de naissances sont dans l'ordre suivant, en élaguant 1834, qui a eu 32 naissances non portées par mois.

Décembre	29
Septembre	29
Octobre	26
Août	22
Mai	22
Novembre	21
Juillet	17
Janvier	15
Février	15
Mars	15
Avril	12
Juin	6

Il suit de là que les 2/3 de toutes les naissances ont lieu dans les six derniers mois de l'année, à l'époque précise où nous verrons qu'a lieu la plus grande mortalité. C'est donc dans la saison sèche et froide que s'effectue surtout la fécondation. La plus petite proportion des conceptions répond au mois de septembre, vers le milieu de l'hivernage.

Dans les pays tempérés, le plus grand nombre des naissances arrive au contraire dans l'hiver, saison froide et humide. A Florence, dans l'Europe méridionale, les 2/3 des naissances ont lieu de novembre à mai, ou annuellement dans l'ordre suivant:

Mars, *janvier*, *février*, *novembre*, *octobre*, *avril*, *décembre*, *août*, *septembre*, *mai*, *juillet* et *juin*. Le plus grand nombre des conceptions ont lieu au printemps. Il est donc remarquable qu'elles se font à des époques sinon génériquement les mêmes que dans les pays très-chaud, du moins analogues et correspondantes par l'existence d'une température modérée (1).

La proportion numérique des enfans des deux sexes a été à peu près la même pour ces dix ans, 119 garçons et 120 filles. Mais il y a cette particularité que, dans les quatre premières années, le nombre des garçons a beaucoup surpassé celui des filles, 57 au lieu de 36 ; dans les quatre suivantes, en ôtant 1832 qui ne désigne pas les sexes, il y a au contraire 61 filles et 49 garçons : total pour huit années, 106 garçons et 97 filles, ce qui est la proportion ordinaire. Malgré ce rapport avec la marche habituelle des naissances, je n'oserais dire que les registres de l'état civil ont constaté toutes les naissances. Le calcul n'est donc qu'approximatif.

Le nombre moyen des naissances par an serait de 26, d'après nos tables ; mais comme nous avons été forcés de comprendre les blancs avec les mulâtres, il résulte que cette moyenne est trop élevée relativement à ceux-ci. Je la crois de 21 seulement; maximum 28, minimum 14.

Voyez le Mémoire de M. Villermé *De la distribution par mois des conceptions et des naissances de l'homme* (Annales d'hygiène publique et de médecine légale, t. V, p. 55.)

Le *maximum* des naissances s'est trouvé, en 1836, après la grande épidémie de fièvre jaune. Les chiffres les plus élevés correspondent ensuite à deux années dont la mortalité a été remarquable, 1837, 1836.

Le *minimum* des naissances (1839 et 1830 ex æquo) correspond à un des chiffres les plus faibles et au plus élevé de la mortalité.

Décès. — 184 décès d'indigènes ont été constatés par l'état civil pendant la même période de dix ans. Ils ont été distribués dans l'ordre mensuel suivant :

Maximum. Octobre, septembre novembre, décembre, août, janvier.

Minimum. Juillet, février, mars, juin, avril, mai.

L'année où il y a eu le plus de décès constatés est 1837, époque où des pluies extraordinaires ont été suivies de maladies plus nombreuses et plus graves. Nous exceptons cependant 1830, à cause de la fièvre jaune, qui est venue frapper également les indigènes et les Européens.

Le maximum des décès a été	47 (1837)
Le minimum	11 (1832)
La moyenne	29

Mais si l'on considère la mortalité ordinaire, en élaguant 1837, on voit qu'elle se balance entre 11 et 24, ce qui donne une moyenne de 1/3 moins élevée.

Les décès ont été plus nombreux parmi les femmes que parmi les hommes, puisqu'on en compte 100 des premiers contre 84 des autres. Cet excédant de 1/6e provient tout de 1837, époque où la mortalité des femmes a été plus que double du maximum des huit années précédentes. Cet excès a d'ailleurs porté en très-grande partie sur des enfans de 2 à 6 ans et sur les vieillards, puisqu'on trouve 18 enfans et 7 femmes de 70 à 90 ans, sur les 33 mortes dans le cours de 1837. La table suivante prouve cette différence de la mortalité des deux sexes.

Termes.	*Femmes.*	*Hommes.*
Maximum	33 (1837)	14 (1837)
Minimum	2 (1832)	6 (1835)
Moyenne (élaguant 1837)	10	9

Les décès suivant l'âge ont été distribués comme il suit pour les deux sexes réunis et pour chacun d'eux en particulier.

AGE.	HOMMES.	FEMMES.	TOTAL.
De la naissance à 1 an.	12	15	27
De 1 an à 5 ans.	20	26	46
5 à 10	3	9	12
10 à 20	7	8	15
20 à 30	16	5	21
30 à 40	10	11	21
40 à 50	2	3	5
50 à 60	9	9	18
60 à 70	3	5	8
70 à 80	2	4	6
80 à 90	0	2	2
90 à 100	0	2	2
100	0	1	1
TOTAUX.	84	100	184

Nous voyons, d'après cela, que la mortalité de chaque âge est à la mortalité générale :

De la naissance à 1 an.	1/7	1/7	1/7
1 an à 5 ans.	1/4	1/4	1/4
5 à 10	1/28	1/11	1/15
10 à 20	1/12	1/12	1/12
20 à 30	1/5	1/20	1/9
30 à 40	1/8	1/9	1/9
40 à 50	1/44	1/33	1/37
50 à 60	1/9	1/11	1/8
60 à 70	1/28	1/20	1/23
70 à 80	1/44	1/25	1/31
80 à 90	1/0	1/50	1/92
90 à 100	1/0	1/50	1/92
100	1/0	1/100	1/184
TOTAUX.	84 déc. h.	100 d. f.	184 déc. des 2 sex.

Ainsi la plus grande mortalité est :

FEMMES.	RAPPORT aux décès partiels.	HOMMES.	RAPPORTS à leurs décès.
De la naiss. à 5 ans.	:: 1 : 5	De la naiss. à 5 ans.	:: 1 : 5
30 à 40	:: 1 : 9	20 à 30	:: 1 : 5
5 à 10 et 50 à 60	:: 1 : 11	30 à 40	:: 1 : 8
10 à 20	:: 1 12	50 à 60	:: 1 : 9
20 à 30 et 60 à 70	:: 1 : 20	5 à 10 et 60 à 70	:: 1 : 28
70 à 80	:: 1 : 25	40 à 50 et 70 à 80	:: 1 : 44
40 à 50	:: 1 : 33		
80 à 90 et à 100	:: 1 : 50		

Maximum pour les deux sexes de la naissance à 5 ans.

Femmes.	*Hommes.*
Maxim. après l'enfance de 30 à 40.	*Maxim.* après l'enfance de 20 à 30.

Quelles sont les causes de cette distribution inégale de la mortalité?

1° La première enfance est partout exposée à mille dangers : le Sénégal n'offre donc rien d'extraordinaire dans la mortalité de cette période de la vie. Mais si les causes principales sont, dans les pays tempérés, le froid et le travail de la dentition, on peut se demander si la mortalité est due aux mêmes causes dans un pays chaud où l'éruption des dents se fait généralement sans beaucoup de douleur?

La cause principale de la mortalité de la première enfance, chez les indigènes, est l'incurie des mères et souvent leurs préjugés.

Les négresses passent pour très-fécondes, et cependant on n'en voit pas qui aient beaucoup d'enfans. Plusieurs d'entre elles, et principalement les esclaves, se font avorter pour conserver l'amour de leur amant ou la faveur de leur maîtresse, que contrarie leur grossesse. D'autres, même les mulâtresses plus éclairées, laissent périr les nouveau-nés par l'effet de préjugés ou de négligence. Il m'est souvent arrivé de recevoir des enfans à la naissance, tandis que nul vêtement n'avait été préparée pour leur usage, de les trouver le lendemain pénétré de froid ou morts d'hémorrhagie. Le tétanos et l'hémorrhagie sont en effet les deux causes principales de la mortalité des nouveau-nés. On conçoit l'action du froid dans un pays brûlant pendant le jour, mais où le froid des nuits est d'autant plus saisissant, quand il frappe ces petits êtres qu'aucun vêtement ne protége. Le peu de soin apporté à la ligature du cordon est également la cause fréquente de la mort, ou tout au moins de ces volumineuses exomphales que l'on observe si communément. Il serait donc bien essentiel de faire surveiller cette partie de l'éducation de l'enfance. Des sages-femmes instruites devraient être formées pour les indigènes : elles rendraient d'autant plus de services que les enfans naissent généralement vigoureux, malgré les grandes variations de la température. L'enfant exige au Sénégal des précautions moins minutieuses que dans nos climats : il ne s'agit donc que d'éclairer les femmes du pays, car généralement elles sont bonnes mères. De bonnes sages-femmes seraient donc un bienfait, et, pour la classe la plus malheureuse, l'institution d'une salle de maternité qui servirait à la fois à la conservation des mères et à l'instruction des sages-femmes.

Après les deux premières années, la maladie qui enlève le plus d'enfans est la dysenterie. Les variations brusques de la température et les mauvaises eaux sont les causes de cette maladie, dont l'hygiène pourrait cependant prévenir en partie les ravages. Les adultes paraissent boire impunément l'eau saumâtre des sables ; mais combien n'ont pu supporter cette épreuve? elle est pour les enfans d'autant plus douteuse qu'une mauvaise médication s'ajoute ordinairement à un mauvais régime. Aussi verrons-nous qu'il meurt proportionnellement plus d'enfans indigènes que d'enfans européens.

2° La période qui offre ensuite la plus grande mortalité est celle de 20 à 30 ans, pour les hommes, et de 30 à 40 ans pour les femmes.

On comprend cette grande mortalité des hommes de 20 à 30, puis de 30 à 40, en parcourant les habitations et en voyant la manière de vivre des indigènes, qui souvent méprisent les lois les plus essentielles de l'hygiène. L'âge adulte est d'ailleurs pour l'homme celui des grands travaux et des passions les plus impérieuses, et par conséquent qui est sujet aux plus violentes commotions.

Il est remarquable que la mortalité proportionnelle des adultes mâles est la même de 20 à 30 ans que de la naissance à 5 ans; dans un cas, il est vrai, nous avons une période de 10 ans et une de 5 dans l'autre; mais néanmoins il me semble que les deux termes sont comparables, à cause de la très-grande mortalité qui frappe toujours la première enfance. Ainsi, malgré la longueur différente de ces périodes, je crois que l'avantage devrait se trouver en faveur des adultes mâles, comme il existe dans notre pays et au Sénégal même, pour les femmes. C'est donc dans le genre de vie que nous trouvons l'explication du fait que nous venons de signaler.

Les femmes périssent en plus grande proportion de 30 à 40 ans, et cependant les fatigues de la grossesse et de l'enfantement existent plutôt pour les dix années antérieures. Mais, dans les pays chauds, l'accouchement fait courir peu de dangers. Plus tard, l'âge de retour, plus hâté que dans nos climats, imprime une secousse plus générale à l'organisme, d'autant que plus d'une fois des excès variés viennent alors remplacer ceux de l'amour.

Nous n'avons pas remarqué que l'âge de puberté amène une grande mortalité. C'est qu'il en est des orages de la puberté comme de ceux de la dentition. La chaleur par sa force expansive favorise tout mouvement excentrique : pour cela même les dents et les règles paraissent sans douleur, tandis que l'âge de retour est d'autant plus pénible, qu'il consiste dans une évolution contraire.

L'âge le plus avancé présenté par 84 hommes est 75. Sur ce nombre, 7 avaient passé l'âge de 60 ans. C'est 1/12 du total, savoir : 4 avaient de 60 à 70 ans, et 3 de 70 à 75 ans.

L'âge le plus avancé présenté par 100 femmes est 100 ans. Sur 100, 13 avaient passé l'âge de 60 ans, ou 1/7e du total.

Sur les 13 4 sont arrivées de 60 à 69
6 . . . . 70 à 87
2 . . . . 90 à 95
1 . . . . à 100

Les femmes, avant 60 ans, meurent en proportion égale ou peut-être un peu supérieure à celle des hommes ; mais passé cet âge, elles ont une longévité plus grande. Nous n'avons pas un seul homme de 80 ans, et nous avons plusieurs femmes. Ce résultat n'a rien d'ailleurs d'extraordinaire : il s'accorde avec la marche naturelle des choses.

Nous ne saurions dire positivement quel a été, pendant ces dix ans, le rapport des décès aux naissances. D'après les tables, le nombre de celles-ci est supérieur de 1/4 à celui des décès (212 pour 184), ce n'est qu'en 1837, qu'on trouve une proportion inverse. Si les registres sont exacts, il y aurait donc eu accroissement régulier de la population depuis dix ans, les décès étant habituellement inférieurs aux naisances de 1/10e (moyenne annuelle des décès 19 : moyenne des naissances 21). Cette marche est en rapport avec les progrès de la civilisation. Or il est incontestable que, depuis dix ans, Saint-Louis s'est beaucoup sanifié et les mulâtres se sont éclairés.

Il nous reste à fixer la population probable des mulâtres et leur vie moyenne, d'après les considérations déjà émises.

Nous n'avons de statistique officielle de la population du Sénégal que pour les années 1835 et 1836, et ces deux tableaux diffèrent sensiblement l'un de l'autre. L'un donne à Saint-Louis 750 habitans indigènes et 111 noirs libres; l'autre, un an plus tard, 1675 habitans indigènes sans spécifier la couleur. Pour que ces chiffres fussent exacts, il faudrait que la population eût été doublée en moins d'une année, ce qui n'aurait pu se faire que par un concours de circonstances qui n'ont pas existé. Je ne sais sur quelle base appuie l'une ou l'autre statistique. L'analogie me porte à préférer celle de 1835, qui cadre mieux avec les probabilités.

En effet, si l'on évalue la population des mulâtres de Saint-Louis d'après le chiffre des naissances multiplié par 30, qui est le terme moyen pour la France, nous aurons approximativement pour les dix années déjà citées.

ANNEES.	NOMBRE DE NAISSANCES.	NOMBRE PRÉSUMÉ D'HABITANS.
1828	19	570
1829	14	420
1830	14	420
1831	28	840
1832	18	540
1833	19	570
1834	26	780
1835	22	660
1836	22	660
1837	28	840
Moyenne. . .	21	630

Je sais bien que ces calculs ne sont pas exacts, parce qu'ils prennent pour base ce qui est en question, savoir le nombre des naissances. Il y a ici un cercle vicieux. Néanmoins il est remarquable que la moyenne présumée des habitans, qui paraît être 690 à 700, depuis 1830, diffère peu du nombre qui est admis dans la statistique officielle de 1835.

LIEU.	CLASSE D'HABITANS.	CHRÉTIENS.		TOTAL.	MUSULMANS.		TOTAL.	TOTAL général.	NAISSANCES	DECÈS.
		HOMMES.	FEMMES.		HOMMES.	FEMMES.				
St.-Louis.	Européens.	87	42	129	0	0	0	129	5	5
	Habitans.	328	422	750	0	0	0	750	22	10
	Noirs libres.	54	57	111	1700	2234	3934	4045	300	261
	Engagés à temps.	0	0	0	327	307	634	634	9	14
	Captifs à vie.	17	18	35	2479	3604	6083	6118	402	339
	TOTAUX. . . .	486	539	1025	4506	6145	10651	11676	738	629

Notons qu'il y a concordance entre la moyenne présumée des naissances de dix ans (21) et le nombre de celles de 1835 (22). Le chiffre de la population varie seul de 1/15 environ ; mais cela peut dépendre de bien des causes, soit qu'on n'ait pas constaté toutes les naissances, ce qui abaisserait le chiffre de la population proportionelle; soit que le rapport de 1 naissance à 20 individus soit trop faible pour le Sénégal. D'ailleurs il n'est pas absurde d'admettre, comme je l'ai déjà dit, qu'il y ait eu accroissement progressif de la population depuis 50 ans.

Maintenant quel est le rapport des décès avec le nombre des habitans ? D'après les registres de l'état civil, il meurt annuellement 19 individus sur une population de 700 : ce serait 1 sur 37.

D'après la statistique de 1835, il est mort 10 individus sur 750, savoir : 5 hommes sur 328 ou 1/68, et 5 femmes sur 422 ou 1/84 : total 1/77. Il y a ici une erreur certaine, car j'ai trouvé 16 décès d'habitans portés sur l'état civil de 1835 ou une proportion de 1/47 : celle-ci est encore plus forte ou de 1/35, si l'on a opéré d'après 1834 qui a eu 21 décès.

La mortalité moyenne des indigènes mulâtres, étant présumée de 1/34e à 1/37e de la population, je crois qu'on s'éloigne peu de la vérité. Cette proportion est plus forte que celle qu'on observe en France, où elle n'est que de 1/39e, et surtout que celle de Bourbon, où elle est de 1/42ᵉ pour les hommes libres ; mais elle est inférieure à celle de plusieurs pays marécageux. (1/32 marais de Cambridge en Angleterre, 1/28 marais Pontins)..... Du reste, je ne prétends donner ici rien de positif. L'absence de tout document jusqu'à ces dernières années, et le peu d'exactitude qu'on trouve dans ceux que nous offrent les registres de l'état civil de Saint-Louis, nous conduisent seulement à fixer un point de départ qu'on pourra plus tard corriger quand des observations plus nombreuses et mieux faites auront établi la statistique réelle de ce pays encore peu connu.

Comparée à la mortalité des indigènes noirs, celle des mulâtres est généralement moins élevée. En effet, d'après la statistique de 1835, la mortalité comparative a été

Hommes mulâtres. . . .	1/77ᵉ	ou plutôt 1/47ᵉ.
— noirs engagés à temps	1/45	
— *id.* captifs . . .	1/18	
— *id.* libres . . .	1/16	
Maximum de mortalité .	1/16	noirs libres.
Minimum — .	1/47	mulâtres.

Moyenne pour tous les indi. 1/31 (c'est la mortalité des pays marécageux.)

Mais pourquoi cette inégalité entre les différentes classes d'habitans nés sur le même sol?... En voici, je crois, la raison.

1° Les mulâtres sont les plus éclairés : ils sont

mieux logés, mieux nourris, plus civilisés en un mot et moins livrés aux excès, que les noirs.

2° Les engagés à temps se rapprochent des mulâtres en ce qu'ils sont soumis à une discipline qui les surveille. La plupart sont au service du gouvernement et quelques uns à celui des particuliers. L'hygiène a donc sur eux plus de prise ; leur nourriture, leurs vètemens, leurs travaux sont mieux réglés, leurs maladies mieux traitées.

5° Les noirs captifs, an contraire, ainsi que les libres, habitent des cases en paille où l'air est toujours corrompu et stagnant. Les variations de la température agissent davantage sur eux, et leurs maladies, plus nombreuses, livrées au charlatanisme ignorant des Marabouts, doivent nécessairement en faire plus de victimes. Ajoutez que beaucoup abusent des liqueurs fortes que les engagés à temps se procurent plus difficilement.

N'oublions pas que d'ailleurs la comparaison ne porte que sur une année, et que tout est réellement à faire pour fixer le mouvement de la population noire.

CHAPITRE II.

STATISTIQUE DES BLANCS.

On est fondé à demander si les Maures sont véritablement aborigènes de l'Afrique, ou s'ils sont émanés de peuples asiatiques. Notre but n'est pas d'examiner ici cette question intéressante pour l'histoire générale des peuples, mais accessoire pour la direction de notre travail.

Il est même douteux que les Maures fassent une race distincte ou appartiennent directement à la race blanche. Un grand nombre d'observateurs pensent qu'ils résultent plutôt du croisement de plusieurs peuples différens d'origine et peut-être de couleur. Phéniciens, Carthaginois, Romains, Portugais et Berbères ont parcouru tour à tour les limites du grand désert. Les Arabes de Grenade s'y sont mêlés aux Vandales ; les juifs mêmes, suivant quelques uns, ont réuni dans les hautes plaines, leurs tribus dispersées. L'opinion la plus probable me semble en effet celle qui donne aux Maures une origine asiatique. Leurs traits ont éminemment le type Iduméen, leurs mœurs sont celles des nomades. Comme ceux des premiers siècles, le Maure du Sahara traverse en caravanes les vastes solitudes de sables, accompagné du chameau, comme lui né en Asie.

Les Maures sont très-peu nombreux à Saint-Louis. Pendant la saison des pluies, ils se retirent dans les oasis de l'intérieur. Plus tard, ils viennent en nombreuses caravanes s'établir sur la rive droite du Sénégal, apportant avec eux les gommes qu'ils ont recoltées dans leurs forêts. Ceux qui sont purement pasteurs viennent en toute saison dans les savanes touffues qui bordent le désert. Ils y conduisent de nombreux troupeaux dont leurs femmes vont à Saint-Louis vendre les produits.

On distingue parmi ces Maures plusieurs variétés bien remarquables. Les uns sont basanés, ont le nez aquilin, les yeux noirs et enfoncés, le coup d'œil astucieux et perfide : leur chevelure noire est bouclée naturellement, leur front est large, bien découvert et proéminent. D'autres sont plus ou moins noirs, ont le nez écrasé, les lèvres épaisses, les cheveux lanugineux et se rapprochent évidemment du type éthiopien. Il y a donc certainement des variétés bâtardes dans cette espèce mauresque, qui est elle-même bien peu homogène. Il faudrait un long temps et d'ailleurs un but autre que celui que je me propose pour étudier avec fruit toutes les variétés de l'espèce humaine qui se sont succédé sur les points deserts ou habités de l'Afrique.

Aucune statistique n'est possible pour cette classe d'habitans du Sénégal. Placée en dehors de nos lois et toujours nomades, ils ne sauraient donner lieu au plus simple aperçu de ce genre.

Les Européens qui habitent le Sénégal doivent se diviser en trois sections.

Les uns appartiennent au commercé local et sédentaire.

Les autres à la marine marchande ou militaire.

Un grand nombre à la garnison.

Ces trois sections doivent être admises, parce que le genre de vie, les maladies, et au résumé, la mortalité de chacune d'elles offre quelque chose de spécial.

SECTION Ire. — *Européens sédentaires.*

Nous manquons de documeus positifs pour 'établir le mouvement de la population sédentaire. Les registres de la police qui doivent constater plusieurs de ces mouvemens ont toujours été mal tenus ; un grand nombre d'individus arrivans ou partans n'y sont pas inscrits, tandis que les registres de l'état civil indiquent au contraire d'une manière assez exacte les décès. Nous ne pouvons donc juger de la population sédentaire que par des aperçus ou par les statistiques envoyées au gouvernement en 1835 et 1836. Or, si celles-ci s'accordent en partie pour le chiffre de la population, elles ne s'accordent pas pour celui des décès, qui, d'après elles, aurait été plus que doublé d'une année à l'autre, sans que rien justifie cette augmentation.

D'après la statistique officielle de 1835, la population européenne sédentaire aurait été alors de 129 à Saint-Louis et 22 à Gorée : total 151, dont 104 hommes et 47 femmes. — En 1836, elle aurait été de 144 individus, dont 96 hommes et 46 femmes. Il résulterait une légère diminution pour 1836, peut-être par suite de décès plus nombreux qui auraient porté sur les hommes.

Le nombre des hommes serait donc, d'après ces tables, un peu plus du double de celui des femmes.

Nombre d'émigrans. — D'après les passeports remis à la police et inscrits sur les registres du commandant de place, il est arrivé au Sénégal 117 Européens, de 1831 à 1837, savoir :

1831.	14	
1832.	6	
1833.	13	
1834.	13	117
1835.	25	
1836.	25	
1837.	21	
Moyenne annuelle. . . .		15,500 mm.

Sexe. — Sur ces 117 individus, il y avait 96 hommes et 21 femmes.

Age. — L'âge des arrivans, pris sur 91 qui l'ont déclaré, a varié ainsi qu'il suit :

91	38 individus avaient de	20 à 30 ans.
	19	30 à 40
	13	15 à 20
	7	40 à 50
	6	1 à 5
	5	5 à 15
	3	50 à 60
	Age moyen . .	28 ans.

On conçoit cette grande proportion des individus de 20 à 30 ans. C'est l'âge des premières entreprises, celui où les Européens viennent chercher fortune dans un pays commerçant. Après 40 ans, il en arrive peu ou 1/13 seulement du total, bien moins encore de 50 à 60 ou 1/30e. Les autres sont généralement des enfans qui viennent avec leurs parens.

Ces données nous aideront à expliquer la mortalité proportionnelle des différens âges.

Provenance. — La majeure partie des Européens sédentaires viennent du midi de la France. Sur 105 arrivés, dont le pays a été constaté, il y en avait de

Marseille.	55
Espagne.	3
Piémont, Savoie . .	5
Bordeaux.	30
Nantes	8
Hâvre et Paris . . .	4
Angleterre	1

Ainsi le Midi donne les 3/5 de tous les Européens du Sénégal, et Marseille les 3/5 des provenances de France.

Nous verrons si la mortalité proportionnelle s'accorde avec le nombre des provenances, ou si elle est au contraire en raison inverse. De là nous conclurons à la plus grande facilité de s'acclimater.

Mariages. — Les mariages d'Européens, contractés dans le pays, sont presque tous libres, vu la disproportion qui existe entre les deux sexes : mais ceux qui se contractent en France sont assez nombreux. On en compte environ 30 sur la population qui est de 150 individus. Les hommes mariés font donc près de la moitié des Européens de cette classe : l'autre moitié vit avec les femmes du pays.

Le climat ne paraît pas influer sur la fécondité des Européennes. Sans doute on en peut citer plusieurs qui sont restés sans enfans : mais on en peut dire autant dans nos climats. Les affections utérines ne sont pas plus communes que parmi nous, et parmi celles qui avaient d'abord été privées du bonheur d'être mères, plusieurs ont fini par concevoir après s'être mises en harmonie avec le climat.

Naissances. — Le nombre des naissances paraît être à la population blanche dans une proportion peu différente de celle des naissances d'indigènes. La statistique de 1835 donne 5 naissances pour 129 Européens ou 1 sur 26. Celle de 1836, 5 naissances pour 144 ou 1 sur 29. C'est en d'autres termes 5 naissances sur 30 mariages légitimes ou 1 sur 6. — Je ne saurais dire dans quel rapport sont les enfans nés hors de mariage. Ils appartiennent d'ailleurs à la classe des indigènes ou à celle des mariages non déclarés, ce qui rend impossible la fixation d'une proportion.

Les enfans de race blanche sont généralement moins forts que ceux de race croisée ou que les noirs. Ils sont moins gros, mais non moins vivaces. Ce qu'on dit de la grosseur relative de la tête ne m'a pas paru fondé. J'ai observé, tout au contraire, que plusieurs enfans indigènes sains ont une tête énorme comparativement : j'en ai vu âgés seulement de 8 à 10 jours à qui l'on aurait facilement donné deux mois. Le premier accroissement des enfans blancs serait donc moins rapide, et cet avantage en faveur des indigènes s'étendrait jusqu'à 18 mois ou 2 ans : passé cette époque, il n'en est plus de même : l'intelligence du blanc se développe plus vite, tandis qu'au physique il égale au moins le mulâtre.

La plupart des naissances arrivent à la fin de l'hivernage, dans le même ordre que celles des indigènes.

Décès. — 82 décès ont été constatés en dix ans parmi cette classe d'Européens.

Ces décès sont arrivés dans l'ordre mensuel déjà indiqué. La mortalité commence à la fin de l'hivernage, se continue les trois mois qui suivent, et cesse dans les premiers temps de la saison sèche. Elle se prolonge bien moins que celle des Européens de la garnison.

L'année où il y a eu le plus de dèeès, de 1828 à 1837 (1830 excepté) a été 1334 : l'année où il y en a eu le moins a été 1837. C'est un ordre différent de celui des décès d'indigènes qui ont eu leur maximum 1837, comme les soldats européens, et leur minimum 1832.

Maximum de décès pour les deux sexes . 15 (1834)
Minimum 5 (1837)
Moyenne annuelle . . . . 10.

Nous n'observons pas dans les décès des Européens l'irrégularité qui existe dans ceux des indigènes, les maximum et minimum sont beaucoup plus rapprochés qu'ils ne le sont pour les mulâtres : cependant l'irrégularité que nous signalons pour ceux-ci dépend seulement d'une aannée (1837) qui a été très-mauvaise pour eux.

Sur ces 82 décès, il y avait 61 hommes et 21 femmes. Ce sont les 3/4 en sus pour les premiers. La mortalité pèse donc sur eux plus que sur les femmes puisque la différence dans le nombre des individus de chaque sexe n'est pas en rapport avec celle des décès.

Les décès ont été ainsi qu'il suit pour chaque sexe :

TERMES.	HOMMES.	FEMMES.
Maximum.	14 (1824).	7 (1828).
Minimum.	5	1
Moyenne.	8,500	3,500

Mais il faut observer que 1 n'est pas réellement le minimum de la mortalité des femmes, bien qu'il soit celui des décès. Ce minimum est zéro qu'on retrouve trois fois en 10 ans, ou plutôt trois fois depuis 1831 (1832-1835-1837); les 2/3 des décès des femmes seraient donc arrivés en deux ans, 1828 et 1829.

Voici du reste la distribution des décès pendant dix ans.

ANNÉES.	HOMMES.	FEMMES.	TOTAL.
1828	5	7	12
1829	6	6	12
1830	?	?	? (*)
1831	5	1	6
1832	7	0	7
1833	8	2	10
1834	14	1	15
1835	6	0	6
1836	5	4	9
1837	5	0	5
TOTAUX...	61	21	82

(*) Mortalité extraordinaire fièvre jaune.

La mortalité suivant les âges a été distribuée comme il suit pour les deux sexes réunis et pour chacun en particulier :

AGE.	HOMMES.	FEMMES.	TOTAUX.	
De la naiss. à 1 an.	3	6	9	22
De 1 an à 5 ans.	8	5	13	
5 à 10	0	0	0	
10 à 20	5	1	6	
20 à 30	14	4	18	
30 à 40	15	2	17	
40 à 50	8	2	10	
50 à 60	4	0	4	
60 à 70	2	0	2	
70 à 80	2	1	3	
Au dessus.	0	0	0	
TOTAUX. . .	61	21	82	

D'où suit la proportion des décès de chaque âge à tous les décès.

AGES.	HOMMES.	FEMMES.	TOTAL.
1 j. à 1 an.	1/20 } 1/5,500	1/3,500 } 1/2	1/9 } 1/3/700
1 an à 5 ans.	1/7,700 }	1/4 }	1/6,300 }
5 à 10	1/0	1/0	1/0
10 à 20	1/12	1/21	1/13,300
20 à 30	1/4,400	1/5	1/4,500
30 à 40	1/14	1/10,500	1/4.800
40 à 50	1/7,700	1,10,500	1/8,200
50 à 60	1/15	1/0	1/20,250
60 à 70	1/30	1/0	1/41
70 à 80	1/30	1/21	1/27

L'âge qui a le plus de décès est donc :

1° La première enfance, de la naissance à 5 ans. C'est plus du 1/4 de tous les décès, mais avec une proportion près u double plus forte pour les femmes que pour les hommes.

2° Après l'enfance vient l'âge adulte de 20 à 30, puis de 30 à 40, en proportion inverse pour les deux sexes. C'est-à-dire qu'il périt plus d'hommes de 20 à 30 ans, et plus de femmes de 30 à 40. Ce qui s'accorde avec ce que nous avons déjà observé.

Comparés aux décès des indigènes, ceux des Européens sont dans une proportion plus favorable.

1° La mortalité des enfans de 1 jour à 5 ans est pour les premiers de 1/2 500 de la mortalité générale ; elle n'en est que le 1/3 700 pour les Européens.

Nous expliquerons cette différence considérable par le peu de soins donnés aux enfans indigènes qui, naissant vigoureux, sont abandonnés aux variations de la température, etc. Il périrait bien moins d'enfans au Sénégal, si une meilleure hygiène protégeait leur berceau.

2° La mortalité de 5 ans à 10 est à zéro sur 80 décès d'Européens : elle fait 1/5 de tous les décès pour les indigènes.

3° La mortalité des adolescens est à peu près égale pour les deux classes.

4° La mortalité des adultes de 20 à 40 ans est au contraire bien plus grande chez les Européens. Elle est pour eux d'un peu plus de 1/5, tandis qu'elle n'est que de 1/9 pour les mulâtres, observant toutefois que l'excédant parût porter uniquement sur la période de 20 à 30.

Ainsi la mortalite des Européens de 20 à 30 ans est de beaucoup plus forte que celle des indigènes de même âge pour les deux sexes réunis : 1/5 au lieu de 1/9.

La mortalité des Européens de 30 à 40 est de plus de 1/3 inférieur à celle des indigènes de même sexe : 1/4 au lieu de 1/8. Celle des femmes est à peu près égale dans les deux cas : 1/9 au lieu de 1/10.

L'époque la plus difficile à passer est donc pour les Européens celle de 20 à 30 ans, et celle de 30 à 40 pour les indigènes. La première époque est celle de l'arrivée des Européens doués encore d'une trop grande excitabilité.

L'âge le plus avancé présenté par 61 hommes décédés est 73 ans, puis 71. 4 sur 61 ont passé l'âge de 60 ans ou 11/5e.

Il résulte que les Européens peuvent espérer de vivre aussi long-temps que les indigènes, puisque leur maximum d'âge est à peine inférieur à celui des mulâtres. 73 au lieu de 75.

L'âge le plus avancé présenté par 21 femmes décédées paraît être 70 ans. Je n'affirmerais cependant pas l'origine européenne de cette femme dont le nom est commun parmi les mulâtresses.

Les femmes indigènes arrivent donc à un âge bien plus avancé que les Européennes : néanmoins ce résultat n'est peut-être qu'illusoire La plupart des Européennes sont mariées, arrivent et partent avec leurs maris avant un âge avancé ; par conséquent à une certaine époque, la comparaison n'est plus possible avec les femmes du pays. Il n'en est pas de même des hommes. La moitié sont célibataires ou vivent avec des femmes indigènes. Ils séjournent bien plus dans le pays, et ce sont eux qui parviennent à un âge égal à celui des hommes nés sur les lieux.

Je ne saurais dire exactement dans quel rapport les décès sont aux naissances. Si nous nous en rapportons aux statistiques de 1835 et 1836, il y a eu égalité pour la première année et au contraire un grand excédant de décès pour la seconde. 5 décès et 5 naissances 1835. 5 naissances et 12 décès 1836. Si nous prenons une moyenne d'après ces tables et d'après la population présumée de dix ans, nous aurons près de 8 naissances contre 10 décès, ce qui s'accorde assez avec la marche d'une population mobile où les adultes meurent en grande proportion. Ce serait le contraire de ce qui a lieu pour les indigènes, chez qui nous avons vu en dix ans les naissances excéder de 1/4 les décès. Mais cette classe d'habitans est indigène : elle est fixe et profite bien mieux des améliorations que l'hygiène fait à leur pays.

La proportion des décès à la population européenne nous est également peu connue. Nous ne pourrons l'indiquer qu'approximativement.

D'après les registres de la police, il est arrivé 117 Européens de 1830 à 1837 ; il en est mort 11. C'est bien près de 1/11e.

D'après les registres de l'état civil, il est mort, terme moyen, 10 Européens par an, depuis 1828. Or, d'après le recensement de 1835 et 1836, la population était alors de 150 individus. En supposant qu'elle ait peu varié depuis dix ans, la mortalité serait de 1/15ᵉ. D'après la statistique officielle, elle avait été de 1/30 en 1835, et de 1/12 en 1836, moyenne 1/21. En 1837, il y avait d'après la statistique officielle de cette année, 140 Européens de cette classe au Sénégal, savoir : 123 à Saint-Louis et 17 à Gorée, les deux sexes compris. D'après la même statistique, il en est mort 19 sur 140. C'est pour le total 1 mort sur 7 individus 200 mille. Mais si l'on compare la mortalité des deux localités, on trouve une différence énorme. A Gorée, sur 45 décès par fièvre jaune, ou fièvre typhoïde, 34 appartiennent à la garnison et autres classes d'Européens, autres que les habitans; par conséquent 11 appartiennent à ceux-ci au nombre de 17. C'est donc près de 2 décès sur trois individus. Il résulte que la mortalité de Saint-Louis, où il n'y a pas eu d'épidémie, a été de 8 sur 123 individus, ou de 1 sur 15, proportion inférieure à celle de 1836. Mais comment prendre une moyenne entre deux années? comment accorder cette moyenne qu'on la suppose 1/15ᵉ ou 1/21ᵉ, etc., avec les rapports qui m'ont été faits par un ancien officier de l'état civil qui m'assurait que les Européens sédentaires ne meurent pas en plus grande proportion au Sénégal qu'en France? car en France la mortalité est de 1/39ᵉ. Il y a évidemment erreur ou exagération dans cette assertion. Je crois les registres de l'état civil assez exacts pour ce qui regarde les Européens.

Ils donnent une mortalité dont le *minimum* est 5 ou 1/30e de la population. Cette proportion serait déjà bien plus forte qu'en France, et ce n'est qu'un *minimum*. Je pense donc que la mortalité moyenne de cette classe d'Européens au Sénégal est au moins de 1/20e. En cela ils sont bien moins favorisés que les mulâtres, mais ils le sont plus que les noirs libres et captifs et surtout plus que les soldats blancs qui meurent dans une proportion trois fois plus forte. Le raisonnement explique facilement cette différence. Le mulâtre est dans son pays; passé le premier âge, il espère à bon droit une assez longue carrière. L'Européen, au contraire, arrive dans l'âge des passions avec un excès d'activité et de vigueur qui lui est nuisible; il doit donc souffrir davantage, mais il souffrira moins que le noir livré à ses préjugés et à ses ordures; moins que le soldat miné par la nostalgie et par l'intempérance.

Nous avons dit plus haut que le lieu de provenance influe sur la proportion des décès. Le peu de données que nous avons à cet égard nous prouvent en effet que la plus grande mortalité pèse surtout sur les hommes du nord et de l'ouest de la France. Sur les 117 Européens déjà cités, nous nous rappelons que 62 étaient du midi et 43 du nord (12 inconnus). Or 11 sur 105 ont succombé; savoir 5 sur 62 du midi, et 6 sur 45 de Bordeaux, Nantes et Paris, etc. C'est donc 1 décès sur 12,

300 dans le premier cas, et un 1 sur 7 — dans le second. Ce fait confirme la théorie. Nous le verrons bientôt étayé par quelques autres.

Les Européens qui demeurent constamment à Saint-Louis ne sont guère malades qu'après les premières pluies. Ceux qui vont dans le fleuve pour la traite des gommes y contractent assez souvent des fièvres intermittentes; mais celles-ci sont généralement peu graves jusqu'au mois de mai. La maladie la plus redoutable est alors la dysenterie.

La maladie qui enlève le plus d'Européens de cette classe est la fièvre dite ataxique, sorte de rémittente grave et parfois d'intermitente tierce du genre le plus pernicieux. C'est la maladie des marins du commerce et de l'état, de tous ceux en général dont le sang est riche et les forces encore intactes. La dysenterie est beaucoup plus rare dans cette classe, et surtout elle est bien moins souvent mortelle que chez les soldats. La raison en est simple, le climat ne peut qu'aggraver cette maladie: le genre de vie des militaires, leur incurie, leurs excès, les mauvais soins, ne font qu'ajouter à l'action du climat. Il faut donc fuir dès qu'elle se montre ou qu'elle se prolonge. C'est en fuyant que les marchands européens et les marins se guérissent : c'est en restant que les soldats périssent en grand nombre.

Sur les 11 Européens morts depuis 1835 à 1837, je n'ai des renseignemens que pour 4, morts pendant mon séjour. Ils confirment ce que je viens de dire sur la nature des maladies qui leur sont le plus funestes.

Sur 4, 1 est mort de fièvre typhoïde, 2 de fièvre pernicieuse, 1 de dysenterie chronique.

SECTION II. — *Statistique des marins.*

1° MARINE MARCHANDE.

Les navires du commerce arrivent de France à toute époque de l'année, mais principalement vers la fin de la bonne saison ; c'est alors que se termine la traite de la gomme et que les chargemens sont plus nombreux. Alors il n'est pas rare que les navires soient retenus un mois et plus devant l'embouchure du fleuve qu'ils ne peuvent franchir. Mais ce retard n'a rien de contraire à la santé, pourvu que l'eau et les vivres soient à bord de bonne qualité. Le temps passé à Saint-Louis et dans le fleuve est au contraire bien plus mauvais, parce que les chaleurs humides ont commencé et que les premières pluies ont détrempé les vases des marigots. Aussi les maladies ne tardent pas à se montrer et se prolongent suivant le séjour que les navires font dans la colonie. Nous allons voir que le lieu de naissance, la longueur du séjour, la saison et l'ancrage, modifient singulièrement la mortalité de cette classe d'Européens.

D'après les registres des classes, qui ont toujours

éte tenus exactement, il est arrivé, d'Europe au Sénégal, en sept années, 2078 marins du commerce distribués sur 214 navires.

ANNÉES.	MARSEILLE.	BORDEAUX.	NANTES.	L'ORIENT.	ROUEN-HAVRE.	CALAIS.	TOTAUX.
1831	87	67	18	5	52	25	254
1832	135	79	11	5	16	16	262
1833	138	94	37	»	15	20	304
1834	159	102	36	»	34	»	331
1835	87	79	71	»	20	9	266
1836	128	99	92	»	9	»	328
1837	124	12	69	»	9	8	332
Totaux...	858	643	344	10	155	78	2078 h.
Nombre de navires. .	96	71	27	2	18		214 n.

Il résulte :

1° Que le port qui envoie le plus de navires au Sénégal est celui de Marseille, puisqu'il en donne lui seul les 2/5 du total et presque autant que nos deux plus grands ports de l'Océan, Bordeaux et Nantes.

2° Que les ports qui en envoient le moins sont ceux du nord de la France, puisqu'ils ne donnent que 1/9 du total, ou un peu plus du quart de ceux de Marseille.

3° Que le nombre moyen des hommes composant les équipages est moins considérable sur les navires les plus nombreux. 13 pour les navires du nord, 12 pour ceux de Nantes et de Lorient, 9 pour ceux de Marseille et de Bordeaux. Cette observation n'est pas inutile si la gravité des maladies est en raison directe du nombre des hommes réunis à bord d'un navire, ces hommes étant surtout dans des conditions oganiques qui les disposent aux maladies. Or, c'est ce qui a lieu pour les hommes du Nord comparés à ceux du Midi, quand ils viennent dans les pays chauds.

Le fond de la population sédentaire et flottante de Saint-Louis est donc formé en grande partie de Provençaux, c'est-à-dire des hommes qui par leur tempérament sont les plus faciles à s'acclimater.

L'âge moyen des marins du commerce varie de 20 à 30 ans, comme celui des Européens sédentaires.

Les navires marchands donnent très-peu de malades dans la saison sèche. En voici le nombre ordinaire relativement à l'effectif.

ANNÉES.	NOMBRE d'arrivans.	NOMBRE de malades.	RAPPORT des malades aux arrivans.
1831	254	16	1/16
1832	262	12	1/22
1834	331	48	1/7
1835	266	49	1/5,500
1836	328	111	1/3
1837	333	99	1/3,400
Totaux..	1774	335	1/5,300

Maximum de la proportion 1/3 (1836)
Minimum 1/22 (1832)
Moyenne 1/12 ou plutôt 1/5 en prenant 4 années presque égales.

Il est remarquable que le nombre proportionnel des malades a beaucoup augmenté dans les quatre dernières années. Je suis porté à croire par induction et faute de renseignemens précis que cette différence provient principalement des marins de Bordeaux et de Nantes. En effet, nous avons vu que, dans ces quatre dernières années, et surtout en 1836 et 1837, il est arrivé un beaucoup plus grand nombre de matelots de ces deux ports, que les années précédentes.

Les équipages du commerce donnent donc, terme moyen, 1/5e ou peut-être seulement 1/8e de leurs hommes à l'hôpital de Saint-Louis, proportion bien favorable à cette classe d'Européens, si l'on pense que la garnison blanche donne au contraire un nombre de malades trois fois plus fort que son effectif.

Les maladies qui atteignent les marins du commerce sont presque exclusivement des fièvres rémittentes plus ou moins aiguës, parfois pernicieuses. C'est la maladie du commencement de l'hivernage; celle qui attaque les sujets les plus vigoureux. La diarrhée et la dysenterie, l'hépatite surtout, sont bien plus rares que chez les militaires ou même chez les Européens sédentaires, soit parce que les équipages partent avant la fin de l'hivernage, époque la plus ordinaire de ces maladies, soit parce qu'ils y sont moins exposés par leur genre de vie. Les maladies des marins ont un caractère plus aigu et plus franc que celles des soldats. Bien que très-graves, elles le sont moins que les autres, parce que l'organisme a plus de réaction et que le retour en France est plus facile.

La mortalité de cette classe de malades n'est pas considérable. Pour les six années déjà citées, les seules sur lesquelles les registres de l'hôpital nous aient donné des renseignemens, nous avons eu les proportions suivantes :

ANNÉES.	ARRIVANS	MALADES.	MORTS.	RAPPORT DES MORTS avec les arrivans.	RAPPORT DES MORTS avec les malades.
1831	254	16	0	1/0	1/0
1832	262	12	2	1/131	1/6
1834	331	48	1	1/331	1/48
1835	266	49	1	1/266	1/49
1836	328	111	3	1/109	1/37
1837	333	99	4	1/83	1/25
Totaux...	1774	335	11	1/160	1/30

Ainsi : 1/5e des équipages tombe malade.
1/30e des malades meurt.
1/160e des équipages meurt.

A Gorée, la mortalité des marins du commerce est plus grande qu'à Saint-Louis. Elle a cependant un peu diminué depuis six ans; d'après les comptes rendus de l'hôpital de Gorée, on a eu d'abord

ANNÉES.	MALADES.	MORTS.	RAPPORT.
1827	30	4	1/7,500
1828	2	0	1/0
1829	41	2	1/20
1831	2	0	1/0
Totaux.....	75	6	1/13

Il est difficile de donner une moyenne pour des années si différentes : je ne donne donc aucune importance à celle-ci.

Depuis 1835, nous avons des renseignemens plus précis. Voici le résultat des recherches que j'ai fait faire à Gorée par M. Dupuys, officier de santé de 2e classe, sur des années correspondantes à celles de Saint-Louis.

ANNÉES.	MALADES.	MORTS.	RAPPORTS.
1832	7	1	1/7
1833	36	3	1/12
1834	10	1	1/10
1835	18	3	1/6
1836	41	2	1/20,500
1837	29	0	1/0
Totaux.....	141	10	1/14

	Gorée.	*Saint-Louis.*
Maximum	1/7	1/6
Minimum	1/20	1/49
Moyenne	1/14	1/30

La mortalité moyenne de Gorée serait donc plus que double de celle de Saint-Louis. Quelle peut être la raison de cette différence dans un lieu qui est cependant plus sain ?

1° Sur les 141 malades de Gorée, on trouve 25 matelots français provenant de navires naufragés, et 8 provenant de navires capturés : total 33, qui se trouvaient dans des circonstances graves susceptibles d'influer sur leurs forces morales et physiques.

2° On trouve également 14 matelots étrangers,

4 Anglais, 1 Anglo-Américain, et 9 Espagnols des Canaries.

Sur les 33 Français, 2 sont morts ; l'un avait trois jours d'hôpital ; l'autre était entré seulement depuis quelques heures.

C'est ici 1/16, 500 du nombre de ces malades.

Sur les 14 étrangers, 4 sont morts, savoir : 1 Anglais sur 5, compris l'Américain, et 3 Espagnols sur 9 ; tous après un séjour de 24 à 72 heures à l'hôpital.

C'est une mortalité de 1/3, 500 pour ces étrangers.

Total 47 malades exceptionnels et 6 morts, ou 1 mort sur 8.

Les 94 marins français placés dans les circonstances ordinaires ont donné 4 morts, ou 1 sur 23 500.

Total général 141 malad., 100 morts, ou 1 sur 14.

C'est ainsi que l'analyse des faits découvre la raison de différences énormes et de contradictions qu'on ne saurait expliquer sans elle. On ne peut comparer les marins du commerce récemment venus de France à Saint-Louis, bien portans antérieurement, d'un moral tranquille, avec des hommes naufragés sur une plage étrangère et accablés de peines physiques et morales. La différence sous le rapport des décès est bien grande, puisque les uns n'en donnent que 1 sur 30 malades, tandis que les autres en ont 1 sur 16 (abstraction faite des étrangers).

Mais en comparant des termes semblables, nous trouvons encore une différence qui est en faveur de Saint-Louis : une mortalité de 1/23 au lieu de 1/30. Pourquoi? c'est que la très-grande majorité des malades de Gorée viennent de Saint-Louis, où ils ont été déjà soumis à l'influence des marais. Leurs maladies sont donc généralement des rechutes qui pour cela même les rendent plus graves.

Pour les autres, remarquons que la mort est survenue quatre fois dans les 72 heures qui ont suivi l'entrée à l'hôpital, et deux fois quelques heures seulement après l'admission. Nous devons nécessairement conclure que ces hommes avaient des maladies extrêmement aiguës : en effet, c'étaient des fièvres pernicieuses ou des fièvres rémittentes du plus mauvais caractère.

D'après ces données, la mortalité moyenne de la marine marchande dans toute la colonie, Saint-Louis et Gorée compris, serait à peu près de 1/26 pour les cas ordinaires, et de 1/23 en admettant les circonstances qui peuvent aggraver l'état des équipages.

La mortalité de cette classe est en rapport avec la loi de provenance qui favorise davantage les hommes du Midi.

Sur 11 marins français morts, il y en avait :

de Marseille, 1 sur 720 marins (ôtant 1833), c'est 1/720

de Bordeaux, 2 / de Bayonne, 1	5 sur 549,	1/183
du Havre,	3 sur 140,	1/47
de Nantes,	3 317,	1/106
port indéterminé 1		

Nous voyons donc que les hommes du Nord sont les plus maltraités, puisqu'il en est mort 1 sur 47, ou même, si l'on veut, 1 sur 80, en comprenant les décès du Havre dans la classe de toutes les provenances du Nord (Paris, Calais). Nantes vient ensuite, puis Bordeaux; enfin Marseille est le port dont les marins ont la plus faible mortalité.

Ces données, qui résultent de l'examen des registres de l'hôpital Saint-Louis, au Sénégal, sont conformes à celles que nous ont fournies les décès constatés en ville. Ainsi nous avons vu que sur 105 individus, 11 sont morts, 5 sur 62 du midi de la France, ou 1/12, et 6 sur 43 du nord, ou 1/7. Le nombre des morts est presque le même; mais on voit qu'il y a une bien grande différence sous le rapport de la mortalité réelle. Les Européens sédentaires ont 1 mort sur 20 individus : les marins n'en ont 1 que sur 160! Ces deux termes sont tellement éloignés, qu'on pourrait croire à une erreur, si l'on ne tenait pas compte des circonstances qui peuvent aggraver la même maladie. Je suppose qu'il y ait une proportion trop forte pour les Européens de la ville, la différence n'en serait pas moins extrême; car, en doublant la proportion, ce qui donnerait une mortalité inférieure à celle des Européens en Europe, elle serait encore trois fois plus forte que celle des marins. Quant à la mortalité de ceux-ci, je la crois bien indiquée : les classes ont toujours tenu un compte exact des mouvemens des navires européens depuis 1830, et les registres de l'hôpital, de ceux des malades morts provenant de cette catégorie... L'étonnement devra être plus grand, et il sera aussi peu fondé quand on verra la mortalité des militaires s'élever jusqu'à 1/8 et même 1/6 de l'effectif. Quel rapport entre ces termes 6, 20 et 160! On l'explique cependant, et d'une manière qui n'admet pas de réplique, par la position même des diverses classes de malades. Les uns, arrivant d'Europe, pleins d'énergie, vivant d'une manière assez régulière à bord de leurs navires, sont soustraits rapidement aux influences morbifiques et rechutent rarement ; d'autres, bien logés, bien nourris, se conduisant d'une manière généralement sage, mais demeurant exposés plus long-temps aux causes de maladies, ne peuvent les fuir aussi promptement à cause de leurs intérêts compromis. Enfin les militaires, faisant un service pénible, nourris presque exclusivement de viande, intempérans, découragés, entassés dans des casernes ou dans un hôpital mal disposé, rechutent cinq à six fois avant de pouvoir être évacués, ou plutôt succombent à des maladies multipliées, sans espoir de retourner vers la France. On trouvera cette différence moins singulière, si, après avoir comparé les diverses classes d'Européens, on compare celle du marin du commerce à elle-même prise dans des localités différentes. Nous avons déjà vu la cause qui fait différer Saint-Louis et Gorée sous ce rapport. Eh bien! à la Martinique, on trouve encore une autre proportion; la mortalité de Saint-Pierre n'y est que de 1/50. En effet, d'après les documens qui m'ont été donnés sur l'hôpital de cette ville, le maximum de la mortalité de 1825 à 1835 a été de 1/7, le minimum 1/100, la moyenne 1/54. Encore le minimum est-il bien inférieur véritablement à 1/100? il est zéro ou seulement 1/342. Je néglige ce chiffre et m'en tiens au premier, parce qu'il se rapproche de la marche ordinaire. Il résulte donc une différence de près du double entre les hôpitaux de la Martinique et du Sénégal. Pourquoi? parce qu'à Saint-Pierre, les marins n'éprouvent aucun retard pour partir. Les navires, une fois chargés, prennent le large, tandis qu'à Saint-Louis ils sont souvent retenus par la barre dans le voisinage des marais. De là des rechutes qui préparent la mortalité de Gorée.

Les marins du commerce meurent surtout des fièvres ataxiques. Sur 11 morts, nous n'en avons traité que 4 en 1837, et nous n'avons de renseignemens que sur 6. Ces 6 hommes sont morts :

De fièvre typhoïde compliquée de dysenterie. 3
De fièvre pernicieuse. 2

Dysenterie chronique. 1

A Gorée, sur 10 décès arrivés en 6 ans, on trouve :

Fièvres diverses.	7
Dysenterie.	2
Apoplexie.	1

Sur ces dix hommes, deux seulement ont été traités par moi en 1826. L'un est mort d'une dysenterie aiguë consécutive à une fièvre contractée à Saint-Louis ; l'autre est mort dans l'accès d'une fièvre pernicieuse, peu d'instans après son arrivée.

Il résulte que la fièvre ataxique, rémittente ou intermittente, le plus souvent avec caractère typhoïde, est la maladie qui donne la plus grande mortalité parmi les marins du commerce. C'est ce qu'on observe également aux Antilles, où la fièvre jaune fait plus de ravages parmi eux que la dysenterie.

La mortalité arrive pour eux dans l'hivernage même. Il en doit être ainsi, puisque leurs maladies sont très-aiguës. Sur 4 morts en 1837, à Saint-Louis, 3 ont succombé du 10 septembre au 8 octobre, et 1 à la fin de décembre. L'hivernage était donc terminé depuis deux mois quand ce dernier a péri : cependant ce fait confirme la règle. Ce malade, matelot du Havre, ayant une dysenterie chronique, pour laquelle il avait refusé de partir pour la France.

2° MARINE MILITAIRE.

La marine royale perd communément moins de malades que la marine marchande. L'hôpital Saint-Louis en reçoit très-peu. Les seules années où j'en aie vu figurer sur les registres d'entrée sont 1834, époque où la frégate *la Flore* et le brick *la Champenoise* sont restés mouillés long-temps devant la barre, et 1835, où le bateau à vapeur *l'Africain* avait encore un équipage blanc. Or, en 1834, ces trois navires ayant approximativement de 450 à 500 hommes, ont donné 87 malades; ce qui fait près de 1 malade pour 6 hommes; et ces 87 malades ont donné 3 morts, ou 1/29 des malades, 1/160 des équipages. En 1835, l'*Africain* a eu 27 malades et pas un seul mort.

Cette proportion est la même que celle que nous avons trouvée pour les marins du commerce à Saint-Louis.

Ce fait est contradictoire à ce que nous venons de dire, que la marine militaire est plus favorisée que l'autre. Mais il faut observer que la première était alors exposée à Saint-Louis aux mêmes influences que la seconde. Les équipages étaient en partie dans le fleuve, exposés directement aux causes morbifiques dans leur campagne contre les Maures. Ils étaient donc dans des circonstances exceptionnelles et aggravantes. Pour les circonstances ordinaires, le principe avancé est de toute vérité. Alors les navires de guerre sont mouillés devant Gorée, leur poste naturel. C'est là qu'ils courent les chances du climat, là qu'il faut les étudier, comme c'est à Saint-Louis qu'il faut examiner celles que courent les marins du commerce.

Vus à Saint-Louis, les marins des deux classes ont une égale mortalité.

Vus à Gorée, les marins de l'état sont les moins maltraités.

En effet, d'après les relevés que j'ai fait faire à Gorée, voici le mouvement de cette classe de malades pendant six ans.

ANNÉES.	MALADES.	MORTS.	RAPPORTS.
1832	122	3	1/40. 666 mm.
1833	163	2	1/80. 500
1834	91	2	1/45. 500
1835	137	2	1/68. 500
1836	64	1	1/64.
1837	163	6	1/27.
Totaux. .	740	16	1/46. 250

TERMES DE COMPARAISON.

	MARINE ROYALE.		MARINE MARCHANDE.	
Maximum.	1/27	?	1/7	1/6
Minimum.	1/80	?	1/20	1/49
Moyenne.	1/46	1/29. ?	1/14	1/30
	Gorée.	St.-Louis.	Gorée.	St.-Louis.

La mortalité de la marine royale est donc de 1/3 moins forte à Gorée qu'à Saint-Louis : elle est de 3/4 moins forte à Gorée que celle de la marine marchande.

Voici la cause de cette différence : les navires de guerre ont sans doute des équipages plus nombreux que ceux du commerce; mais la propreté, la discipline, la nourriture, en un mot tout ce qui tient à l'hygiène est bien mieux observé à bord des navires de l'état. D'un autre côté, le mouillage est bien moins dangereux dans la rade de Gorée que dans le fleuve; et d'ailleurs les navires prennent souvent le large pendant la mauvaise saison... Enfin un médecin visite chaque jour les marins de l'état, et leur donne immédiatement les premiers soins, qui sont toujours les plus nécessaires. Il guérit ainsi une foule d'indispositions qui seraient devenues des maladies graves, et n'envoie à l'hôpital que les maladies qui paraissent plus aiguës. Aussi dans les circonstances difficiles qui agissent sur les équipages de guerre, la mortalité devient-elle beaucoup plus forte, égale ou supérieure à celle de Saint-Louis : c'est ce qui a eu lieu en 1837, où la mortalité a été de 1/27 des malades. Si l'hygiène fait tant pour la marine militaire, elle pourra également pour celle du commerce; mais je ne pense pas qu'elle puisse jamais en abaisser la mortalité sur un pied d'égalité, tant que les navires prolongeront leur séjour dans le fleuve. Si cette cause aggravante n'existait plus, l'ordre inverse aurait peut-être lieu, par le prompt départ des navires marchands. C'est ce qu'on observe à Saint-Pierre-Martinique, où la mortalité moyenne est de 1/31 des malades pour la marine royale, et de 1/54 au plus de ceux de la marine marchande.

La navigation loin des côtes, ou seulement le mouillage dans une rade spacieuse, abaissent donc sensiblement le chiffre de la mortalité, tandis que le mouillage dans les fleuves l'augmente dans une proportion souvent effrayante. Voici la mortalité comparée de plusieurs équipages placés dans des circonstances contraires.

1° *Navires à la mer.*

ÉPOQUES.	CAPITAINES.	NOMBRE de marins.	NOMBRE de morts.	RAPPORT à l'effectif.
1772	Cook, 1er voy.	112	5	1/22,400 m.
1778	id. 2e v.	192	11	1/17,900
1819	Parry.	94	1	1/94
1821	id.	118	5	1/23
1824	id.	122	1	1/122
1832	Ross.	130	2	1/65
Totaux...		768	25	1/30,800

2° *Navires dans les fleuves.*

ÉPOQUES.	NOM du navire.	FLEUVE.	ÉQUIPAGE.	NOMBRE de morts.	RAPPORT.
1769	Le Weasel.	Gambie.	30	10	1/3
1836	Le Quorra.	Niger.	29	24	4/5
—	L'Alburkah.	—	15	11	3/5,800
1837	La Malonine.	Casamance.	80	40	1/2
Totaux...			154	85	1/1,800

Ainsi, en réunissant les époques, nous avons une mortalité de 1 homme sur 31 dans les grands voyages, et de 1 sur 2 au moins pour les voyages dans les fleuves. Nous avons du reste deux choses à noter; 1° que, dans le premier cas, on comprend les individus morts de blessures, ce qui réduit la mortalité par maladie interne. Ainsi Cook n'a perdu, par maladie de ce genre, que 1 homme sur 112, dans son premier voyage en 1772. 2° que les fleuves sont d'autant plus dangereux, qu'ils ont été moins explorés. Ainsi la mortalité dans la Gambie, fleuve depuis long-temps exploré, n'est ici que de 1 sur 3 : elle est de 1 sur 2 dans la Casamance, qui est moins fréquentée; et enfin de 4 sur 5 dans le Niger, dont l'embouchure n'a été que très-peu visitée.

Les maladies les plus graves pour les marins de l'État sont encore les fièvres rémittentes avec ou sans caractère typhoïde. Sur 16 morts, nous en avons vu 9 par fièvres, 3 par dysenterie, et 4 par phlegmasies diverses du foie, de l'estomac ou des intestins.

Ces fièvres graves règnent parfois épidémiquement sur les navires de guerre et prennent parfois le caractère du typhus ou de la fièvre jaune. Souvent alors elles se montrent loin du lieu qui en a donné le germe. L'équipage du *Momus* en 1821, celui de *la Bordelaise* en 1828, de *la Malouine* en 1837 ont puisé celui de leur épidémie dans les rivières du bas de la côte. *La Malouine* en particulier était sans malades en quittant la Casamance. Ce ne fut qu'après le mouillage à Gorée qu'elle eut de nombreuses fièvres intermittentes, bientôt rémittentes typhoïdes; enfin la fièvre jaune après son départ de Gorée pour les îles du cap Vert. Il y a donc une véritable incubation pendant laquelle les miasmes respirés et introduits dans les organes, ou ceux attachés aux navires, s'élaborent profondément et frappent d'une manière d'autant plus sûre les hommes qui en sont pénétrés.

La dysenterie fait au contraire peu de ravages sur les navires de guerre. Ce fait, observé également aux Antilles et surtout à Saint-Pierre, tient surtout aux habitudes des marins. Vivant en plein air, exposés aux influences immédiates d'une température élevée, se plongeant parfois dans les foyers les plus délétères où ils s'imprègnent de miasmes, ils sont susceptibles de ces empoisonnemens rapides qui bouleversent instantanément la machine, comme les fièvres ataxiques; mais soumis à une discipline sévère, à un régime plus surveillé que celui des soldats, évitant ou ne pouvant faire autant d'excès que ceux-ci, ils sont moins sujets à la dysenterie ou à ces maladies lentes qui minent sourdement la vie. Aussi les maladies des marins sont plus aiguës et par cela même plus guérissables que celles des militaires, dans un pays où les maladies chroniques s'aggravent par la persistance de leurs causes.

SECTION III. — *Statistique des employés civils.*

La statistique officielle de 1836 donne le nombre suivant pour les divers employés civils et leurs familles.

CORPS.	SAINT-LOUIS.			GORÉE.			TOTAL.
	HOMMES.	FEMMES.	ENFANS.	HOMMES.	FEMMES.	ENFANS.	
Administration.	11	3	2	3	»	»	19
Service du port.	1	»	»	»	»	»	1
— de santé.	6	»	»	3	1	1	11
— de l'intér.	1	»	»	»	»	»	1
— du trésor.	1	1	»	»	»	»	2
— du culte.	2	»	»	1	»	»	3
— de la just.	1	»	»	1	»	»	2
Ponts-et-chaus.	4	»	»	1	»	»	5
Instruction.	1	»	»	1	»	»	2
Agens extér.	2	»	»	2	»	»	4
Police.	0	»	»	1	»	»	1
Totaux.......	30	4	2	13	1	1	51

Il y avait donc alors dans toutes les colonies 43 employés des divers services civils, 5 femmes et 3 enfans : total 51 individus. En ôtant les employés du culte, il reste 40 hommes, 5 femmes et 3 enfans, ce qui fait 1 homme marié pour 8 individus et 1 enfant sur un mariage, 665 sur mille. Toutes les femmes sont ici mariées légitimement. La disproportion qui existe entre leur nombre et celui des hommes vient de l'âge même d'un grand nombre d'employés, qui sont trop jeunes pour s'être mariés encore, et de la crainte qui empêche quelques femmes de suivre leur mari au Sénégal. Le nombre proportionnel des dernières s'augmentera à mesure que l'hygiène rendra le séjour de la colonie plus sûr. Le nombre proportionnel des enfans est encore moins considérable que celui des femmes; cependant il paraît encore supérieur (1836) à celui des enfans nés d'Européens sédentaires.

Les divers ports fournissent les employés du Sénégal dans une proportion variable.

Leur âge varie de 25 à 45 ans, très-peu arrivent passé 40 ans. Le plus grand nombre se balance entre 25 et 30.

Le service de tous ces employés est entièrement sédentaire; il est tout à Saint-Louis et à Gorée. Quelques uns seulement sont parfois obligés à des voyages dans le fleuve; mais ces voyages sont rares et ne portent que sur une ou deux classes. Les employés inférieurs du génie remontent parfois jusqu'à Galam, le capitaine de port descend vers la barre, les officiers de santé subalternes vont séjourner à Dagana. Mais ceux-ci n'y vont que dans la saison sèche, époque où l'on recherche ce poste alors salubre · les autres ne se déplacent que pour un temps très-court. Toutefois, pour cela même, ces employés sont plus exposés aux maladies que ceux qui sont absolument sédentaires. Le voyage à Baquel est toujours suivi de fièvre : les excursions vers la barre ou Dagana n'en sont pas toujours exemptes.

La plupart des employés n'ont que peu de maladies et que des maladies peu graves, parce qu'ils les soignent dès le début ; la mortalité par cela même est très-minime pour le plus grand nombre ; elle pèse toute sur les employés inférieurs. Voici les renseignemens que j'ai pu me procurer à Saint-Louis.

ANNÉES	DÉSIGNATION DES CORPS.	MALADES.		MORTS	RAPPORT	OBSERVATIONS.
1831	Divers salariés.		24	2 (1)	1/12	(1) 1 tonnelier et 1 empl génie.
1832	id.		23	1 (2)	1/23	(2) 1 employe du génie.
	Administrat....	9				
	Santé...........	4				
1834	Culte...........	2	23	3 (3)	1/8	(3) 1 guetteur, 1 portier, 1 sergent de ville.
	Ponts-et-chaus.	2				
	Divers subalt..	6				
—	—	—		—	—	—
1835	Divers salariés.		11	1 (4)	1/11	(4) 1 bedeau.
1836	id.		22	1 (5)	1/22	(5) 1 guetteur.
	Administrat....	9				
	Santé..........	8				
1837	Culte...........	4	40	2 (6)	1/20	(6) 1 chantre et 1 guetteur.
	Justice.........	1				
	Divers subalt..	18				
	Totaux..........		143	10	1/14	10 empl. inférieurs morts.

Ainsi, pour six ans, nous avons un total de 143 malades, qui ont donné 10 décès, ou 1 décès sur 14 malades. Mais si nous considérons la classe des hommes morts, nous verrons une proportion bien différente pour les divers employés.

En effet, sur 10 décès il y a en effectif

Guetteurs.	5 malad.	3 morts.	3/5
Bedeau, Chantre. .	2	2	1/1
Portier.	1	1	1/1
Sergent de ville. .	1	1	1/1
Tonnelier.	1	1	1/1
Gardes du génie. .	8	2	1/4
Totaux. . . .	18	10	1/1,800

Une mortalité pour ainsi dire nulle (en supposant même quelques décès omis parmi les officiers des divers corps civils traités pendant six ans à l'hôpital) n'est-elle pas un puissant argument en faveur de l'hygiène? ne prouve-t-elle pas que le Sénégal n'est insalubre que pour ceux qui y cherchent les maladies, ou du moins que les maladies n'y deviennent graves que par le mépris qu'on y fait des lois conservatrices de la santé? Les officiers qui succombent sont ceux qui restent dans la classe des intempérans. Ainsi, en 1836, nous avons vu périr un officier d'administration par suite d'une hépatite contractée par son imprudence; et en 1838, un officier militaire, par l'effet d'une dysenterie chronique avec hépatite, amenée aussi par plus d'un excès.

En résumé, la mortalité des employés civils de Saint-Louis est de 1/14ᵉ du nombre des malades fournis par toutes les classes, ou plutôt de plus de la moitié des malades provenant des classes subalternes.

Par rapport à l'effectif ou au nombre total des employés de ce genre, la mortalité pour six ans est de 10 sur 43 ou de 1/11ᵉ ; et en faisant la même scission commandée par la division des classes, c'est-à-dire donnant ces 11 morts à 50 employés subalternes qui les ont présentées, on a pour eux une mortalité égale à l'effectif, et une mortalité nulle pour les 33 autres.

Cette mortalité effrayante n'a rien d'extraordinaire pour qui connaît celle qui frappe nos garnisons de Baquel, celle qui atteint les hommes revenant de Galam. Autrefois deux années suffisaient pour détruire des compagnies, des équipages tout entiers : aujourd'hui les mêmes causes existant produiront les mêmes effets; car il est remarquable que la mort ne frappe guère que les hommes qui, par leur état, leur genre de vie, les lieux qu'ils fréquentent s'exposent aux influences les plus dangereuses. Ainsi sont les portiers, les tonneliers, les guetteurs, tous gens de basse classe et pour cela même ignorans et indociles qui ajoutent leurs excès au danger du climat.

A Gorée, la mortalité de cette classe est moins forte. Sur 32 malades traités en six ans, il en est mort 5, ou 1 sur 6, 500 mm. encore faut-il compter sur ce nombre 2 hommes morts de fièvre jaune, maladie qui ne règne pas ordinairement dans le pays : resterait donc 1 sur 10, 500 — malades, ou 1 employé sur 4, 350. (13 effectif de Gorée.)

	Ainsi	*Saint-Louis.*		*Gorée.*	
Il meurt	1°				
	des malades tout compris	1/14e		?	
	des malades subalternes seuls	1/1e	800 (A)	1/10e	500
	2°				
	des employés présens tout compris	1/11e		?	
	des employés subalternes seuls	1/1e	(A)	1/4e	350

(AA) *Nota*. Je conclus d'après les chiffres que j'ai trouvés : mais je pense qu'il y a des inexactitude. J'ai connu à Saint-Louis des agens subalternes de divers services existant dans la colonie depuis plusieurs années. La mortalité ne serait donc pas égale à l'effectif. Dans tous les cas, elle est très-forte et supérieure à celle des autres employés.

SECTION IV. — *De la garnison.*

1° INFANTERIE DE MARINE.

La garnison du Sénégal est formée de soldats d'infanterie et de canonniers et ouvriers d'artillerie de marine.

L'infanterie se compose d'Européens et d'indigènes : l'artillerie, d'Européens exclusivement.

L'effectif des soldats blancs a varié de 187 à 331 depuis 1832, époque de la formation des régimens de marine. Il a été ainsi qu'il suit, pris au 1er janvier de chaque année :

1832.	216 hommes.	
1833.	222	
1834.	187	
1835.	331	
1836.	107	
1837.	260	
Maximum. . .	331	1er janvier 1835.
Minimum. . .	187	1834.
Moyenne. . .	259	

Mais l'on pourrait errer sur l'effectif réel des troupes, si l'on acceptait le chiffre du 1er janvier. En effet, le nombre des soldats présens varie chaque mois par suite des départs, arrivées et décès. Pour connaître d'une manière assez juste l'effectif moyen, il faut le prendre au moment où il y a peu de mutations : c'est habituellement au mois de juin. De juin à novembre, il n'y a ni arrivée ni départ ; les variations ne dépendent donc que de la mortalité.

Malheureusement nous n'avons de renseignemens pris que pour les trois années qui viennent de s'écouler. Il n'existe plus aucuns documens sur celles qui les ont précédées. Voici ceux qui m'ont été communiqués par l'officier payeur de Saint-Louis.

Minimum, au 1er janvier (1835), 184

Maximum, au 1er décembre, 331
après l'arrivée des remplaçans.

Moyenne de l'année, 257
après le départ de ceux qui ont été remplacés.

D'avril à novembre, l'effectif a varié seulement de 296 à 270, par suite des décès.

1836	Minimum.	avril, mai.	297
	Maximum.	juillet.	330
	Moyenne.		313

L'effectif pendant l'hivernage est plus fort qu'en 1835. A Saint-Louis, en particulier, il est plus faible par suite de l'augmentation de la garnison de Gorée.

1837	Minimum. . . .	31 décembre.	260
	Maximum. . . .		310
	Moyenne. . . .		285

La moyenne des six années, depuis 1832, n'est qu'un peu inférieure à celle de 1837.

La moyenne de Saint-Louis pour six ans, est 137
La moyenne de Gorée, . . . *id.* 80

Maximum, Gorée. . . 150
Minimum. 32

Les soldats de la garnison viennent de deux sources : les uns de la conscription ; les autres des enrôlemens volontaires ou des remplacemens.

L'âge des premiers varie de 22 à 26 ans ; celui des seconds est toujours plus avancé : il varie de 28 à 35.

Les soldats provenant de levée sont pris indifféremment dans tous les départemens. Cependant nous avons en général très-peu de méridionaux, et au contraire un grand nombre d'hommes de l'Alsace et de la Lorraine.

La majeure partie de la garnison reste à Saint-Louis : des détachemens sont envoyés à Gorée et dans le fleuve. La moyenne des deux premières localités a été :

ANNÉES.	ST-LOUIS.	GORÉE.	TOTAUX.
1832	180	32	212
33	187	35	222
34	147	40	187
35	192	65	257
36	163	150	313
37	180	105	285
Totaux.....	1049	427	1476

Chaque homme de la garnison a, terme moyen, 2 maladies 1/2 par an. Ainsi :

ANNÉES.	EFFECTIF.	MALADIES.	RAPPORT.
1832	184	290	2,115 m. p. 1 h.
33	187	452	2,750
34	147	320	2,250
35	192	514	2,660
36	163	603	3,700
37	180	614	3,440
Totaux.....	1053	2793	2,600

Maximum, 3 maladies 3/4 pour un homme.
Minimum, 2 *id.* *id.*
Moyenne, 2 *id.* 1/2 . *id.*

Nous voyons par-là que le maximum des malades ne répond pas toujours au maximum de l'effectif. Ainsi dans les deux dernières années, un effectif inférieur à celui de 1832, 33 et 35, a donné un beaucoup plus grand nombre de malades.

Ces maladies nombreuses sont des rechutes. Il y a bien peu d'hommes qui passent un hivernage sans venir à l'hôpital; beaucoup y viennent cinq ou six fois. Les fièvres intermittentes simples reviennent facilement; la diarrhée ne tarde pas à s'y joindre, puis la dysenterie ou la colique nerveuse qui préparent la mort des malades. Ce qui doit étonner ici, à mon avis, c'est bien moins le grand nombre des malades fournis par une si faible garnison que la grande résistance qu'opposent à la mort ceux qui sont si souvent frappés. Elle est telle, que communément il ne faut pas moins de trois maladies pour tuer des hommes que la nostalgie et les excès devraient avoir affaiblis. Si la plupart des malades meurent de rechutes, il résulte une conséquence bien intéressante; c'est qu'en prévenant celles-ci, on préviendrait souvent la mort. On n'y parviendra qu'en disposant d'avance ce qui est nécessaire à l'évacuation des convalescens. Les soldats seront alors dans le cas des autres Européens, qui, à peine frappés, fuient à la mer l'ennemi dont ils savent bien qu'ils ne se débarrasseront que par ce moyen.

Pour preuve du grand nombre de rechutes, nous donnons entre autres l'année 1837. Alors 42 hommes morts avaient présenté 136 maladies ou 3 maladies 1/4 chacun. Savoir :

1 homme.	. . .	7 maladies.	
6 *id.*	. . . .	5	*id.*
5 *id.*	. . . .	4	*id.*
18 *id.*	. . . .	3	*id.*
12 *id.*	. . . .	2	*id.*
42		136	

Nous ne comptons pas ici les hommes qui ont rechuté à l'hôpital. Parmi ceux qui ne sont portés que pour 2 et 3 maladies, il y a eu souvent plus de 4 rechutes sans sortir de l'établissement. Celles-ci arrivaient au moment où les hommes allaient sortir.

Tous les trimestres de l'année ne sont pas également chargés. Les entrées se sont faites dans l'ordre suivant pour 1837, comme toutes les autres années.

1er *Trimestre*, 87. = 2^e^ *trimestre*, 41. = 3^e^ *trimestre*, 156. = 4^e^ *trimestre*, 301. —Total, 585. Ainsi les malades entrent vers la fin de juillet, se multiplient en septembre et octobre, puis deviennent de moins en moins nombreux jusqu'à la fin de mai, époque du minimum.

Le nombre des soldats malades a peu varié. Le

maximum depuis six ans s'est trouvé en 1837, le minimum 1832. — La moyenne paraît être 452 que nous avons donné à 1833, année ordinaire sur laquelle nous n'avons pas de renseignemens précis pour cette classe de malades.

Les maladies les plus fréquentes parmi les soldats sont les fièvres intermittentes, la dysenterie et l'hépatite.

Les fièvres, de juillet à octobre principalement.

Les autres, de novembre à mars.

Sur 121 dysentériques traités en 1837 à l'hôpital Saint-Louis, l'infanterie en revendique 87, ou un peu plus des 2/3.

La dysenterie forme le 1/6 de toutes les maladies des soldats : elle attaque 1 homme sur 2, 200 mm. de la garnison.

L'artillerie ne revendique que 1/6 de toutes les dysenteries. Cette maladie frappe 1/7 des malades de cette classe, 1/3 des hommes de l'effectif.

La dysenterie est donc bien plus connue parmi les soldats d'infanterie que parmi les artilleurs.

Sur 54 hommes atteints d'hépatite, 40 ou les 3/4 étaient de l'infanterie; 8 ou 1/6 étaient artilleurs; 6 ou 1/9 étaient divers employés.

L'hépatite frappe 1 fantassin sur 5; 1 artilleur sur 7, 500 mm.

Elle fait 1/18 des malades fantassins. — 1/21 des malades artilleurs.

Il résulte que la dysenterie et l'hépatite sont extrêmement fréquentes, puisqu'elles attaquent : l'une, 1 individu sur 2; l'autre, 1 sur 5.

La fièvre intermittente ne respecte pour ainsi dire aucun soldat.

La fréquence proportionnelle de chacune de ces maladies varie suivant les trimestres. Dans le commencement de l'hivernage et à la fin de la bonne saison, la dysenterie ne fait que 1/7 de toutes les maladies : elle en forme le 1/3 ou le 1/4 dans les 4e et 1er trimestres. Il en est de même des coliques nerveuses, et en raison inverse, des fièvres intermittentes.

A Gorée, la dysenterie est aussi la maladie la plus fréquente des soldats : mais la proportion n'est pas aussi forte qu'à Saint-Louis.

Aux Antilles françaises, et spécialement à Saint-Pierre Martinique où la dysenterie offre une assez grande intensité; cette maladie attaque aussi en très-grande proportion les soldats de la garnison. Les ravages qu'elle fait parmi eux sont bien supérieurs à ceux de la fièvre jaune.

Avant 1830, la mortalité de l'infanterie était généralement plus forte que depuis lors. Cependant, prise en particulier dans chaque localité, elle présente aux deux époques une singularité, c'est que Saint-Louis l'emporte sur Gorée avant 1830, et c'est Gorée qui l'emporte sur Saint-Louis depuis lors. Voici les tables de Gorée pour les années antérieures à 1832, exceptant 1830 (fièvre jaune).

ANNÉES.	EFFECTIF.	MALADES.	MORTS.	RAPPORT à l'effectif.	RAPPORT aux malades.
1827	100?	346	9	1/11	1/38
28	100	393	15	1/7	1/26
29	100	493	22	1/4,600	1/22
31	100	110	1	1/110	1/110
Totaux..	400	1342	47	1/9	1.28

A Saint-Louis, les registres ne nous donnent aucun document sur la mortalité de cette époque. Seulement nous trouvons dans un rapport fait après l'inspection générale de 1830, que les troupes avaient perdu, de 1825 à 1829 compris, 366 hommes sur 1450, 1 sur 4. En admettant pour terme extrême de la mortalité 1/9 de l'effectif de l'infanterie à Gorée, et les 3/5 des hommes envoyés à Baquel, comme le prouve la correspondance officielle des chirurgiens de ce poste, on ne s'éloignerait peut-être pas de la vérité, en admettant pour Saint-Louis une mortalité moyenne de 1/5 de son effectif, ou de 1/3 plus forte que celle de Gorée. Ce ne sont là que des conjectures, mais qui sont très-probables, si l'on pense que les soldats de Saint-

Louis buvaient alors de l'eau habituellement saumâtre, couchaient dans des hamacs, étaient entassés dans les casernes et dans l'hôpital, et que d'ailleurs ils occupaient les postes dangereux du fleuve.

Depuis 1831, la mortalité de l'infanterie a été dans les deux localités.

SAINT-LOUIS.					ANNÉES.	GORÉE.				
			RAPPORT AVEC						RAPPORT AVEC	
EFFECTIF.	MALADES.	MORTS.	L'EFFECTIF.	LES MALAD.		EFFECTIF.	MALADES.	MORTS.	L'EFFECTIF.	LES MALAD.
184	290	5	1/37	1/58	1832	32	90	1	1/32	1/90
187	452	15	1/12	1/30	1833	35	145	2	1/17	1/72
147	320	15	1/10	1/21	1834	40	139	7	1/6	1/20
192	514	40	1/4,900	1/13	1835	60	165	6	1/10	1/27
163	603	16	1/10	1/38	1836	150	302	12	1/12	1/25
167	614	42	1/4	1/15,700	1837	100	233	26	1/3,800	1/8,961
1040	2793	133	1/8	1/20	Totaux.	317	1072	54	1/6	1/20
Maximum..........			1/4	1/13		Maximum..........			1/3,800	1/8
Minimum..........			1/37	1/56		Minimum..........			1/32	1/90
Moyenne..........			1/8	1/21		Moyenne..........			1/6	1/20

Il résulte de ces tables que la mortalité des troupes d'infanterie s'est accrue à Gorée depuis 1830. En élaguant même 1837, époque désastreuse, il reste encore un excédant de 1/9 relativement à l'effectif, et de 1/7 relativement au nombre des malades, en faveur des années qui ont précédé 1830.

A Saint-Louis, au contraire, la mortalité du même corps a diminué d'une manière sensible, puisque, même en comparant 1837, année très-mauvaise à Saint-Louis, il y a encore une différence de 1/3 par rapport à l'effectif, et de 2/5 par rapport aux maladies, en faveur de la deuxième période.

Il résulte encore que Saint-Louis comparé à Gorée, dans la deuxième période, a perdu moins de malades proportionnellement :

Ainsi 1° diminution de la mortalité de Gorée dans la deuxième période ; 2° diminution de la mortalité de Saint-Louis, même époque ; 3° mouvement inverse de la mortalité comparée des deux localités, celle de Saint-Louis étant supérieure à celle de Gorée avant 1830 : celle de Gorée étant supérieure à celle de Saint-Louis depuis 1830.

Ce fait, d'autant plus singulier que Gorée passe avec raison pour plus salubre que Saint-Louis, mérite une explication.

Nous avons vu que Saint-Louis perdait à peu près 1/5 de l'effectif de son infanterie avant l'épidémie de 1830. Il n'en perd plus que 1/8... Nous trouvons l'explication de cette particularité dans les améliorations qui ont été faites. Ainsi, la garnison a été diminuée de moitié : il y a donc eu moins de malades pour encombrer l'hôpital. Or, personne n'ignore l'influence d'un trop grand nombre de malades... Une nouvelle caserne a été bâtie ; les soldats ont été mieux couchés, mieux vêtus : l'hôpital a été agrandi ; des citernes ont été construites, etc., etc. Ce sont là des améliorations importantes qui n'ont pu que diminuer les proportions de la mortalité. Ajoutons que le poste de Baquel a été supprimé.

Au contraire la mortalité de Gorée s'est accrue de 1/9 à 1/8 de l'effectif en comprenant 1837. Cette différence de 1/9 est peu de chose ; mais elle est remarquable, parce que Gorée offre généralement plus de chances de guérison que Saint-Louis et que les mêmes améliorations introduites dans le régime des troupes ont été faites dans les deux localités... Mais, d'après les rapports qui m'ont été faits par M. Caille, capitaine d'infanterie à Gorée, il paraît que la garnison de Gorée était bien moins forte de 1830 à 1836 qu'elle ne l'est maintenant, ou plutôt que les hommes qui s'y trouvaient en petit nombre0 , 35, 40, 60) étaient tous des convalescens de Saint-Louis qui y faisaient un léger service sous les ordres d'un sous-lieutenant. Ce n'est qu'à la fin de 1835, et sur l'annonce d'une guerre avec les *Etats-Unis*, qu'une compagnie de 150 hommes fut envoyée sous les ordres d'un capitaine. En 1836,

44 convalescens de Saint-Louis vinrent augmenter de 1/4 la mortalité de Gorée ; et en 1837, s'il n'y eut pas de convalescens, il y eut une épidémie qui enleva presque autant de monde que celle de 1830.

La mortalité proportionnelle et relative de Gorée n'a donc été augmentée que par des circonstances placées toutes en dehors de la localité. Ainsi, le fait que nous avons consigné ne détruit pas les rapports réels qui existent naturellement entre Saint-Louis et Gorée. La preuve, c'est que, malgré l'envoi d'un grand nombre de convalescens vers Gorée, ce qui a augmenté la mortalité de celui-ci et diminué d'autant celle du chef-lieu, les termes sont à peu près égaux, en comprenant seulement les cinq années qui ont précédé 1837. Dans un cas nous avons 1/9 de l'effectif — 1/24 des malades à Saint-Louis ; dans l'autre cas 1/8 de l'effectif — 1/20 des malades à Gorée. Mais la différence qui existe entre la mortalité relative de l'effectif et des malades me paraît provenir d'une erreur. Les termes, par rapport aux malades, sont exacts parce qu'on a pu compter ceux-ci ; mais par rapport à l'effectif, ils ne le sont pas à Gorée, parce que les malades de Gorée appartenaient partie à sa propre garnison, partie à celle de Saint-Louis, qui lui envoyait ses convalescens. Je pense donc qu'il serait plus exact de dire que la mortalité de Gorée a été de 1/9 ou 1/10 des hommes valides de *Gorée*, et 1/30 des malades : ce qui est tout en faveur de cette localité.

Reste pour toute la colonie et pour les six années citées, une mortalité moyenne de 1/7, 300 des troupes présentes et 1/20, 700 des malades fournis par ces troupes. (Infanterie.)

EFFECTIF.	MALADES.	MORTS.	RAPPORT avec L'EFFECTIF.	RAPPORT avec les MALADES.
1357	3865	187	1/7, 300	1/20, 700

2° ARTILLERIE DE MARINE.

L'artillerie de marine est bien plus maltraitée au Sénégal que l'infanterie. De 1827 à 1832, excepté 1830, un effectif moyen de 18 hommes a donné à Gorée 193 malades et 7 morts. C'est 1 mort pour 28 malades ou 1 pour huit hommes de l'effectif ; mortalité supérieure à celle de l'infanterie de Gorée prise à la même époque.

De 1832 à 1837 compris, un effectif moyen de 225 hommes a donné à Saint-Louis 574 malades et 38 morts — 1/6e de l'effectif : 1/15 des malades.

A Gorée, 41 hommes ont donné 180 malades et 12 morts — 1/3, 500 mm. de l'effectif : 1/15 des malades.

L'artillerie a donc perdu plus de monde proportionnellement à Gorée qu'à Saint-Louis ; cependant comme pour l'infanterie, l'excédant provient tout de 1837.

En résumé : 266 hommes, canonniers et ouvriers de marine, ont donné dans les deux localités et dans un intervalle de six ans, 754 malades et 50 morts — 1/5,300 hommes de l'effectif : 1/15 des malades. C'est beaucoup plus que les soldats d'infanterie.

J'ai cherché la cause de cette différence. Voici celle que j'ai cru trouver... à Saint-Louis : la caserne d'artillerie est très-mal située, à l'est de l'île, sur un quai sale, couvert d'eaux stagnantes pendant l'hivernage, et pendant long-temps infecté par les viandes et poissons pourris du marché. C'est dans ce point de l'île que débuta la fièvre jaune de 1830. C'est évidemment un des lieux les plus insalubres. Je ne doute pas que la position de cette caserne n'ait été pour beaucoup dans la production du résultat que nous signalons.

2° Les artilleurs travaillent plus que les fantassins. Ils sont plus exposés aux changemens de température, en sortant des ateliers où ils sont en sueur pour respirer la fraîcheur du dehors. Cette cause de maladie déjà reconnue et signalée n'empêche pourtant pas que le travail soit un excellent moyen d'hygiène pour les soldats : le travail de force est seul nuisible, principalement si les hommes qui s'y livrent passent imprudemment d'un mouvement trop vif à un repos absolu.

Une paie plus élevée et une discipline peut-être

moins sévère permettent aussi aux artilleurs des excès plus faciles, pour cela même plus dangereux.

Beaucoup de ces militaires viennent de Rochefort : du moins j'en ai fait l'observation pour 1837, époque où beaucoup d'entre eux ont péri. Or, comme Lind l'avait déjà fait observer, les pays marécageux ne devraient envoyer personne au Sénégal, si déjà ils ont éprouvé les hommes qui en partent. Les fièvres intermittentes contractées en Europe se réveillent sur le sol de l'Afrique et bientôt s'accompagnent d'affections plus graves (1). C'est ce qui est arrivé à la fin de 1837. Sur 15 hommes venant de Rochefort et à peine convalescens de fièvre avec ou sans diarrhée, trois à peine étaient restés valides après six mois de la meilleure saison. Cinq étaient morts de dysenterie aiguë ou chronique, consécutive à la fièvre : deux avaient eu des hépatites très-graves, etc.

Ainsi le mauvais choix des hommes, la situation fâcheuse de leur caserne, leur service pénible, la facilité qu'ils ont de se livrer à des excès, me paraissent être des causes plausibles qui expliquent la mortalité plus grande qui pèse sur l'artillerie de marine.

Résumé sur la mortalité de cette classe de militaires.

(1) Comparez *Traité des fièvres ou irritations cérébro-spinales intermittentes, d'après des observations recueillies en France, en Corse et en Afrique*, par C. F. Maillot, Paris 1836, in-8.

EFFECTIF.	MALADES.	MORTS.	RAPPORT avec L'EFFECTIF.	RAPPORT avec les MALADES.
266	754	50	1/5, 300	1/15

Le maximum de la mortalité pour toute la garnison, a été en 1837, à cause des pluies excessives et des maladies épidémiques qui y ont régné. Après 1837, nous avons :

SAINT-LOUIS.		INFANTERIE.	GORÉE.
Maximum. . .	1835	. . . .	1834
Minimum. . .	1832	. . . .	1832
Moyenne. . .	1834	. . . .	1835
		ARTILLERIE.	
Maximum. . .	1832	. . . .	1834
Minimum. . .	1836	. . . .	1836
Moyenne. . .	1834	. . . .	1835

Ainsi, après 1837, la plus mauvaise année pour toutes les troupes de la garnison de Gorée a été 1834 ; la plus mauvaise pour l'infanterie de Saint-

Louis a été 1835, et 1832 ponr l'artillerie. Pourquoi cette différence?... Nous avons déjà vu que 1834 est une de celles qui ont donné à Saint-Louis le moins de malades (320), le minimum se trouvant en 1832 comme le minimum de la mortalité. Est-ce pour cela même qu'il y en a eu davantage à Gorée? Les soldats revenant de leur campagne contre les Maures étaient-ils plutôt dirigés sur Gorée que sur Saint-Louis? Je l'ignore. Je ferai observer cependant que c'était sur Gorée que l'on dirigeait les prisonniers, comme le prouve l'entrée de 39 Maures à l'hôpital de cette île en 1834 et 1835. Il est donc probable qu'il en était de même des soldats français, à une époque où Gorée n'avait qu'une très-faible garnison de 30 à 40 hommes convalescens.

La mortalité de 1835 à Saint-Louis a dépendu, m'a-t-on dit, de la mauvaise qualité des eaux données à la garnison. De là un grand nombre de dysenteries terminées la plupart d'une manière fâcheuse. Sur 51 décès, 38 ont été causés par la dysenrerie ou 3 sur 4. Proportion supérieure à celle qu'on observe ordinairement, comme nous le verrons ailleurs.

La mortalité la plus élevée relativement à l'effectif a été en 1837 : elle a surpassé de près de 1/5 celle de 1835. Le nombre des malades avait d'ailleurs été plus considérable qu'en 1335 avec une garnison cependant plus faible : il y a donc eu un plus grand nombre de rechutes, et la mortalité relative au nombre des malades a été moins forte qu'en 1835 (1/15e au lieu de 1/13e). Par le fait, l'hivernage de cette dernière année a été le plus mauvais par ses résultats, bien que nous ayons eu en 1837 un bon nombre de typhus. D'après les registres d'entrée, il y a eu à l'hôpital Saint-Louis :

HIVERNAGE.	MALADES.	MORTS.	RAPPORTS.
1835	576	39	1/14, 250
1837	709	48	1/15

En décomposant chaque hivernage en deux parties dans l'une desquelles se trouvent presque exclusivement les maladies aiguës, et dans l'autre les maladies chroniques, nous avons :

3e trime	1835	266	13	1/20
	1837	285	10	1/29
—		—	—	—
4e trime	1835	310	26	1/12
	1837	424	38	1/11, 200

Il résulte que la mortalité des maladies aiguës,

et notamment de la dysenterie, a été bien plus forte en 1835, et que celle des maladies chroniques a été au contraire un peu plus élevée en 1837.

Cependant, de mémoire d'habitant, cette dernière année a été extraordinaire par ses pluies excessives. Or, les années les plus désastreuses sont précisément dans ce cas. Il n'est donc pas étonnant qu'on ait eu un beaucoup plus grand nombre de malades que les autres années. Il l'est davantage qu'on n'ait pas perdu immédiatement plus de monde qu'en 1835. Je viens de dire immédiatement, parce qu'en 1838, beaucoup d'hommes provenant de l'hivernage précédent, ont succombé. On les aurait certainement sauvés ou du moins l'on aurait diminué sensiblement la mortalité de Saint-Louis dans le quatrième trimestre, si l'on avait pu faire à temps des évacuations sur Gorée. L'existence de la fièvre jaune dans cette localité nous a privés de cette ressource.

La meilleure année pour la garnison a été 1836. Le nombre de ses malades a été presque aussi grand qu'en 1837 et la mortalité en a été très-faible. Celle de Gorée a cependant été plus élevée que celle de Saint-Louis, parce que 44 convalescens de ce dernier hôpital lui furent envoyés à la fin de 1836.

En résumé, les troupes de toute arme, infanterie et artillerie, ont perdu ensemble depuis six ans et dans toute la colonie 1/6e 900 mm. de leur effectif : 1/19 500, du nombre de leurs malades, savoir :

EFFECTIF général.	MALADES.	MORTS.	RAPPORT avec L'EFFECTIF.	RAPPORT avec les MALADES.
1623	4619	237	1/6, 900	1/19,500

CHAPITRE III.

STATISTIQUE COMPARÉE DE LA MORTALITÉ DES EUROPÉENS AU SÉNÉGAL ET DÉPENDANCES.

La mortalité des différentes classes d'Européens est ainsi qu'il suit, comme nous l'avons déjà montré dans nos tables.

CLASSES.	DÉCÈS en rapport AVEC L'EFFECT.	DÉCÈS en rapport AV. LES MALAD.
Européens sédentaires.	1r20	?
Marins de l'état. . . .	1r160	1r46
— du commerce..	1r160	1r26
Soldats d'infanterie. . .	1r7,300 mal.	1.20,700 mm.
— d'artillerie. . .	1r5,300	1r15
Officiers divers.	1r200	1r60
Agens divers.	1r5	1r3

La mortalité générale, pour tous les corps réunis, est aujourd'hui d'après une moyenne de six ans, de 1832 à 1837.

1838.	Hôpital de Saint-Louis	1 malade	sur	18, 700
	——— de Gorée . . .	1	—	sur 21
	les deux hôpitaux réunis	1	—	sur 19

La moyenne, prise sur une période de douze ans, de 1826 à 1837, est plus élevée dans les deux localités.

Saint-Louis	1	malade sur	11, 400
Gorée. . . .	1	—	sur 18

La mortalité générale a donc varié avant et après 1832. Nous allons voir quelles sont ces variations et sur quelles classes de malades elles ont porté, si elles ne les intéressent pas toutes.

A Gorée, on a eu dans l'hôpital, pendant les années 1825, 1827 et suivantes jusqu'à 1837.

PÉRIODE DE ONZE ANS.

Malades...... 4927 | Morts....... 278 | Rapport. 1/18

SAVOIR :

1re PÉRIODE DE 5 ANS : 1825-27-28-29-30.

Malades...... 2679 | Morts....... 172 | 1/15 hommes (1)?

2e PÉRIODE de 6 ans, 1832 à 1837.

Malades...... 2248 | Morts....... 106 | 1/21

(1) Faute de renseignemens précis sur le nombre des malades reçus à l'hôpital de Gorée en 1831, nous portons seulement celui des individus atteints de fièvre jaune, ce qui augmente nécessairement les proportions de la mortalité. Conséquemment celle que nous donnons ici pour toute la première période est plutôt trop forte que trop faible. De là une différence peut-être trop grande entre les deux périodes.

ANS.	MALADES.	MORTS.	RAPPORTS.
1825	493	36	1/14
27	682	22	1/30
28	722	30	1/24
29	638	32	1/20
30	144?	53	1/2,700
—	—	—	—
1832	259	6	1/43
33	355	9	1/39
34	289	15	1/19
35	389	16	1/24
36	479	18	1/26
37	477	42	1/11
Totaux......	4927	278	1/18

Différence en faveur de la 2e période — 1/4.

Il y a donc eu amélioration sensible. Mais à quoi tient-elle?... Dans la 1re période il y a eu épidémie de fièvre jaune en 1830; mais il en est de même pour la dernière année de la 2e période. Il y a parité sous ce rapport, la mortalité proportionnelle ayant été la même. Dès-lors on peut à volonté admettre ou rejeter ces deux années, sur l'une desquelles nous n'avons pas de renseignemens assez précis. Il suffit de comparer la mortalité générale et celle des différens corps dans les années ordinaires. Or, en supprimant les deux années exceptionnelles, pendant lesquelles on a eu 621 malades et 95 morts, il reste pour une période de neuf années 3113 malades et 111 morts, ou une mortalité générale de 1 sur 27, au lieu de 1 sur 18.

Les épidémies de fièvre jaune augmentent donc la mortalité de 1/3 sur une période de onze ans : la mortalité générale des années à épidémie est de 1 malade sur 6, 700, en comprenant tous les malades et toutes les maladies, ou de 1 sur 2 en comprenant seulement ceux qui sont frappés et qui meurent de fièvre jaune à Gorée.

Ce que nous venons de faire pour tous les corps réunis peut s'appliquer également à l'infanterie seule, etc. La mortalité de ce corps étant de 1/20 des malades pour une période de onze ans, comprenant deux épidémies ; elle est de 1/29 seulement, si l'on supprime la mortalité extraordinaire.

Mais comme il faut tenir compte de tous les accidens susceptibles de se reproduire, il résulte que la mortalité réelle de Gorée est de 1/18 des malade de toutes classes, et de 1/20 de ceux de l'infanterie.

L'amélioration signalée dans la 2e période paraît dépendre en grande partie des marins plus encore que de l'infanterie. Si nous avons signalé ailleurs une mortalité antérieure à 1830, plus faible que celle postérieure à cette époque, nous avons fait remarquer aussi que la différence provenait soit des convalescens venus de Saint-Louis, soit du changement survenu dans le logement des troupes. La première cause est certes la plus influente et n'exclut pas une amélioration réelle dans la mortalité des militaires propres à Gorée.

Au contraire, nos recherches nous ont prouvé que la marine royale perdait avant 1830 1 malade sur 26 : elle n'en perd plus que 1 sur 46 : la marine du commerce en perdait 1 sur 12; elle n'en perd plus que 1 sur 16, ou pour les circonstances ordinaires, 1/23.

L'amélioration dépend donc en partie de ce corps.

A Saint-Louis la mortalité générale des malades a éprouvé une diminution bien plus sensible que celle de Gorée. Cette diminution tient à une amélioration réelle et aussi à un simple déplacement de la mortalité.

On a eu à l'hôpital Saint-Louis,

PÉRIODE DE DOUZE ANS (DE 1826 A 1837);

Malades..... 11316 | Morts..... 995 | Rapp. 1/11,400 m

SAVOIR :

1re PÉRIODE, 6 ans (1826 à 1832).

Malades..... 7252 | Morts..... 776 | 1/9,300

2e Période, 6 ans (1832 à 1837).

Malades..... 4064 | Morts..... 219 | 1/18,700

AN.	MALADES.	MORTS.	RAPPORT.
1826	1185	84	1/14
27	1483	105	1/14
28	1324	103	1/13
29	1287	117	1/10
30	1448	325	1/4
31	525	42	1/12 1/2
—	—	—	—
1832	411	30	1/12
33	452	18	1/24
34	598	28	1/21
35	768	51	1/15
36	909	27	1/34
37	926	65	1/14
Totaux.....	11316	995	1/11 1/2

Différence en faveur de la 2e période 1/2, 100.

Cette amélioration remarquable est due à plusieurs causes.

1° A l'absence d'une épidémie de fièvre jaune à

Saint-Louis pendant la 2e période. L'épidémie de 1830 a seule donné 325 morts sur 776 ou plus des 2/5 du total. Il resterait donc pour les années ordinaires 5804 malades et 451 morts, ce qui abaisse la mortalité à 1/13, au lieu de 1/9. Cependant si l'on considère que la différence est encore considérable, bien qu'une ou même deux mauvaises années, 1835 et 1837, se trouvent dans la 2e période, on doit conclure que l'amélioration signalée tient aussi à d'autres causes. Telles sont :

2° L'évacuation périodique d'un certain nombre de malades sur Gorée. Cette évacuation ayant lieu à la fin de l'hivernage, prévenait un grand nombre de rechutes, ou du moins reportait sur Gorée la mortalité qui devait appartenir à Saint-Louis. C'est pour cette raison que nous avons trouvé une mortalité égale ou à peu près entre deux localités dont l'une offre bien plus de chances de guérison que l'autre.

3° Les changemens importans que l'hygiène a faits dans le matériel de la garnison, dans le régime de la caserne et de l'hôpital, sont une des causes principales de l'amélioration. Nous avons déjà indiqué ceux qui regardent la troupe; ceux qui regardent les malades en général sont au moins aussi importans. La réduction de la garnison, l'agrandissement de l'hôpital et par conséquent la diminution de l'encombrement, doivent être mis en première ligne : on sait combien les maladies tendent à se propager, à s'aggraver dans un local infect. Les grandes épidémies de typhus n'ont jamais eu d'autres principes.

Un exemple encore récent nous montre l'influence de la diminution des malades dans un local donné. D'après M. Bouchardat, pharmacien en chef de l'Hôtel-Dieu de Paris, la mortalité de cet hôpital s'est abaissée considérablement depuis que les 3000 malades qu'on y traitait sont réduits à 1000 ou 1200. D'après les recherches de Ténon, la mortalité y était de 1 sur 4/12 avant la révolution. En 1806, elle était de 1/87, 100 pour les deux sexes réunis, un peu plus forte pour les femmes que pour les hommes. De 1804 à 1814, elle était de 1 sur 4/93, 100. Enfin de 1816 à 1837, elle s'est abaissée successivement jusqu'à 1/10 et même 1/11, proportion de 1834 (1).

Il n'est donc pas étonnant qu'à l'hôpital Saint-Louis, les mêmes causes aient abaissé en huit ans la mortalité de 1/13 à 1/18, en ôtant l'année de fièvre jaune. C'est en vertu des mêmes lois qui depuis 10 ans font croître parmi les indigènes la proportion des naissances sur les décès.

Cette amélioration est-elle commune à toutes les classes de malades ou propre à quelques unes?... Je pense que toutes l'ont partagée, mais que la dif-

(1) Mémoire sur l'hygiène et la statistique des hôpitaux de Paris (*Annales d'hygiène publique*, Paris 1837, t. XVIII, p. 341).

férence existant dans les deux périodes sexannuelles tiennent principalement, 1° aux Européens sédentaires, 2° à l'infanterie.

1° Très-peu d'Européens de la ville sont reçus à l'hôpital; ils préfèrent généralement se faire traiter à domicile. C'est ce qui a lieu pour les années ordinaires et notamment depuis 1830. Mais pendant l'épidémie qui vint alors ravager Saint-Louis, un très-grand nombre furent admis dans l'hôpital dont ils accrurent la mortalité. Ainsi sur 328 Européens de tout sexe, soldats compris, qui périrent de fièvre jaune, il y eut 167 militaires et 161 Européens de la ville, dont le plupart moururent à l'hôpital. C'est done au moins 1/3 de la mortalité générale pour une classe de malades qui ne formait pas le 1/3 du total. Quelle que soit du reste la proportion relative, toujours il est que beaucoup d'Européens de la ville ont péri en 1830 à l'hôpital, fait qui ne s'est pas renouvelé depuis. Une partie de l'excès de mortalité de la 1re période appartient donc à cette à classe de malades.

Nous n'avons pas de documens positifs sur la mortalité propre à l'infanterie avant 1830; en l'évaluant pour Saint-Louis à 1/5 de l'effectif et à 1/14 des malades, je pense que je m'éloigne peu de la vérité. Pour le premier terme, je le crois très-probable, comme je l'ai dit ailleurs; pour le second, je l'admets par induction, le nombre des malades étant habituellement deux fois et demie ou trois fois plus fort que celui des hommes présens au corps. D'après cette donnée, la mortalité de l'infanterie aurait diminué de 1/3 environ à Saint-Louis, ce qui n'aurait rien d'extraordinaire après les importantes améliorations que nous avons signalées dans la garnison.

En résumé, la mortalité a diminué au Sénégal depuis sept ans.

A Saint-Louis. . . de 1/2, 100

A Gorée . . . . . de 1/4

Maintenant que nous connaissons les rapports de la mortalité avec elle-même dans chacune de ces localités, voyons ceux qui existent entre la mortalité de l'un et de l'autre hôpital. Ils nous donneront d'une manière assez positive le degré de salubrité qui est propre à chacun.

La mortalité générale de Saint-Louis étant de 1 malade sur 11 7/2 environ, celle de Gorie de 1 sur 18 pour une période de onze ou douze ans; la différence en faveur de Gorée est donc de 1/3 pour cette période.

La mortalité générale de Saint-Louis étant de 1 sur 18 1/2, celle de Gorée de 1 sur 21 pour six ans, seconde partie de la période citée, la différence en faveur de Gorée est de 1/10, 500.

Il résulte que la différence est beaucoup moins grande pour ces derniers temps, et que la mortalité générale de Saint-Louis s'est abaissée dans une plus forte proportion que celle de Gorée. Nous connaissons déjà les causes de cette différence, dont une principale est l'absence de la fièvre jaune, etc.; nous n'y reviendrons pas. Nous ferons seulement remarquer que, malgré l'épidémie de 1830 à Gorée, malgré les évacuations faites sur l'hôpital de cette île, etc., le chiffre des décès y est encore inférieur à celui de Saint-Louis : ce qui prouve qu'en thèse générale, il est bien plus salubre que ce dernier.

Cette mortalité du Sénégal, et surtout celle des troupes, 1 homme sur 7 de l'effectif, est inférieure à celle qu'on observe sur plusieurs autres points du littoral africain. Annesley, dans son grand ouvrage sur les maladies des Européens dans les pays chauds, tome 1er, donne les proportions suivantes pour le second semestre de 1825.

ÉPOQUES.	LIEUX.	EFFECTIF.	MORTS.	RAPPORT.
3e trimest.	Sierra Leone.	900	182	1/5
	Gambie.......	100	57	1/1,900
	Ile de Loss...	100	23	1/4,200
—	—	—	—	—
4e trimest.	Sierra Leone.	522	46	1/11,400
	Gambie.......	147	74	1/2
	Ile de Loss...	72	10	1/7,100
Totaux p. toute la côte..		1841	392	1/4,800

Il est vrai qu'en 1825 la mortalité de Saint Louis était de plus de 1/7 : elle était de 1/5 environ, celle de Baquel de 1/2, celle de Gorée de 1/8. D'après cela, nous avons comparativement, pour la même année, dans les divers points de la côte occidentale d'Afrique.

ANNÉES.	LIEUX.	RAPPORTS.
	Gambie.	1/2
	Baquel.	1/2
1825	Ile de Loss.	1/5,400
	Saint-Louis.	1/5
	Sierra-Leone.	1/7 (1/7)
	Gorée.	1/8.

Il n'est pas douteux que la mortalité se soit partout abaissée, comme à Saint-Louis, excepté pour les équipages ou les soldats stationnés dans des lieux incultes : ainsi, en 1836, la mortalité était de 1 homme sur 2 dans le Niger.

Il serait intéressant de comparer la mortalité du Sénégal à celle des Antilles, où périssent aussi tant d'Européens. Mais je n'ai que très-peu de documens à ce égard ; les seuls que je possède, communiqués par M. Dupuys, officier de santé de la marine, qui a séjourné à Saint-Pierre de la Martinique, embrassent une période de dix ans et s'arrêtent à 1834 pour Saint-Pierre. La mortalité de l'hôpital a varié ainsi :

SAINT-PIERRE (ANTILLES).

Mortalité moyenne par foyer pour ces dix ans.

Artillerie. 1/16
Infanterie. 1/18
Marine royale. 1/23
— marchande. 1/12

ANNÉES.	MALADES.	MORTS.	RAPPORTS.
1825	2384	206	1/11,572
26	2513	156	1/16,108
27	2790	269	1/10,368
28	3259	245	1/13,302
29	2393	132	1/18,159
30	2004	93	1/21,548
31	1852	71	1/26,084
32	1617	85	1/19,023
33	1385	63	1/21,984
34	1546	109	1/14,183
Totaux.....	21747	1429	1/15,218

Saint-Pierre	maxim. . 1/10 368 (1827) fièvre jaune.
	minim. . 1/26 084 (1831) pas de fiév. j.
	moyenne. 1 15 218.

La mortalité de Saint-Louis pour les mêmes années a été de 1/10, 600, savoir : de 926 morts sur 9717 malades.

La mortalité du chef-lieu au Sénégal était donc, en 1834, plus elevée de 1/3 que celle de Saint-Pierre Martinique.

Ce qu'il y a de singulier c'est qu'on peut également partager ces dix années en deux périodes bien distinctes dans les deux localités.

1re Période : fièvre jaune à Saint-Pierre 5 ans : fièvre jaune Saint-Louis 1 an.

Saint-Pierre, 10946 malades, 876 morts, 1/12, 495 des malades.

Saint-Louis, 7731 malades, 808 morts, 1/9, 700 des malades.

Différence, 1/3.

2e Période : pas de fièvre jaune nulle part.

Saint-Pierre, 10801 malades, 553 morts, 1/19, 531 des malades.

Saint-Louis, 1986 malades, 118 morts, 1/16, 900 des malades.

Différence, 1/9.

D'où résulte qu'il y a eu amélioration dans les deux localités, mais bien plus grande à Saint-Louis qu'à Saint Pierre, encore que la mortalité de Saint-Louis reste supérieure.

La mortalité de Saint-Louis en 1838, moyenne de 7 ans, étant de 1/18, 700 doit différer peu de la mortalité actuelle de Saint-Pierre, dont la moyenne s'est élevée depuis la réapparition de la fièvre jaune à la Martinique.

La mortalité particulière de l'infanterie à Saint-Pierre pour les mêmes années, était de 1/16 des malades, où 938 morts pour 15252 malades.

La mortalité de l'infanterie à Gorée pour une période à peu près semblable, de 1827 à 1834 était de 1/20 comme elle l'était encore en 1838.

La mortalité du même corps à Saint-Louis était de 1/16. Elle s'est abaissée à 1/20 depuis 1830.

Il résulte que la mortalité du même corps était à peu près la même en 1834 pour le Sénégal (Saint-Louis et Gorée compris) et pour Saint-Pierre. Il est croyable qu'aujourd'hui elle est inférieure au Sénégal à cause de l'épidémie de fièvre jaune survenue à la Martinique.

L'auteur des *Recherches sur la statistique médicale de la Martinique* (1) dit que la mortalité moyenne de l'hôpital du Fort-Royal pour 5 ans, de 1827 à 1831, est de 1 mort sur 28 malades. Il y a ici une erreur de chiffre; car l'auteur, M. le docteur Brouc, donne 776 morts pour 19427 malades; ce qui fait 1/25. Je ne sais quels documens a

(1) *Annales d'hygiène publique et de médecine légale*, Paris, 1837, t. XVIII, p. 265 et suiv.

consultés ce médecin : mais cette mortalité me paraît bien minime après les épidémies de fièvre jaune de 1827 et 1828. Elle doit surtout étonner lorsqu'on voit que les cinq mêmes années ont donné à Saint-Pierre une mortalité de 1/14, 900, ou 840 morts pour 12002 malades. Cette mortalité de 1/25 est à peine supérieure au minimum de Saint-Pierre, 1/25, 884, observée en 1831, à une époque où il n'y avait plus d'épidémie. Je pense donc que nous ne pouvons pas admettre ce chiffre pour le Fort-Royal ; 1° parce que l'auteur lui-même a donné une fausse proportion d'après ses propres chiffres (1/28 au lieu de 1/25); 2° parce que plus loin en parlant de la mortalité de l'hôpital Saint-Pierre en 1830 et 1831, il se trompe également sur le nombre des admissions et des décès. Pour lui, il y a eu 3565 malades et 153 morts en deux ans ; d'après les documens déjà cités, il y a eu 3856 malades et 164 morts. Or, je crois à l'exactitude de ces derniers, recueillis par un officier de santé faisant le service dans l'hôpital pendant plusieurs années.

D'après les recherches de MM. Marshall et Tulloch, la mortalité des soldats serait aux Antilles anglaises de 1 sur 24. Elle serait donc inférieure à celle du Sénégal pour 1838 : mais nous ne connaissons pas les années qui ont donné cette proportion : il serait possible que réellement elle fût supérieure à la moyenne de la même période dans nos colonies.

CHAPITRE IV.

LOI DE MORTALITÉ.

Quelques personnes pensent que la mortalité suit une loi régulière d'accroissement et de déclin. Suivant elles, certaines constitutions de l'air se répètent de temps en temps ; les maladies s'élaborent avec les principes morbifiques répandus dans la nature ; elles s'aggravent insensiblement pour prendre au bout d'une période donnée une malignité extraordinaire. Ainsi, la fièvre jaune serait soumise au Sénégal à cette période d'incubation et la maladie, permanente en principe, ne sévirait beaucoup que tous les sept ans.

Cette opinion séduit en théorie, et j'avoue que moi-même, à l'apparition de la fièvre jaune de 1837, survenue 7 ans après l'autre épidémie, et surtout à l'inspection des tables de mortalité annuelle, j'ai été sur le point de l'adopter. Un examen plus sévère m'a prouvé qu'elle est plus spécieuse que fondée, et, les chiffres restant les mêmes, j'en ai tiré d'autres conclusions. Ainsi, pour la période de douze ans déjà citée, nous avons les proportions suivantes des décès au nombre des malades (à Saint-Louis).

1826. . . .	1 sur 14 malades.	
1827. . . .	1 — 14	—
1828. . . .	1 — 13	—
1829. . . .	1 — 10	—
1830. . . .	1 — 4, 250	(fièvre jaune.)
1831. . . .	1 — 12, 500	—
1832. . . .	1 — 14	—
1833. . . .	1 — 24	—
1834. . . .	1 — 21	—
1835. . . .	1 — 15	—
1836. . . .	1 — 34	—
1837. . . .	1 — 14	—

De 1825 à 1830 le chiffre des morts s'accroît chaque année, 74, 84, 105, 103, 117, 325 ; mais la proportion n'augmente pas sensiblement. 1/13 en 1825 et 1828, 1/14 dans les deux années intermédiaires : elle augmente la quatrième année et surtout la cinquième, époque de l'épidémie. Ainsi, les années de plus grande mortalité pour cette première période ont été 1830, 1829 = 1825 et 1828 = 1826 et 1827. Le mouvement n'a donc été régulier que pour trois ans.

La mortalité proportionnelle a été ainsi distribuée dans la deuxième période : 1831, 1837, 1835, 1834, 1833, 1836, maximum 1831. Il n'y a plus ici aucune régularité.

Cependant si l'on ne considère qu'une seule classe de malades, c'est-à-dire les soldats d'infanterie, on retombe dans le doute, car pour eux la mortalité s'accroît régulièrement pendant six ans.

1832	1/37 de l'effectif	1/58 des malades.
33	1/12	1/30
34	1/10	1/21
35	1/5	1/13
36	1/10	1/38
37	2/4	1/14

Cependant on voit encore ici une année très-bonne (1836) s'intercaler entre deux mauvaises. Les années qui se correspondent pour les maximum sont 1835 et 1837, pour les minimum 1832 et 1836.

On ne peut donc admettre la périodicité des épidémies ou du moins l'accroissement régulier de la mortalité au Sénégal.

La mortalité n'est pas la même dans toutes les saisons. L'accroissement et le déclin qu'elle présente sont ici bien plus réels que pour les périodes annuelles. On peut dire en général que les décès sont en proportion inverse du nombre des malades. Ils commencent et s'accroissent à mesure que l'hôpital reçoit moins de ceux-ci.

Voici la mortalité trimestrielle pour une année médicale prise d'un hivernage à un autre. (1er juillet 1837 au 1er juillet 1838.)

1337	3e trimestre	285 malades	10 morts	1/28
	4	424	38	1/11

1838	1er trimestre	120 malades	24 morts	1/5
	2e	123	9	1/14

Ou pour quatre ans, pris du 1er juillet 1834 au 1er juillet 1838, nous avons :

4 ans	3es trimestres	1053	35	1/30
	4es	1173	87	1/13,300
	1ers	397	46	1/8,900
	2es	395	22	1/18

Ces tables nous donnent à la fois le mouvement des malades et celui des morts par trimestre. Il résulte de leur examen,

ACCROISSEMENT DES MALADES.	ACCROISSEMENT DES DÉCÈS.
—	—
1er Trimestre, minimum.	3e Trimestr. minimun.
2e	2e
3e	4e
4e maximum.	1er maximum.

Ainsi le maximum des décès se trouve correspondre au minimum des malades.

Reste pour *maximum* de la mortalité annuelle une moyenne de un sur dix malades pour le premier semestre de l'année (pendant 4 ans).

Pour *minimum* de la mortalité annuelle une moyenne de un sur 31 pour le second semestre.

Il nous reste à signaler un fait important qui résulte de nos observations relativement à l'influence de l'âge et du séjour sur la mortalité. C'est que la mortalité des troupes au Sénégal paraît augmenter à mesure quielles séjournent davantage. Ce fait, déjà noté aux Antilles anglaises par MM. Marshall et Culloch, est en opposition avec la croyance générale, et s'explique par la multiplicité des maladies qui frappent les mêmes hommes. Il en est des dernières années de séjour au Sénégal comme dans la saison la plus éloignée de l'hivernage. Les organismes sont usés par les rechutes; les maladies sont chroniques et irrémédiables : la mort frappe avec d'autant plus de certitude ceux qui ont échappé aux maladies aiguës de l'hivernage. Il n'y a donc pas d'acclimatement possible pour les soldats. Le service toujours pénible, le mauvais régime et les mœurs de cette classe d'Européens rendront toujours en partie infructueuses les mesures prises par l'hygiène pour sanifier le pays.

Pour prouver ce que je viens d'avancer, relativement au nombre croissant des décès suivant la longueur du séjour, je vais indiquer la condition où se trouvaient un certain nombre de militaires frappés de l'une des maladies endémiques les plus meurtrières.

54 hommes atteints d'hépatite dans le cours de 1837 avaient :

1	. . .	7 ans de séjour.
3	. . .	3
14	. . .	2
13	. . .	1 1/2
23	. . .	2 mois à 9 mois.

Les hommes de 2 ans à 7, au nombre de 18, ont donné 8 décès, suite d'hépatites chroniques, 1 décès sur 2,200 individus.

Les hommes de 2 mois à 18 mois, au nombre de 36, ont eu 11 décès, suite d'hépatites aiguës ou chroniqnes, 1 décès sur 3,200.

Les hommes n'ayant que quelques mois de séjour (de 2 à 9 mois ou 23 sur les 36) ont eu 6 décès, suite d'hépatites aiguës avec gastrite et entérite, un décès sur 4.

La proportion la plus forte a donc été pour les hommes les plus anciens dans la colonie.

Je termine ici mes recherches sur la statistique médicale du Sénégal. Je ne me dissimule pas qu'elle laisse à désirer et que sans doute elle présente plusieurs inexactitudes pour les années antérieures à 1832. La faute en est aux documens tronqués et peu nombreux qui nous restent sur cette époque. Je crois au contraire assez exact tout ce qui est enfermé daus la deuxième période, du moins j'ai profité autant que possible des matériaux épars et parfois contradictoires que j'ai trouvés.

CINQUIÈME PARTIE.

Maladies propres aux colonies et spécialement au Sénégal.

Nous allons maintenant examiner quelles sont les causes ou les maladies qui produisent cette grande mortalité parmi les Européens.

Parmi les causes, les unes sont inhérentes au climat et ne pourront être modifiées qu'en agissant sur le sol par des travaux qui en changent l'aspect ; mais parmi celles-ci même, il en est que l'homme ne pourra jamais détruire, telles l'action du vent d'est et les grandes variations de la température. C'est en agissant sur lui-même que l'Européen finira par braver ces causes de maladies.

Les autres tiennent à l'organisation même de l'Européen, à ses qualités physiques et morales. L'*hygiène* aura plus d'influence sur ces causes secondaires que sur l'état du sol et de l'atmosphère. C'est elle qui a déjà beaucoup amélioré le sort d'une partie des Européens et qui est appelée à faire jouir la garnison d'un pareil bienfait.

J'appelle ici cause *secondaire* l'organisation propre des Européens, à l'opposé de ce que prétendent beaucoup d'auteurs qui considèrent les maladies des pays chauds comme exclusivement dépendantes du défaut d'acclimatement. Mais une preuve que la diversité des organisations, bien que réelle et influente, n'est pas au Sénégal la cause essentielle des maladies, c'est que les indigènes eux-mêmes sont soumis aux mêmes chances de mort, bien qu'à un degré plus faible, et que d'un autre côté les Européens peuvent, avec une conduite réglée, s'y soustraire comme les indigènes. Cependant je le répète, je suis loin de nier chez les blancs une plus grande disposition aux maladies; mais une plus grande mortalité n'en est pas une conséquence rigoureuse, dès qu'ils ont plus de moyens pour se guérir.

A la fin de cet ouvrage, j'examinerai les moyens de préparer l'organisation des Européens au nouveau climat qu'ils habitent, et ceux propres à prévenir, à diminuer ou à modifier les maladies du pays. Ici je me bornerai à indiquer d'une manière générale les maladies les plus fréquentes et l'ordre dans lequel elles se développent.

Nous avons vu qu'il y a au Sénégal, comme du reste dans tous les pays chauds, deux saisons bien tranchées, l'une remarquable par de grandes pluies et des orages, l'autre par une sécheresse plus ou moins grande; toutes deux avec une température très-élevée, mais bien plus variable dans la période de sécheresse.

La saison des pluies transforme le pays en larges marais qui se dessèchent lentement en exhalant des miasmes délétères.

La sécheresse prolongée couvre le sol d'une croûte endurcie, brûle toute végétation, dessèche les sucs des animaux, et, par les grandes variations de température qui l'accompagnent dispose le corps à de brusques changemens physiologiques.

De là des maladies dues à l'influence de l'air marécageux : ce sont celles de l'hivernage et des maladies produites par le froid relatif : ce sont celles de la saison sèche... Les fièvres de toutes sortes appartiennent à la première classe : les phlegmasies viscérales sont propres à la seconde.

Bien qu'on retrouve au Sénégal la plupart des affections pathologiques des pays tempérés, et que les maladies endémiques ne soient même que les nôtres rendues plus fréquentes et plus graves par le climat; cependant il en est quelques unes qui absorberont presque toute notre attention, parce qu'elles dominent toute la pathologie du pays. Les *fièvres rémittentes* et *intermittentes*, la *dysenterie*, l'*hépatite* et la *colique nerveuse*, voilà les ennemis les plus redoutables des Européens.

Le sol marécageux du Sénégal ne diffère en rien de celui des plaines basses de la Sologne, de la Bresse et de l'Aunis. Les mêmes causes y produisent les mêmes effets. Dans les deux cas, il y a décomposition de substances organiques et empoisonnement de l'air par les émanations marécageuses, et l'action de cet air sur l'homme se fait en vertu des mêmes lois ; mais si les causes directes des maladies endémiques sont dans les deux cas identiquement les mêmes, il n'en est pas ainsi des causes adjuvantes. Il y a du moins une telle différence dans l'intensité de leur action, que les malades en reçoivent un cachet souvent méconnaissable.

La chaleur qui précède la saison des pluies et la chaleur qui les accompagne est au Sénégal une cause puissante d'aggravation. Dans les pays tempérés et marécageux, le corps peut se retremper par le froid de l'hiver. Il en reçoit une force de réaction qui le rend moins propre à l'absorption des miasmes... Dans les contrées brûlantes de la zone torride, une chaleur continue rend au contraire toujours active la vitalité de la peau. L'action des vents d'est n'est que temporaire. S'ils produisent un effet tonique, ce n'est que pour un instant. La peau en est toujours sur-excitée, et l'humidité des nuits contribue à la relâcher. L'énervation générale est donc infiniment plus grande que dans les pays tempérés, l'absorption y est plus facile, l'empoisonnement par les miasmes plus direct, et leur action est d'autant plus prompte qu'une chaleur plus vive leur a donné une plus grande malignité.

Les maladies de la saison sèche sont d'un autre genre, parce que l'air ne contient plus de principes délétères. Celles qui se montrent alors, comme l'a fait observer Lind, sont le plus souvent des reliquats de l'hivernage précédent; car, du reste, la chaleur sèche est plus favorable que nuisible à l'organisme. Cependant, le froid souvent très-actif des deux extrémités du jour, en exposant le corps à des changemens de température assez brusques, rend par cela même plus ou moins imminente la phlegmasie des viscères qui sympathisent le plus avec la peau. Dans les contrées froides ou tempérées, un réfroidissement subit cause des maladies graves dans les voies respiratoires, parce que la respiration est la fonction la plus active de l'économie; dans les pays chauds, la même cause agit rapidement sur les voies biliaires, parce que le foie y jouit d'une plus grande vitalité relative. Il en est de même du gros intestin ou même du tube digestif en général. La *dysenterie* et la *colique* nerveuse sont également propres à la saison sèche, mais pour une cause plus complexe. Si le froid est pour beaucoup dans le développement de ces maladies, il faut ajouter qu'elles sont d'autant plus faciles à paraître, qu'elles ont été précédées de fièvres *intermittentes*. Il y a donc une liaison plus directe entre la dysenterie et les fièvres qu'entre celles-ci et l'*hépatite*, ou si l'on veut l'*hépatite* appartient plus exclusivement à la saison sèche que les autres maladies.

Le mouvement des malades suit une marche presque invariable; toutes les années se ressemblent généralement au Sénégal; l'hivernage et la bonne saison y arrivent à quinze jours près à une époque bien connue. A la fin de juin, l'hôpital est ordinairement presque vide. A la fin de juillet, les premières pluies ont déjà fait venir quelques fiévreux : leur nombre augmente avec la quantité d'eau pluviale qui tombe sur le sol, et décroît à mesure que les averses deviennent plus rares. Ainsi le *maximum* se trouve être à la fin de septembre, le *minimum* à la fin de juin. Cependant le quatrième trimestre est celui qui donne généralement le plus de malades, bien qu'il y en ait moins à la fois Les maladies aiguës sont propres aux premiers mois de l'hivernage. Les hommes sont alors frappés pour la première fois. Mais bientôt ces maladies aiguës, très-graves, mais guérissables, reviennent sous une forme nouvelle; les rechutes se succèdent et se multiplient. Les mêmes hommes rentrent deux, trois, cinq fois, à l'hôpital dans le cours du quatrième trimestre. Aussi celui-ci est-il toujours plus chargé pour le nombre des malades, comme il l'est pour celui des décès.

Voici pour des époques différentes le nombre de maladies traitées dans chaque trimestre à l'hôpital de Saint-Louis.

TRIMESTRES.	1823	1825	1826	1835	1836	1837	TOTAUX par trimest.
1er	249	229	200	103	145	155	1081
2e	203	244	181	89	121	62	900
3e	391	304	374	266	376	285	1996
4e	481	227	430	310	267	424	2139
Totaux par an....	1324	1004	1185	768	909	926	

(*Nota*. Dans la première période la garnison de Saint-Louis était beaucoup plus forte que dans la seconde.)

Nous voyons donc figurer par ordre de fréquence le *quatrième* trimestre, puis le *trosième*, le *premier* et enfin le *second*....; une seule fois, en 1836, le quatrième a été moins chargé que le troisième. J'attribue cette anomalie à l'évacuation d'un grand nombre de convalescens sur Gorée à une époque où les rechutes ne sont pas encore communes. Sur 44 hommes envoyés de Saint-Louis, les uns l'ont été à la fin de septembre, les autres dans les premiers jours d'octobre.

A Gorée, les maladies se montrent et se succèdent dans le même ordre. Cependant le premier trimestre est proportionnellement plus chargé qu'à Saint-Louis, pour la raison que je viens d'alléguer.

Ce sont les convalescens de Saint-Louis qui font cette différence.

Dans le fleuve, mêmes observations. Les maladies y suivent la marche de l'hivernage. Elles y sont par conséquent un peu plus prématurées qu'à Saint-Louis. Les fièvres graves se montrent déjà en mai à Dogana, tandis qu'il n'y a pas de malades au chef-lieu.

Dans toutes ces localités, l'automne est toujours la plus mauvaise saison. C'est dans le mois d'octobre et novembre que se montrent les maladies les plus intraitables.

Les maladies de chaque hivernage sont donc des épidémies annuelles, soumises à des lois presque invariables, constituant des maladies dont la marche, la forme et la terminaison ne cessent jamais d'être les mêmes. Ces épidémies sont, à leur gravité près, identiquement semblables à celles de nos pays marécageux. Le même genre d'affection s'y montre, s'y développe et s'y modifie comme dans les marais de l'*Aunis* ou de la *Bresse*. Voyez l'hôpital de Rochefort à la fin de juin, il est vide comme celui du Sénégal ; mais bientôt, à la même époque, en vertu des mêmes causes, les fièvres intermittentes y font affluer les malades. Le déclin commence ensuite avec la mortalité, au moment fixe où le même mouvement a lieu dans notre colonie. Il y a plus, la succession des genres de maladies y est la même. Les fièvres intermittentes simples deviennent pernicieuses ; les rechutes se multiplient, se compliquent de diarrhées; puis viennent les affections scorbutiques et les hydropisies dans la saison des froids.

Le deuxième semestre de l'année voit donc au Sénégal les 4/5e de toutes les maladies annuelles. C'est l'époque la plus justement redoutée par les Européens, surtout la fin de septembre et d'octobre, quand l'air, saturé d'humidité et de miasmes, trouve à s'introduire dans des organismes énervés par la chaleur et l'ennui.

A Saint-Pierre de la Martinique et à Caïenne, l'hivernage ne fait presque pas varier le nombre des maladies. Sur 1376 hommes entrés dans l'hôpitale de Saint-Pierre, dans le cours de 1834, 730 ont passé dans le premier semestre, et 646 dans le second, qui comprend l'hivernage. Il y aurait donc eu diminution, plutôt qu'accroissement. Le trimestre le plus chargé est le premier, puis viennent les trois autres en ordre régulier.

A Caïenne, il en est de même ; sur 840 malades traités dans le cours d'une année, 434 appartenaient au second semestre de 1834 et 406 au premier de 1835... Il y a cependant là, comme au Sénégal, un hivernage suivi d'une bonne saison ; mais la température n'y présente pas les grandes variations qu'on observe au Sénégal. On ne voit pas aux Antilles et surtout à Caïenne, une sécheresse excessive et prolongée, suivie de pluies aussi abondantes. L'humidité y est plus grande, mais plus constante ;

la température plus douce et plus égale, de sorte que les chances de maladies sont à peu près les mêmes dans toutes les saisons. Il n'y a de variable que le nombre proportionnel de certaines maladies.

Nous allons maintenant jeter un coup d'œil sur les diverses classes d'affections propres à chaque saison, en prenant pour type l'année 1837 qui n'a offert de particulier à Saint-Louis qu'un plus grand nombre de maladies graves, ces maladies se développant d'ailleurs d'après les mêmes lois.

GENRE DE MALADIE.	1837.		1838.		TOTAUX.	PROPORTION de chaque maladie.
	3e TRIM.	4e TRIM.	1er TRIM.	2e TRIM.		
Fièvres intermitt. simpl.	185	205	31	17	438	1 sur 2,100 maladies.
— pernicieuses. . .	10	2	»	»	42	1 37 fièvr. inter.
— rémittentes. . .	20	39	»	»	59	1 16,150 maladies.
— ataxiques. . . .	4	4	»	»	8	1 7 fièvr. rémit.
Angines.	»	»	»	3	3	1 317 maladies.
Bronchites.	2	7	»	8	17	1 56 —
Pleurésies ou pleuro-pl.	»	1	1	3	5	1 190 —
Ictère essentiel.	»	2	»	2	4	1 238 —
Hépatites.	9	21	10	11	51	1 18,800 —
Gastro-entérites.	2	2	6	8	18	1 53 —
Dysenteries.	46	125	46	32	249	1 4,800 —
Coliques nerveuses. . . .	7	16	20	3	46	1 20,800 —
Syphilis.	»	»	6	36	12	1 79 —
Gale.	»	»	6	36	8	1 149 —
Douleurs.	»	»	6	36	22	1 43 —
Blessures.	»	»	6	36		
Totaux.	285	424	138	231	952	

Ainsi, par ordre de fréquence, en supprimant les maladies externes on non fébriles, nous avons les proportions suivantes pour chaque classe de maladie avec le nombre total des malades admis dans l'année.

Fièvres intermitentes et rémittentes	1 sur	1,800^{mm} malades.
Dysenteries et diarrhées	1 —	3,850
Hépatites primitives seules	1 —	30
Hépatites primitives et consécutives à la dysenterie	1 —	18,750
Coliques nerveuses . . .	1 —	18
Maladies de poitrine (bronchites et pleuro-pneumonie) . . .	1 —	190
Gastro-entérites.	1 —	53

Le nombre proportionnel de chaque maladie varie suivant les saisons. Il en résulte des différences essentielles à noter, parce que de là naît la filiation des maladies qui s'enchaînent étroitement.

Voici la fréquence proportionnelle et le caractère général de chaque genre d'affection d'après les tableaux précédens.

1837.		1838.	
3e TRIMESTRE.	4e TRIMESTRE.	1er TRIMESTRE.	2e TRIMESTRE.
Fièvres interm. aiguës. 3/4	F. int. aig. et chron. 1/2	Dysenteries chroniq. 1/2,700	Dysent. chron et aig. 1/3,700
Dysenteries aiguës. . . 1/6	Dysent. aig. et chron. 1/3,700	Fièvres chroniques. . 1/4	Fièvres chroniques. . 1/7
Hépatites. 1/32	Coliques nerveuses. . 1/16	Coliques. — 1/11	Hépatites. . : : · . 1/11
Coliques nerveuses. . . 1/55	Hépatites. 1/20	Hépatites. — 1/12	Gastro entérites. . . 1/15
Gastro-entérites. . . . 1/142	Bronchites, etc. . . 1/60	Gastro-entérites. . . 1/20	Bronchites. 1/15
Bronchites, etc. . . . 1/142	Gastro entérites. . . 1/212	Bronchite, etc. . . 0/0	Coliques nerveuses. . 1/40
Sur 285 malades.	424 mal.	120 mal.	123 mal.

Nous voyons donc en résumé *les fièvres intermittentes* former les 3/4, le 1/7, ou terme moyen la moitié de toutes les maladies, la *dysenterie* 1/4, terme moyen variant de 1/3 à 1/6, etc. Ce sont donc là les maladies les plus esssentielles à connaître. Ce sont les plus graves, parce que les *fièvres intermittentes* sont les affections qui épuisent le plus l'influence nerveuse. Ce qui nous frappe dans ces deux tableaux, après la fréquence des fièvres et de la dysenterie, c'est l'extrême rareté des affections gastriques essentielles, des maladies cérébrales et pulmonaires. Il semble que la nature ait employé toute son activité pour produire les maladies nées du sol marécageux, tandis qu'elle n'en trouve plus pour en développer d'autres liées étroitement à la constitution même de l'air ou à la chaleur. Le fait est que je n'ai pas traité deux méningites primitives dans trois ans. Je n'ai jamais vu d'apoplexie ni de manie au Sénégal, bien qu'on m'en ait cité un ou deux cas. Certes le délire s'observe dans les fièvres rémittentes; on trouve des congestions cérébrales, suite d'ivresse, d'insolation et surtout de colique nerveuse; mais ce sont là des accidens qui dérivent d'une autre maladie. Quant à la rareté des phlegmasies des voies respiratoires, elle tient sans doute à une loi physiologique que nous examinerons en parlant de l'*hépatite*.

Nous n'avons pas de tables semblables aux précédentes pour les maladies de Gorée. Je crois pouvoir dire en général que la différence ne porte que sur le nombre relatif de chaque classe de maladies. Celles-ci sont plus rares qu'à Saint-Louis, mais leur proportion entre elles est peu différente. Les fièvres rémittentes et ataxiques y sont cependant plus fréquentes et plus graves qu'au chef-lieu. Il leur arrive même de prendre parfois un caractère qui les rapproche beaucoup du *typhus* et de la *fièvre jaune*. La *fièvre jaune*, qu'on peut croire avec raison *endémique* sur le littoral voisin, ne dépasse cependant pas certaines limites. Presque permanente à Sierra-Léone, elle est rare près du Sénégal, et l'on ne peut attribuer aux circonstances ordinaires du sol et du climat la double apparition de cette maladie sur les sables arides de Gorée. On peut croire, d'après les faits, que les pays marécageux qui avoisinent le grand désert sont le berceau des fièvres intermittentes et rémittentes ; et que la *fièvre jaune* a le sien dans les pays marécageux incultes qui avoisinent l'équateur. Ainsi les sables de Sahara, l'action du vent d'est et la longueur des sécheresses tendent incessamment à mitiger au Sénégal l'action des miasmes essentiels exhalés du sol, tandis que la permanence de l'humidité la favorise au contraire dans les marais du bas de la côte.

La clef de la pathologie au Sénégal est toute dans l'étude des *fièvres intermittentes*. Ce sont elles qui font la gravité de toutes les autres maladies, car il en est bien peu qui n'en dérivent plus ou moins directement. Ainsi la *dysenterie*, l'*hépatite*, les *coliques nerveuses* ne sont si souvent mortelles qu'à cause de la préexistence des fièvres.

Aucun autre pays de la Zône Toride ne présente une aussi grande proportion de ces quatre maladies que le Sénégal; Caïenne, pays de marais, n'offre pas un aussi grand nombre de *fièvres intermittentes*: la Martinique en a moins encore. L'hépatite, la dysentérie, les coliques nerveuses y sont également bien plus rares ou plus traitables.

Voici, d'après les documens fournis par M. Dupuis sur l'année 1834 à Saint-Pierre Martinique, et par M. le docteur Segond, sur la même année à Caïenne, la proportion des maladies dans ces deux colonies, comparée à ce qu'on voit au Sénégal.

GENRE de maladie.	SAINT-PIERRE (Martinique).	CAÏENNE.	SAINT-LOUIS (Sénegal).
(On fait abstraction des m. non febriles.	1447 m. { 239 bl. 1208 f.	840 m. { 167 bl. 673 f.	952 m. { 52 bl. 900 f.
—	—	—	—
Fièvres divers.	1 sur 12 malad.	1 sur 2,800 m.	1 sur 1,800 m.
Diarrh. et dys.	— 2,400 m.	— 6 500	— 3,800
Diarrh. seules.	Inconnue.	— 21,800	— 12,300
Dysent. seules.	—	— 9,300	— 5,700
Hépatites. . .	1 sur 30	— 60	— 30
Coliques nerv.	0	— 11	— 18
Malad. des v. r.	1 sur 21,290	— 7,200	— 42
	1834.	2e sem. 1834 1er sem. 1835	2e sem. 1837 1er sem. 1838

Ainsi, le Sénégal a une fois plus de fièvres intermittentes que Caïenne qui en offre infiniment plus que Saint-Pierre-Martinique. *SaintPierre* à son tour présente une plus grande proportion de dysenteries et d'hépatites que Caïenne. Le Sénégal est un peu au dessous de St-Pierre pour le nombre des *dysenteries* mais non pour la gravité, s'il est vrai qu'une dysenterie est d'autant plus redoutable qu'elle sévit sur des hommes déjà épuisés par les fièvres. Or, chaque soldat ayant au Sénégal terme moyen, deux maladies et demi par an, il est bien rare que la dysenterie n'y soit pas précédée des *fièvres intermittentes.*

L'hépatite pour cela même est plus fréquente et plus grave au Sénégal que partout ailleurs. Elle y attaque un malade sur 30, ou plutôt un sur 18, en comprenant celle qui survient dans le cours des dysenteries : à Saint-Pierre elle ne paraît que 1 fois sur 30, et 1 fois sur 60 à Caïenne. Au contraire les maladies de poitrine sont bien plus rares au Sénégal. Il en doit être ainsi, puisque ces maladies se développent en raison inverse de l'hépatite. La chaleur sèche et brûlante du Sénégal agit bien plus sur les organes biliaires que la chaleur humide et peu variable de Caïenne. Aussi dans un cas on trouve 1 hépatite sur 30 maladies et une affection de poitrine grave ou légère sur 42 ; dans l'autre, 1 hépatite sur 60 et 1 maladie de poitrine sur 9.

Après avoir fait remarquer d'une manière générale la rareté des maladies cutanées chez les blancs dans un pays où la peau est constamment irritée par la chaleur ; la rareté des ophthalmies chez les mêmes sur un sol sabloneux et dans une atmosphère toujours brûlante et pleine de poussière ; la rareté des affections cérébrale primitives sous l'action d'un soleil ardent ; enfin celle des gastrites essentielles, avec une alimentation peu variée qui fatigue les organes digestifs ; nous terminons par signaler également le petit nombre de syphilis qu'on observe parmi les soldats, gens peu continens, dans un pays où les excès de l'amour sont faciles. Ainsi, dans un an nous n'avons eu à traiter que 12 maladies vénériennes sur plus de 900 individus, ou 1 sur 79 malades. Encore faut-il observer que la plupart se montrent dans le deuxième trimestre de l'année chez des hommes qui arrivent de France. D'après l'effectif des troupes ce serait 1 syphilis pour 19 hommes. Aux Antilles anglaises on compte 35 maladies de ce genre sur 1903 maladies ou 1 sur 55, ce qui donne 1 sur 29 soldats de l'effectif. La proportion serait donc plus forte au Sénégal si elle ne portait presque toute sur les nouveaux arrivés. Mais ceux-ci absorbant presque tout, il résulte que les maladies contractées sur les lieux sont extrêmement rares. En Europe, à l'Ile-de-France et aux Indes-Orientales, la syphilis est infiniment plus fréquente, puisqu'elle attaque généralement 1 soldat sur 5.

Les indigènes, comme je l'ai déjà fait pressentir, obéissent comme les Européens à l'influence du sol et du climat. Nous avons vu dans la statistique combien la mortalité est forte parmi les noirs, combien elle l'est moins parmi les mulâtres. Cela seul indique la part que le sol et l'ignorance prennent dans le développement de leurs maladies. Les indigènes qui méprisent les lois de l'hygiénie se trouvent ainsi sur la même ligne que les Européens mal acclimatés ; preuve que le défaut d'acclimatation n'est pas la cause exclusive des maladies du Sénégal.

Les maladies les plus graves chez les noirs sont

les inflammations pulmonaires, les irritations gastro-intestinales, les névroses ou névralgies de la moelle rachidienne.

Les mulâtres, moins exposés peut-être aux phlegmasies thoraciques, paraissent l'être davantage aux hépatites, aux névroses du grand sympathique et à quelques maladies cérébrales. Voici du reste ce qu'on peut dire généralement des indigènes.

Maladies cutanées : l'inflammation érysipélateuse produite par insolation ou autre cause est extrêmement rare. Je n'ai jamais observé l'érysipèle facial chez les indigènes. Cette particularité tient sans doute à la texture plus dense et surtout à la coloration des tégumens... Les phlegmasies éruptives, rougeole, scarlatine, miliaire n'ont jamais été vues par moi. La variole est au contraire assez commune dans les villages voisins de Saint-Louis où les Maraboux s'opposent à l'introduction de la vaccine.

La lèpre est fort rare. Je n'en ai vu aucun exemple. Elle est sans doute plus commune dans le haut pays. Je n'ai observé que deux cas de la maladie tuberculeuse : c'était chez deux Européens depuis longues années dans le pays.

Les phlegmasies muqueuses sont plus communes et plus variées. L'ophthalmie est fréquente parmi les noirs et donne souvent lieu à la cécité. Faut-il attribuer cette maladie au seul rayonnement solaire où à l'habitude qu'ont les noirs de dormir au serein? Quant à la première opinion qui paraît plausible dans un pays de sable où l'air est toujours plein de poussière, je ferai observer que l'ophthalmie est assez rare chez les Européens. Je pense donc que cette cause peut-être très-influente, mais que la fraîcheur des nuits succédant à des journées brûlantes doit aussi contribuer beaucoup à développer cette maladie. Aussi il n'y a pas de pays où l'on trouve plus d'aveugles qu'au Sénégal, soit que la cécité provienne de taies épaisses, soit qu'elle résulte d'une amaurose.

La muqueuse buccale ou pharyngienne n'est pas souvent affectée primitivement. Cependant l'altération scorbutique des gencives est assez commune; mais elle tient alors à un état général qu'il est difficile de modifier.

Les bronchites et les maladies pulmonaires sont communes chez les noirs. Ceux-ci sont par rapport au Sénégal ce que nous sommes par rapport à l'Europe tempérée. Leurs organes formés pour ce pays sont entre eux dans un juste tempérament qui rend chacun d'eux impressionable aux causes directes de leurs maladies. Ainsi, le refroidissement de la peau en sueur qui produit chez l'Européen, en Europe, une phlegmasie thoracique, la produit également chez le noir dans sa patrie, tandis qu'il produit plutôt une hépatite chez l'Européen au Sénégal. Il y a donc dans ce dernier cas déviation de la force vitale qui rend plus sensible l'organe qui l'était le moins et rend au contraire muet celui qui répondait le mieux à certaine excitation. C'est l'effet de l'acclimatement qui change la vie des organes et la composition des fluides pour les mettre en rapport avec un nouvel ordre d'agens. Ce renversement de la vie est inutile pour l'indigène à qui la nature a donné la force de résistance vitale que réclame son climat.

Les maladies de poitrine se montrent chez les indigènes dans la saison variable comme l'hépatite qui la remplace chez les Européens. Leur gravité est souvent très-grande puisque les décès causés par elles font 1/15 de tous les décès d'indigènes, tandis que chez les blancs les mêmes maladies ne donnent qu'environ 1/50 ou même 1/100 de tous leurs décès.

La phthisie m'a paru rare parmi les indigènes, ou du moins j'en ai vu trop peu de cas pour établir ses rapports. Elle m'a semblé beaucoup moins fréquente que les autres affections pulmonaires. Cela tient-il à l'organisation même des individus et à leur état social peu avancé qui les dispose peu aux tubercules? Je ne conclurai rien d'un très-petit nombre d'observations ni de celles que j'ai faites chez les Européens. Des maladies rapides et endémiques enlèvent ceux-ci trop rapidement pour qu'on puisse apprécier la marche d'une affection souvent lente comme la phthisie.

Les irritations gastriques et gastro-intestinales sont assez communes chez les noirs. L'usage des boissons alcooliques, des viandes salées, souvent même putréfiées, explique les violentes indigestions et les empoisonnemens qu'on observe souvent. On sait en effet que l'usage des substances animales fumées ou altérées est susceptible de produire tous les effets toxiques les plus graves; et je crois devoir attribuer à cette cause l'état alarmant où j'ai plusieurs fois trouvé des Nègres que l'on supposait victimes d'une vengeance ou d'un sortilège.

Bien que la peau du noir se prête plus facilement que la nôtre aux changemens de température, c'est cependant à ceux-ci qu'il faut attribuer un grand nombre de coliques et de diarrhées. Pourrait-il en être différemment, lorsque ces hommes sortent ruisselans de sueurs de leurs cases infectes pour s'exposer tout nus aux pluies diluviales et refroidissantes de l'hivernage ou à la rosée plus pénétrante des nuits? La dysenterie, même pour les indigènes, est une maladie commune et très-grave. Les décès causés par elle chez les soldats noirs font 1/5 de tous leurs décès, proportion élevée mais cependant moindre que chez les Européens où elle constitue près des 3/5 de leurs décès.

L'inflammation du foie, sans être aussi rare que dans nos pays tempérés, n'est pas aussi fréquente que celle du poumon. Il est plus facile de la confondre avec une pleurésie que chez les blancs.

L'inflammation du cerveau et les maladies cérébrales en général s'observent peu parmi les noirs.

Ils sont susceptibles de délirer dans les fièvres aiguës, mais non de ce délire continu et profond qui caractérise les mêmes affections chez les blancs. L'arachnoïdite, la cérébrite sont rares chez des hommes qui vivent constamment la tête nue et rasée, sous un soleil accablant. La folie est également assez rare : l'idiotisme est au contraire assez commun, comme si tout ce qui caractérisé l'affaiblissement des facultés cérébrales était plus en rapport avec l'organisation de leur encéphale.

Les maladies nerveuses ont un caractère spécial chez les noirs. Elles sont facilement convulsives. C'est le système cérébro-spinal qui s'affecte chez eux, comme le cérébral chez l'Européen. Le tétanos est le résultat le plus ordinaire de cette grande susceptibilité nerveuse. Un léger refroidissement, une plaie, une piqûre sont la cause de ces mouvemens tétaniques auxquels aucun remède n'apporte de résolution. Les névroses liées aux organes centraux sont rares. Les coliques sèches, par exemple, sont bien moins fréquentes que chez l'Européen ou même que chez le mulâtre. L'hypochondrie, la nymphomanie, l'hystérie s'observent rarement. Les désordres nerveux qui se montrent chez quelques jeunes filles et chez des hommes superstitieux tiennent à l'imagination affaiblie par l'ignorance ou séduite par des charlatans qui en abusent. Ainsi les nègres ont leurs noueurs d'aiguillettes et leurs sorciers qui spéculent sur une crédulité qu'ils entretiennent.

Parmi les maladies générales, les indigènes sont exposés, comme les blancs, aux fièvres intermittentes. Eux seuls présentent quelquefois le type *quarte* que je n'ai jamais vu au Sénégal chez les blancs. Du reste, ces maladies sont généralement peu graves, mais tout aussi rebelles que dans nos pays marécageux.

Les *fièvres rémittentes* graves à forme typhoïde enlèvent un assez grand nombre d'indigènes à la fin de l'hivernage. Les pluies, la grande chaleur et le peu de soin qui entoure la plupart des malades expliquent le développement et l'issue funeste de ces maladies qui deviennent de plus en plus rares parmi les Européens ?

La *fièvre jaune*, quand elle se montre au Sénégal, n'épargne pas les indigènes. En 1830, elle enleva à Gorée, dans la presqu'île du *cap Vert* et à Saint-Louis un grand nombre de noirs en proportion au moins égale à celle des blancs. Cette maladie, qui vient le plus souvent du sud, n'a donc pas au Sénégal cette prédilection pour les Européens qu'elle affecte dans les Antilles : ce qui semble prouver qu'elle est le résultat d'un accident survenu dans le climat.

De ces observations générales sur les maladies des indigènes, il résulte qu'ils ont à peu près les mêmes maladies que les Européens en Europe. Les fièvres intermittentes et rémittentes, les affections du poumon et la diarrhée forment le fond de leur pathologie... Ces maladies, plus ou moins graves par elles-mêmes, le seraient beaucoup moins si l'hygiène venait présider à la vie de ces hommes insoucians. La civilisation, qui développe d'une manière si prodigieuse le système nerveux cérébral, met au contraire au néant les maladies contagieuses, toutes celles qui frappent des masses de penples encore barbares. Si l'hygiène a déjà beaucoup diminué la mortalité des Européens, elle est susceptible d'agir d'une manière plus efficace encore en faveur des indigènes. C'est au gouvernement qu'il appartient de hâter une réforme dans les mœurs de ces hommes ignorans.

SIXIÈME PARTIE.

Hygiène.

> L'hygiène est aussi supérieure à la médecine curative, que de bonnes lois le sont aux meilleures sentences judiciaires.

CHAPITRE PREMIER.

HYGIÈNE PUBLIQUE.

Il résulte des considérations qui précèdent qu'au Sénégal, 1° les maladies sont nombreuses et très-graves; 2° que les unes sont périodiques ou soumises au renouvellement des saisons, les autres permanentes et dues au concours de plusieurs sortes de causes; 3° que la cause principale des maladies gît dans le sol alternativement aride et marécageux, et dans le climat remarquable tantôt par une sécheresse extrême et l'absence de toute électricité, tantôt par une chaleur humide accompagnée d'orages, qui active tous les mouvemens de vie et de putréfaction.

Il s'agit donc de savoir si le sol et le climat sont susceptibles d'être améliorés.

L'insalubrité du sol dépend de la structure propre et des accidens du climat.

Près de Podhor et dans la partie supérieure des basses plaines, l'argile se trouve en assez grande quantité. La terre végétale n'existe que dans les bas-fonds, et jamais elle n'est très-abondante. Or, s'il faut en croire Linnée, les terres argileuses sont un principe de fièvres intermittentes pour tous les pays où coulent les eaux qui se chargent de ces terres. Elles sont pendant huit mois desséchées par un soleil brûlant qui les rend incapables de culture; pendant trois mois, le fleuve débordé les couvre et les soustrait aux travaux. Dans les plaines inférieures, on ne trouve guère que des alluvions de sables dont la mobilité et la sécheresse excluent toute amélioration : dans les bas-fonds, où s'étend une terre plus facile à la culture, celle-ci peut bien ôter des fruits à la terre, mais non détruire les marais qui couvrent les bas-fonds.

L'inclinaison du sol est généralement très-faible et surtout elle est défavorable à la salubrité. Dans le premier cas, les eaux pluviales et autres s'infiltrent dans le sol ou restent stagnantes ; 2° dans le second, elles sont stagnantes par la force invincible de leur pesanteur. Ainsi la plupart des marigots et des bassins latéraux qui s'étendent sur les deux rives du Sénégal, sont circonscrits par des dunes peu élevées que le fleuve surmonte facilement, mais qui retiennent une partie des eaux, quand il est rentré dans son lit.

Le sol du Sénégal n'est donc pas susceptible d'être amélioré. L'art ne peut rien sans doute dans un pays couvert de sables mobiles, périodiquement inondé par un fleuve, et tellement incliné qu'il est rebelle à l'hygiène dans les points qui d'ailleurs s'y montrent les plus fertiles. Ainsi comment combler les bas-fonds? comment creuser des canaux dans un sable constamment balayé par les vents? comment rendre féconde une terre privée de toute humidité ou imprégnée de substances salines? Les observations faites par M. Perrottet, en 1827 et 1828, et le mauvais succès des tentatives de cultures faites sur les bords du Sénégal, prouvent que la nature lui oppose des obstacles invincibles.

Cependant nous voyons que ce n'est point par lui-même que le sol est insalubre. Des sables arides n'ont aucune action nuisible sur l'homme : l'argile desséchée des marigots se montre également inerte pendant huit mois. L'insalubrité tient donc à des circonstances particulières qui viennent changer l'aspect du sol. Or, comme nous venons de l'indiquer, telles sont les pluies, les crues du fleuve et tout ce qui se rattache à la constitution humide. Ce sont là les causes premières de toute insalubrité, causes qui seront toujours au dessus de notre influence puisqu'elles dérivent d'un principe éloigné de nous. Ce sont les pluies du Soudan qui sont l'origine de tous les accidens que nous signalons. Tant que nous ne pourrons pas les diriger, tant que les hautes terrasses, couvertes de bois et de marais, que le Sénégal traverse à son origine, resteront dans leur sauvage indépendance, les basses terres recevront des alluvions, et la chaleur humide y fera croître les animaux et les plantes, qui sont destinés peut-être à remblayer leur surface.

Si la constitution humide est au dessus de nos travaux, la constitution sèche n'est pas moins rebelle à toute tentative. Vainement fera-t-on dans les plaines arides de nombreuses plantations, si leurs racines ne trouvent pas dans le sol et leurs feuilles dans l'air le principe de vie qui leur est indispensable; si le mouvement vital est au contraire troublé ou suspendu par l'action durable des vents du désert. Aussi quels fruits donnent spontanément les plaines du Sénégal? la végétation y est nulle ou maladive pendant huit mois. Le seul produit de la contrée est alors un produit morbide, car l'écoulement de la gomme, suivant l'opinion très-probable de M. de Candolle, est une véritable hémorrhagie: elle n'est jamais si grande que lorsque les vents d'est soufflent avec le plus de constance.

Le sol et le climat sont donc contraires à la culture. L'art ne peut donc rien pour modifier en ce sens et pour sanifier les plaines basses du Sénégal; mais s'il ne peut s'opposer à l'exécution des lois complexes de la nature, il peut du moins en atténuer l'effet dans certaines localités. C'est là que l'intelligence reprend tout son empire sur la matière, la civilisation sur la barbarie.

' *Baquel*, *Podhor*, *Dagana*, *Saint-Louis* et *Sor* sont les points qui méritent le plus notre attention

: *Baquel*, village et fort, à 180 lieues de l'embouchure du Sénégal, est un point tellement insalubre pendant six mois de l'année, que les indigènes eux-mêmes le redoutent. Là, le fleuve, encaissé dans les montagnes, forme après la crue un vaste marais, foyer de dysenterie et de fièvres. Nos garnisons y perdaient annuellement les 2/5 de leurs hommes : le reste avait de la peine à rejoindre Saint-Louis. On conçoit cette extrême insalubrité du lieu en se rappelant que la chaleur y est beaucoup plus forte que près de la mer ; l'ennui, la mauvaise nourriture, les excès y joignent leur redoutable influence à celle déjà plus active des miasmes marécageux ; aussi le poste de Baquel, reconnu si dangereux par Lind, a-t-il été supprimé pour les Européens. Les indigènes n'y remontent que pendant l'hivernage et pour très-peu de temps, encore est-il bien rare que les voyages de Galam, faits cependant avec toute la rapidité possible, ne donnent pas une assez grande mortalité.

L'île de *Podhor*, à 60 lieues de la mer, a été représentée par quelques voyageurs comme un des points les plus faciles à cultiver. S'il faut en croire Durand, tous les arbres à fruit de l'Amérique et les légumes de l'Europe peuvent y prospérer. Adanson, qui nous a donné une description si brillante, mais si fausse, de l'île Saint-Louis, avait déjà dit la même chose de Podhor. En effet, si l'on pense à sa position au milieu des eaux douces, et même à l'existence d'un canal naturel qui en traverse l'étendue, on peut supposer que ce point du fleuve doit être moins rebelle à la culture. D'un autre côté le grand désert s'étend bien près de ses limites orientales, ce qui doit y rendre très-active l'action des vents d'est. M. Perrottet, qui a visité le pays, fait peu de différences entre Podhor et les autres parties du sol. Il considère comme exagérations et comme des vues purement spéculatives, les assertions des voyageurs qui n'ont fait que passer. Tout ce que je puis dire, c'est que, même dans la bonne saison, les Européens et les indigènes contractent près de l'Escale du Coq des fièvres souvent graves. Dès le mois de mai la chaleur y est insupportable et de fréquentes méningites y frappent insidieusement les habitans de Saint-Louis. D'ailleurs ici, comme partout le Sénégal, l'insalubrité des lieux, fut-elle reconnue modifiable, où trouverait-on des bras pour remuer le sol et creuser des canaux? L'Européen n'est pas capable de ces grands travaux, sous un soleil deux fois perpendiculaire; l'indigène, tel qu'il est à présent, ne comprendrait pas l'avenir qu'on lui annoncerait. Bien plus, sur cette terre, patrie de l'esclavage, mais où l'esclavage est une véritable domesticité, puisée dans l'insouciance, on aurait bien de la peine à trouver quelques nègres pour les travaux de longue haleine. La traite des gommes paraît aux indigènes comme aux Européens d'un profit plus sûr ainsi qu'il est plus immédiat.

Dagana est un poste purement militaire qui, pendant six mois, a tous les inconvéniens des lieux submergés. De juillet à décembre les maladies y sont nombreuses et très-graves; de décembre à février elles diminuent et se réduisent à quelques fièvres intermittentes. Dès-lors, jusqu'à la fin d'avril, cette station est salubre et préférable sous plusieurs rapports à celle de Saint-Louis. Pour en faire alors une succursale pour les convalescences, il faudrait donner à l'ambulance tous les objets qui lui sont nécessaires et dont elle est en partie privée. Le sol plat qui s'étend près du fort offre aux dessèchemens et à la culture les mêmes obstacles qu'on trouve partout le Sénégal. Richartol, qui n'est situé qu'à la distance de quelques lieues, est lui même presque entièrement abandonné, après avoir été l'objet d'essais infructueux.

L'île *Saint-Louis*, chef-lieu de nos établissemens, peuplée seulement de 3000 nègres au temps d'Adanson, de 5 à 6000 dans les premières années de ce siècle, en compte aujourd'hui plus de 10,000, outre les Européens du commerce et de la garnison. Cette augmentation considérable de la population, et surtout l'accroissement des naissances relativement aux décès, comme nous l'avons constaté pour les mulâtres, prouvent sans doute que notre commerce a pris sur ce point un grand développement, mais aussi que la salubrité publique a fait de grands progrès. Pour la garnison seulement, nous avons vu que la mortalité s'est abaissée de 1/12 à 1/20 depuis 1829, et de 1/16 à 1/20 depuis 1824 seulement. Or cette amélioration sensible coïncidant avec les travaux d'assainissement qui ont été faits dans l'île, nous sommes fondés à croire que l'hygiène publique obtiendra de nouveaux succès en développant encore ses moyens. Néanmoins, comme l'île Saint-Louis n'influe pas seule sur les habitans, et que les travaux de l'homme ne peuvent vaincre que certains accidens du sol et du climat, il résulte que jamais la salubrité ne sera parfaite, même pour les indigènes, et que l'acclimatement y sera toujours très-difficile pour certaines classes d'Européens. Heureux, si, maîtrisant par l'hygiène l'ancien système de leurs fonctions organiques, ceux-ci peuvent s'y établir enfin comme dans tous les lieux marécageux! La moyenne de la vie s'y trouvera abaissée, mais du moins celle-ci ne courra plus un danger immédiat sous l'action brusque des maladies foudroyantes.

Nous avons vu dans la première partie de ce travail que plusieurs foyers d'infection se trouvent à Saint-Louis. Ceux qui résultent des immondices déposées dans les rues et sur les places publiques peuvent être facilement détruits : ceux qui résultent de l'abaissement du sol et des pluies estirales sont plus rebelles aux moyens d'assainissement. Ainsi nous avons vu qu'il faudrait exhausser toute la partie nord de l'île habituellement submergée dans l'hivernage. Ce travail long et dispendieux ne peut être fait que par plusieurs générations. Des digues pourront bien empêcher les débordemens du fleuve, comme elles préviendront le croupissement des eaux à l'extrémité de toutes les rues ; mais si le centre de l'île est toujours au dessous du niveau du fleuve, les pluies y formeront bientôt des mares contre lesquelles les digues et les quais projetés n'auront aucune action. C'est donc le centre de l'île qu'il faut d'abord remblayer : c'est là qu'il faut porter les regards avant de continuer les quais. Ceux-ci même sont pour le moment plus nuisibles qu'utiles pendant l'hivernage, en arrêtant les eaux de la ville qui auraient tendance à se jeter dans le fleuve. C'est ce qui avait lieu principalement près de la caserne d'artillerie, où le quai se prolonge. Une mare très-large, qui n'était encore qu'imparfaitement remblayée, s'étendait le long et au dessous du quai, jusques sous les fenêtres de la caserne.

Plusieurs travaux ont été faits en 1837 et 1838 pour exhausser les rues. La place du marché, située sur le point le moins aéré de l'île, a été chargée, etc. Ces travaux bien dirigés auront une influence assurée sur la santé générale, comme le prouvent déjà les succès obtenus.

Les maisons des Européens sont généralement saines et offrent peu à désirer : mais il n'en est pas de même des nombreuses cases à nègres qui couvrent encore une partie de la ville. C'est là qu'au milieu de réunions considérables d'hommes à émanations fortes se trouvent des causes permanentes d'insalubrité. Outre celles qui sont propres à tous les lieux dont l'air stagnant est de plus altéré par des immondices, on y trouve plus circonscrites et plus puissantes celles qui résultent du croupissement des eaux. Les nègres infectent les rues de leurs ordures, les négresses des eaux de ménages, les pluies de l'hivernage de leurs émanations putrides. Le gouvernement, en favorisant la construction des maisons en briques, rendra un grand service à la population indigène. Les progrès faits dans ce sens depuis 15 ans sont les causes principales d'un grand abaissement dans la mortalité.

Des plantations faites sur différens points de l'île auraient la plus heureuse influence. Malheureusement je crois qu'on doit peu espérer des essais de ce genre. Les arbres plantés par M. Guillet, gouverneur intérimaire, étaient tous morts six mois après : ceux du jardin du gouverneur et de la pointe du nord sont dans un état peu prospère. Le cocotier, le baobab, qui près de la Gambie acquièrent une élévation ou un diamètre si énorme, ont au Sénégal un aspect chétif et rabougri. Les vents d'est brûlent tout ce qui à vie. Aussi ne trouve-t-on à Saint-Louis que deux ou trois jardins ; celui du gouverneur languit même une grande partie de l'année; celui de la pointe du nord, qui serait si utile pour la garnison, est en partie négligé. En 1838 même, une des années où l'on s'en est le plus occupée, il n'a donné que des produits rares, dont les soldats n'ont qu'à peine joui. On peut néanmoins espérer d'y voir enfin prospérer, pendant trois ou quatre mois, plusieurs légumes du pays et de l'Europe, si l'on a soin d'en exhausser le sol en rapportant du continent les terres et les engrais susceptibles de le bonifier. C'est ainsi que les Européens se font des jardins artificiels dans des caisses. De fréquens arrosemens pourraient neutraliser en partie la sécheresse de l'air : on les obtiendrait au moyen d'envois réguliers provenant de la pointe du Chameau ou même du haut du fleuve. Si l'on objectait la dépense, on répondrait que le régime du soldat est si mauvais dans son uniformité, il est si évidemment la cause d'un grand nombre de dysenteries, que le gouvernement doit tenter tous les moyens de le changer, lorsque ces moyens sont susceptibles de réussir, et qu'ils peuvent, en dernière analyse, diminuer les dépenses de l'hôpital. C'est à force d'arrosemens que le gouverneur obtient quelques légumes de son jardin ; or, si l'on consacre journellement un certain nombre de barriques d'eau plus ou moins douce pour les besoins d'un seul, devra-t-on les regretter quand il s'agit de la santé de tous? Si l'on trouve une si énorme différence dans la mortalité des naturels et celle des Européens sédentaires, entre celle des soldats et de leurs officiers, certainement il faut en accuser en partie la différence du régime, plus ou moins varié et substantiel pour les uns, uniforme et de mauvaise qualité pour les autres.

Les plus grandes plantations faites dans un but d'utilité publique, me paraissent donc, sinon impossibles, du moins bien chanceuses à Saint-Louis. Il ne faut cependant pas y renoncer par cela seul que le climat s'y oppose : des soins minutieux et multipliés, tels qu'on doit les prendre quand on a à cœur de réussir, pourront amener de bons résultats sur quelques points plus abrités, par exemple dans les cours de l'hôpital où n'existe aucun vestige de plantation.

Il est deux choses principales que l'autorité publique doit surveiller dans l'intérêt général, savoir, les choses que l'homme doit s'assimiler, alimens ou boissons, et celles qui sont le résultat de l'assimilation ou de la vie, égouts et cimetières.

Dans un pays privé de grandes cultures, les denrées principales viennent du dehors.

La farine, le vin, quelques légumes, des viandes salées, des graines et de l'huile, une petite quantité de fruits secs sont apportés par les navires de France.

Un petit nombre de fruits et de légumes frais viennent du cap Vert et des Canaries.

Les produits locaux qui méritent d'être surveillés sont les viandes de boucherie, le gibier et le poisson.

L'introduction des farines mérite doublement l'attention sous le rapport de la quantité et de la qualité. En 1837, l'autorité locale a donc manqué deux fois de surveillance, quand elle a négligé de s'assurer de la quantité de farines possédées par les boulangers et les fournisseurs : de là une disette de pain qui a porté principalement sur la classe la plus malheureuse, celle des militaires. D'un autre côté, quand les farines sont enfin arrivées, elle n'a pas été assez sévère sur la qualité. Des farines avariées ont été livrées au commerce, et ce sont encore les militaires qui en ont le plus souffert, puisqu'ils ont mangé du pain fait avec des farines refusées par une commission. Dans un pays où la livre de pain se paie 30 à 25 cent., et où les substances allimentaires sont si peu variées, il est donc essentiel que les approvisonnemens soient toujours en rapport avec les besoins, sous le double rapport de la quantité et de la qualité.

Les vins demandent un contrôle encore plus sévère, puisqu'ils sont plus faciles à falsifier et qu'une certaine classe d'hommes en abuse davantage. Les personnes un peu aisées ne boivent généralement que des vins francs provenant des côtes de la Gironde ; d'autres, préfèrent à tort les vins alcooliques de la Provence. Ces vins n'ont après tout aucun inconvénient quand ils sont trempés convenablement et pris dans une juste mesure. Mais il n'en est pas de même de ceux qui se vendent dans une foule de petits magasins. Ce commerce de vin est immense au Sénégal relativement au petit nombre d'Européens. Il n'est pas de jour qu'on ne voie un grand nombre de militaires remplir ces cabarets d'où ils sortent livrés à une ivresse dégoûtante. Outre le mépris qu'ils attirent sur eux de la part des nègres, ils puisent dans ces débauches le germe de maladies graves. L'excitation factice qu'ils recherchent pour s'étourdir les conduit à un état de prostration et d'hébétitude qui les laisse sans réaction à l'époque des maladies. Il serait donc bien nécessaire qu'une commission s'assurât avant le débarquement et jusque dans les cabarets de la qualité des vins ou alcools. Si la liberté du commerce ne permettait pas de restreindre le nombre des marchands, il serait du moins facile de diminuer le nombre des consommateurs, en agissant par une discipline juste, mais sévère, sur les hommes qui se livreraient à des excès. L'ivrognerie, soumise chez les anciens, à des peines sévères, est parmi nous l'objet d'une trop grande tolérance. Elle dégrade partout l'homme au moral comme au physique : mais dans un pays où le climat est par lui-même insalubre, où cependant nous voulons porter la civilisation et les bonne mœurs ; l'ivrognerie dégrade la civilisation tout entière, car le nègre ignorant, en voyant notre tolérance pour des hommes dont il se joue, apprend à mépriser ceux dont la supériorité morale devrait être incontestable pour lui. Du reste, quand l'ivrognerie est redevenue un système, quand les hommes raisonnent leurs excès, ils doivent être punis sans doute : mais ils doivent surtout être instruits et désabusés (1).

Les seuls légumes apportés d'Europe sont les pommes de terre qui bien souvent sont avariées et cependant vendues au détriment de la classe pauvre qui les achète à vil prix.

Les légumes et fruits des îles voisines viennent en petites quantités : une bonne partie est toujours avariée et pour cela même doit être inferieure.

La viande de bœuf et de mouton est mauvaise pendant une partie de l'année, soit par l'état de langueur où la sécheresse met les animaux, soit par l'existence d'une maladie. Les animaux, comme les plantes, souffrent en effet des mêmes influences climatériques. Le défaut de pâturages, l'eau sau-

(1) Consultez sur cette importante question : *De l'abus des boissons spiritueuses, considéré sous le point de vue de la police médicale et de la médecine légale*, par Ch. Roesch (*Annales d'hygiène publique*, Paris 1838, t. XX, p. 5 et suiv). — *Des classes dangereuses de la population dans les grandes villes et des moyens de les rendre meilleures*, par H. A. Fregier, Paris 1840, t. II, p. 219 et suiv.

mâtre les font maigrir : les chairs sont alors privées de suc : elles n'ont plus que des fibres peu assimilables. Alors c'est un accident du climat qu'on ne peut guère empêcher, qu'en exigeant des fournisseurs de faire venir des bœufs de l'intérieur. Mais quand la viande est infiltrée, farcie de tubercules ou corrompue, aucun prétexte ne doit la faire admettre, pas même le goût dépravé de quelques individus. Ainsi, les nègres préfèrent souvent les viandes et les poissons demi putréfiés. Nul doute qu'une pareille nourriture ne leur soit préjudiciable, outre que des substances décomposées, comme j'en ai vu trop souvent au marché, altèrent sensiblement la pureté de l'air. La police doit donc empêcher l'abattage des animaux trop maigres et souffrans ; elle doit surtout empêcher la vente des viandes malades, infiltrées ou putrides, d'autant plus que la saison est plus énervante. Il en doit être de même des peaux provenant des animaux abattus et qui trop souvent sont exposées publiquement à la dessication, au préjudice des habitans.

Une commission de santé existe au Sénégal : c'est elle qui doit provoquer et assurer l'exécution de toutes ces mesures. Tout ce qui doit être assimilé à l'homme, l'air et les alimens, doit être d'autant plus pur, que les forces organiques ont moins d'activité pour en séparer les parties nuisibles.

J'ai déjà parlé de la nécessité d'enlever toutes les immondices des rues : je n'ajouterai qu'un mot sur les corps privés de la vie. Les uns jetés sur la voie publique s'y putréfient à l'air libre, d'autres enfouis dans le sable et plus ou moins loin de la ville, s'y décomposent plus profondément.

Les premiers devraient être enlevés immédiatement : ce qu'on néglige souvent à Saint-Louis. Les autres, cadavres de noirs ou d'Européens, enterrés dans les cimetières, ne sont pas généralement assez couverts pour être soustraits à l'attaque des hyènes et des chacals. Aussi arrive-t-il que ces animaux féroces viennent les enlever de leurs fosses et les dévorer pendant la nuit, laissant après eux des débris qui offensent également la sensibilité et la vie. Le cimetière des noirs situé au vent de la ville pendant l'hivernage mérite surtout une active surveillance, à cause de sa position et de la plus grande incurie des noirs.

L'île de *Sor* où se trouve le cimetière des blancs, est digne d'attention sous ce rapport et parce qu'on a voulu dernièrement y jeter les fondemens d'une ville. La plus simple réflexion devait détourner d'un tel projet ceux qu'avait séduit sa portée politique. Il ne suffit pas qu'une chose soit utile au commerce, il faut qu'elle ne soit pas dangereuse et surtout qu'elle soit praticable. Or, la fondation d'une ville au milieu de vastes marais, sur un sol encore inculte, et que les travaux allaient remuer, était certainement dangereuse aux travaillans, aux habitans de Saint-Louis et aux futurs colons ; et d'une autre part, elle n'était pas susceptible de réussir, parce que le sol, placé au dessous du fleuve, est inondé dans une grande étendue, au point qu'il ne reste pas un léger sentier pour arriver au fort projété. Aussi, la nouvelle ville n'est-elle jusqu'à présent que le fort dont la première pierre a été placée avec un appareil digne d'une autre issue.

A mesure qu'on se rapproche du bas de la côte, en sortant du Sénégal, les terres toujours marécageuses sont susceptibles d'une meilleure culture. Gorée est un lieu salubre par lui-même et peut servir de point d'acclimatement. Les terres voisines sont au contraire plates et coupées par un grand nombre de rivières. Les bords de la Gambie, ceux de la Casamance, l'archipel des Bissagots sont dans le même cas, également fertiles et insalubres. Aussi les Anglais perdent-ils beaucoup de monde dans leur établissement de Sainte-Marie. Les Français en formant dernièrement un nouvel établissement sur l'une des îles de la Casamance, ont du moins été assez sages pour n'y envoyer que deux ou trois Européens avec des soldats noirs. L'expérience du mousse de la *Bordelaise*, et récemment de la *Malouine* a prouvé qu'on ne s'en approche pas impunément. Cependant le sol est bien plus suscetible d'assainissement que celui du Sénégal. Le sable du desert n'y existe plus, et les vents d'est n'y ont pas d'action malfaisante. Aussi, la végétation y est-elle tout-à-fait équinoxiale. L'arbre à gomme y devient

18

rare, tandis que l'oranger, le caféier et tous les arbres du tropique s'y développent avec vigueur. La terre engraissée par de bonnes alluvions, promet donc tout à l'Européen, s'il ose pénétrer dans ces fourrés marécageux.

Car là est la question. Peut-il par lui-même ou par l'intermédiaire des noirs fertiliser un sol évidemment dangereux? La fièvre jaune, endémique sur toute la côte, ne surgira-t-elle pas des vases qu'il remuera? L'équipage de la *Malouine* n'eût d'abord que des fièvres intermittentes : puis il fut détruit par le typhus. Le même sort pourrait être à craindre pour ceux qui voudraient l'imiter... On peut répondre que ces contrée, comme celles qu'arrose le Sénégal, ne sont vraiment dangereuse que pendant six mois ; de juin à novembre, elles sont inabordables ; de janvier à mai, elles offrent peu de dangers. C'est alors qu'on pourrait faire quelques essais avec une prudence extrême commandée par la chaleur constante de ces pays. Je ne sais quel en serait le succès ; mais du moins peut-on assurer que ni le sol ni le climat n'opposeraient à la culture les obstacles qu'ils présentent près du Sahara. La nature en favorisant ces rivages d'un sol richement engraissé et d'une température peu variable, les a peut-être destinés à recevoir la civilisation avec nos cultures, tandis que Saint-Louis, jusqu'à Podhor, restera toujours pauvre par lui-même et sans espoir de colonie durable.

L'hygiène publique peut seule assurer l'établissement des Européens en Afrique et l'avenir des indigènes. Tant que l'agriculture, sous l'auspice de l'hygiène, n'aura pas sillonné le sol de ce continent, dans les parties qui peuvent la recevoir, cette contrée sera sous le joug de la barbarie. Ce n'est pas en se livrant exclusivement à un commerce d'échange, et en ne formant dans le pays que des liaisons éphémères, que les Français pourront infiltrer leurs arts parmi les Africains. C'est par l'imitation que nous civiliserons. La culture du sol a le double avantage d'attacher l'homme à ses travaux et d'inspirer à d'autres le désir de bien faire. Ainsi, l'amour du sol fixe et rassemble les nouveaux colons, l'esprit de société se glisse au milieu des indigènes même barbares, et des liens d'amitié, de famille réunissent sur le même sol, dans une civilisation commune les peuples d'Afrique et leurs heureux législateurs.

Des hommes aveugles ou inhumains, fauteurs d'une commerce infâme, ont objecté l'infériorité des noirs : mais certes on l'a beaucoup exagérée. Le nègre *Poule* et le *Mandingue* protestent contre ces assertions. Barbares, mais perfectibles, ils montrent, sur les hautes plaines de l'Afrique, l'antique civilisation de la Nubie. Ils n'attendent donc que le flambeau de nos lumières pour s'éclairer à leur tour. Il faut bien le dire : depuis trois ou quatre cents ans que les Européens fréquentent ces côtes, jamais aucun établissement n'a eu pour but la civilisation. Le commerce des esclaves et de l'or a tout absorbé, et l'Européen n'a fait aux indigènes que les présens de Sinon, ne s'adressant jamais qu'à leurs passions les plus brutales. On objectera plus sensément, un climat énervant qui dispose à la paresse : mais l'éducation est plus forte que le climat. Son action incessante et bien dirigée transformera doucement et d'une manière non moins puissante ces organisations que Tiedemann et autres savans jugent perfectibles comme la nôtre.

C'est à un gouvernement sage et qui apprécie bien ses véritables intérêts, qu'appartient la réalisation de ces projets. L'hygiène publique, dont les élémens sont si variés, ne peut être appliquée que par les dépositaires du pouvoir : l'hygiène privée, ne doit venir qu'en auxiliaire. Néanmoins dans l'état où sont les choses, l'ordre naturel est interverti. Il faut que l'Européen accepte le sol et le climat tels qu'ils se trouvent. Avec l'espoir qu'un jour l'hygiène publique assurera la salubrité du sol, il doit prendre ses mesures contre celle-ci d'autant plus que la société entière seconde moins ses efforts. Les lois qu'il devra suivre, ou celles de l'hygiène privée, se modifient alors suivant les classes et suivant l'état de santé, de maladie ou de convalescence.

CHAPITRE II.

HYGIÈNE PRIVÉE.

Avant d'étudier la maniere de se conduire dans un pays, il faut d'abord savoir si l'on est susceptible d'y vivre. Pour cela il est essentiel de connaître la constitution organique des indigènes, celle qui est naturellement la mieux adaptée au climat, et comparer à cette constitution celle qu'on présente soi-même. Les lois de l'acclimatement dérivent en effet de ces prémisses. L'*organisation la plus propre au climat étant connue, comment l'acquérir, quand elle manque plus ou moins complétement.*

Dans les pays qu'échauffe plus ou moins obliquement le soleil, et dans ceux qu'il frappe deux fois de ses rayons verticaux les faces vivantes sont également dans un antagonisme perpétuel. Dans ce flux et ce reflux des mouvemens organiques, tantôt c'est la vie intérieure et la plus essentielle qui se concentre et domine, tantôt c'est l'ensemble des faces périphériques qui s'exalte et s'éparpille. L'acclimatement sera donc d'autant plus difficile, que l'homme se trouvera plus près de l'un des points extrêmes. Alors une mort plus ou moins foudroyante frappera l'imprudent, où si, doué de moins de réaction, il fléchit sans trop résister, une lente nostalgie, qui n'est souvent qu'un besoin vital non satisfait, le conduira non moins sûrement vers la tombe. La connaissance de la patrie et du tempérament des hommes est donc un premier pas fait pour l'hygiène de l'acclimatement. Elle indiquera de prime abord les chances diverses qu'on doit courir et les précautions plus ou moins grandes qu'il faut prendre.

Tout être est coordonné à son climat : il serait donc erroné de dire que la vie est plus complète dans les pays tempérés que dans les pays chauds. Cependant si l'on considère l'ensemble des fonctions qui dominent dans les uns ou dans les autres, on est de suite porté à donner la suprématie à l'homme des zones tempérées : et cette suprématie sera incontestable, tant que, dans ces pays, l'intelligence l'emportera sur la matière, ou même tant que celle-ci y présentera une élaboration plus complète.

En effet, ce qui caractérise l'homme des pays tempérés, ce n'est pas seulement le développement intellectuel, c'est l'harmonie plus parfaite et l'organisation plus avancée de ses élémens. Les fonctions matérielles qui dominent en lui sont celles de respiration et d'assimilation. De là un chyle plus parfait, un sang plus épais, plus riche et plus existant, en un mot une vitalité générale plus ressentie. Ainsi les principaux instrumens de la vie sont plus actifs, parce que les forces morales refoulent la vie à l'intérieur, et l'excitabilité générale, dérivant des forces d'assimilation, est plus grande, parce que les forces mortes donnent à celles-ci des matériaux plus réparateurs. L'Européen qui se présente dans les pays chauds, avec un sang rouge, épais, essentiellement fibrineux, est donc par cela même très-exposé à toutes les causes morbifiques, quelle que soit leur nature, quel que soit l'organe attaqué.

La lutte qui s'établit entre son organisation et les forces cosmiques, constitue le travail de l'acclimatement. Ce travail, plus ou moins orageux, consiste dans la tendance qu'ont les organes à se mettre en équilibre avec le climat, les uns faiblissant par degré, les autres prenant insensiblement une prédominance plus marquée. L'hygiène de l'acclimatement doit donc surveiller avec la plus grande attention les organes naguère les plus forts, dont il fait ralentir l'activité, et ceux qui naguère les plus faibles, prennent trop rapidement le rythme propre au climat.

Or, ces organes sont le tube digestif et le foie.

Voyons en effet dans quel état ils se trouvent chez les indigènes.

Le cachet propre du pays de la Torride leur est imprimé par la permanence de la chaleur ou par la moyenne très-élevée de leur température. Il résulte que l'action solaire y est la cause principale du tempérament des indigènes, celle qui doit modifier celui des Européens. Et cependant l'action solaire qui influence si fortement l'organisme, n'est qu'une prédisposition aux maladies. En exaltant certains systèmes, elle les rend d'autant plus impressionables; mais c'est à un autre ordre de causes qu'il faut attribuer las maladies.

Le propre de la chaleur est de produire un mouvement exentrique. Elle excite directement la peau et y accumule la vie. Soit que pendant l'hivernage elle produise une détente par les sueurs ou les éruption, soit que, pendant la sécheresse, elle resserre et crispe les tissus ; toujours elle appelle vivement les fluides sous la peau, elle en colore le tissu et le rend très-sensible. Tout ce qui sympathise directement avec la peau, tous les sens par conséquent, celui de l'amour en particulier, partagent cette activité; tout ce qui remplace la peau, tout ce qui s'exalte par concentration, tombe au contraire dans un état d'anémie. Ainsi les forces digestives sont plus ou moins languissantes : le chyle, qu'elles séparent d'alimens peu nourrissans, est dès-lors imparfait. Le sang reste donc séreux et peu excitant, d'autant que la muqueuse pulmonaire partage la faiblesse de la digestion et que l'air des pays chauds n'offre pas sous un volume donné beaucoup d'élémens oxigénés. Il résulte de cette physiologie, et de cet enchaînemeut que l'indigène vit au dehors plus qu'au dedans. Passionné pour les plaisirs des sens, doué d'une grande exaltation nerveuse, qui tient toute aux impressions externes et par cela même est fugitive, il est peu capable de concentration qui occupe fortement ses organes profonds. Alors il arrive que ses humeurs, séreuses et mal oxigénées, contiennent, comme le pigment, une grande quantité de carbone ; pour cela même elles sont peu excitantes et produiraient une stupeur profonde si la nature ne rejetait ce principe anti-vital. Dans les pays froids, où la respiration est très-active, c'est elle qui est chargée de cette dépuration, conjointement avec le foie et peut être la peau : dans les pays chauds, l'exaltation cutanée absorbant la vie des muqueuses, le poumon languit pour l'expiration comme pour l'inspiration. La peau et le foie le remplacent alors dans ses fonctions. Le foie et la peau sont donc les plus vivans dans les pays chauds, comme le poumon et le tube digestif sont les plus vivans dans les pays froids. De là résulte cette loi physiologique, qui, remplaçant un organe par un autre dans ses fonctions, le remplace également dans ses maladies. Le tempérament sanguin, produit d'une chylification et d'une hématose parfaites, appartient aux pays froids avec les pneumonies et les gastrites; le tempérament bilieux, produit d'une saturation de carbone, appartient aux pays chauds avec les hépatites et les dysenteries.

Cette organisation des hommes de la Torride leur fait une nécessité d'alimens faciles à digérer et cependant très-nutritifs (système digestif languissant), de boissons délayantes et légèrement toniques (pour tempérer l'excitation cutanée sans exalter le système digestif), de vêtemens légers, mais isolans (pour rendre nul l'effet des variations de température), d'une vie insouciante et indolente (pour prévenir un épuisement facile), d'un grand calme dans les passions ou les travaux de l'esprit.

Aussi tel est l'indigène des pays chauds, vivant de riz, de mil et de laitage; buvant de l'eau, se couvrant de coton, paresseux et ignorant.

L'Européen, au contraire, sous l'empire de son climat, mange beaucoup et des substances animales, boit du vin, se couvre indifféremment de toile ou de laine, fait le repas du corps et de l'esprit.

Ce n'est donc pas sans danger qu'il continuerait le même genre de vie. La première action du climat porte sur la peau qu'il exalte, sur le tube digestif qu'il affaiblit. La première indication que lui donne l'hygiène est donc de diminuer ses alimens, de les rendre insensiblement moins actifs et moins substantiels; elle lui dit en même temps de protéger l'organe cutané, de manière à ce qu'il ne s'active que par degré et surtout qu'il ne ressente pas brusquement les variations de la température.

La seconde action du climat a lieu plus lentement : elle consiste dans le renversement des fonctions du poumon et du foie. Ce renversement néanmoins ne tarde guère, parce que le poumon languit forcément pour les raisons déjà données; le sang, qui ne se dépouille pas aussi vite, excite donc de préférence l'organe de nouvelle hématose, aussi la seconde action du climat porte sur le foie : la seconde indication à remplir consiste à ménager la transition physiologique, à protéger le foie contre l'abus d'un sang trop riche (ce qui a lieu en soignant l'alimentation) et contre les variations de température.

Les lois de l'acclimatement consistent donc fondamentalement dans l'hygiène des surfaces cutanées interne et externe. En changeant le mode d'alimentation, non pas d'une manière brusque, mais avec des transitions relatives au tempérament, l'Européen perdra bientôt son excès de cruor et une partie de son activité ; il se transformera pour le nouveau climat qui l'influence. Ainsi, avec une alimentation convenable, il évitera les affections du tube digestif; avec un vêtement qui protége la peau sans la charger, il évitera celles du foie et du tube digestif. Tout s'enchaîne dans la vie, l'hygiène doit tout veiller simultanément. En suivant ses lois, sans ménagement, mais sans crainte, l'Européen s'acclimatera et pourra, comme nous l'avons dit, atteindre un âge aussi avancé que les indigènes.

Telles sont les règles générales qui doivent présider à l'acclimatement. Elles indiquent d'avance les pays de l'Europe tempérée qui laissent le moins ou le plus à faire à l'Européen. La statistique, basée sur les faits, nous a déjà montré combien d'hommes provenant du Midi de la France sont plus favorisés que ceux venant du Nord. Il y a en effet moins de dissonance dans les accidens du climat, par conséquent dans les dispositions organiques ; le midi de l'Europe, l'âge adulte, le tempérament bilieux ou sanguin modéré, une constitution plutôt faible que trop rigoureuse, sont des chances favorables pour l'homme qui voudra se fixer dans les pays chauds... Nous allons maintenant donner quelques règles d'hygiène relatives à chaque classe d'Européens.

1° HYGIÈNE DES EUROPÉENS SÉDENTAIRES.

La majeure partie des commerçans se compose de provençaux, c'est-à-dirr d'hommes qui par leur tempérament sont les plus adaptés au climat. Ils ont donc moins de précautions à prendre pour conserver leur santé. Néanmoins leur genre de vie spécial, la mortalité même assez grande qu'ils présentent, leur font une loi de suivre scrupuleusement les conseils de l'hygiène.

L'époque la plus favorable pour débarquer est fixée par le climat. L'Européen désigne avec raison sous le nom de bonne saison le temps qui s'écoule entre les hivernages. Cette saison n'est en effet mauvaise que pour les individus qui ont eu précédemment les maladies ; les nouveaux arrivés la bravent impunément en prenant quelques précautions.

Ces précautions consistent principalement dans le mode de se couvrir. La peau étant constamment surexcitée par la chaleur, et le climat étant très-variable, il résulte que les étoffes les plus isolantes sont nécessaires. Aussi tous les Européens doivent-ils se servir de flanelles. Le mépris de cette précaution, impuni chez un petit nombre, est le plus souvent suivi de coliques nerveuses, la maladie la plus douloureuse sinon la plus grave du Sénégal, souvent d'hépatite et de dysenterie.

Les observations physiologiques du chapitre premier nous indiquent quel est le point sensible ou attaquable dans les pays chauds. Les refroidissemens sont funestes au poumon dans le Nord ; c'est la poitrine qu'il faut couvrir par dessus tout ; près de l'équateur, le plus léger refroidissement porte sur les organes digestifs : c'est donc le ventre qu'il faut surtout abriter ; de là l'indispensable nécessité d'avoir une ceinture de laine, dans un pays où de six heures du matin à midi la température varie de 15 à 22° Réaumur, où le soir une rosée pénétrante succède à une sécheresse excessive.

Les Européens doivent donc *en tout temps* porter des étoffes de laines, plus ou moins légères suivant le degré de température. La toile doit être à jamais exclue des vêtemens, surtout de ceux qui touchent immédiatement la surface cutanée.

Les Européens sont généralement bien logés. L'exposition à l'est est peut-être la plus saine ; celle à l'ouest est la plus recherchée à cause des brises de mer. Cependant ce sont toujours celles-ci qui apportent les maladies avec leur fraîcheur perfide. La chaleur est rarement nuisible par elle-même, à moins d'insolation directe et prolongée : il n'en est pas de même du froid qui lui succède. Aussi les Européens, qui connaissent bien le danger des courans d'air, doivent-ils se défier de l'action directe de la mer, d'autant plus grande que les vents du large alternent pendant la sécheresse avec ceux du désert.

La nourriture des Européens est aussi bonne qu'elle peut l'être dans le pays; pour cela même, bien que mauvaise, elle l'est moins pour eux que pour les soldats. Le bœuf, le mouton, le gibier, la volaille et les œufs font avec le poisson la base de l'alimentation. Il y a donc défaut presque absolu de substances végétales. Le lait même est rare. Cette nourriture trop animale a l'inconvénient d'être trop uniforme : si elle était pleine de suc, comme en Europe, elle serait trop excitante; mais la nature, en donnant dans ce pays beaucoup moins d'élémens réparateurs aux viandes d'animaux, les a rapprochées en cela des substances de moyenne assimilation. Ils en diffèrent cependant par la plus grande putridité de leurs résidus. Pendant l'hivernage, chaque habitant profite des pluies pour se créer des jardins; mais cette ressource bornée ne dure que pendant trois mois.

Tout le monde au Sénégal comprend la nécessité de recueillir l'eau de pluie et de la filtrer : je n'insisterai pas sur cette précaution indispensable. La conservation de l'eau est un des gages les plus assurés du bon état des voies digestives. J'aurai occasion de revenir sur ce sujet à propos des citernes militaires.

Il est deux excès qu'il faut également éviter dans les pays chauds, celui des boissons et des alimens trop frais, celui des mets trop excitans. Le préjugé qui repousse les limonades et les relâchans, dont l'abus seul est dangereux, vante trop les excitans dont l'usage est plus ou moins funeste. La langueur des voies digestives n'est pas seulement un état de faiblesse entre les tropiques, c'est un état de souffrance et d'excitabilité. Les excitans qu'on y dépose, chez des hommes qui conservent encore un sang fibreux, ne peuvent produire qu'un effet trop hâté. Les vins trop alcoolisés, les épices, le café fort ne conviennent donc qu'après un certain séjour. Quand l'équilibre commence à s'établir entre les surfaces cutanées, et que le sang a pris les qualités qu'il doit conserver toujours, alors véritablement il y a atonie dans l'estomac comme dans tous les autres organes; la langueur alors est faiblesse réelle : on peut la réveiller par de légers toniques. Ainsi faut-il agir diversement contre la faiblesse d'estomac, précédée de gastrites aiguës, et celle qui résulte d'une maladie qui n'a pas agi directement sur cet organe. Les alimens doux et féculens, ou, si l'on ne peut, la volaille, les œufs, le poisson; très-peu de gibier, du vin en petite quantité, mais généreux sans être alcoolique, voilà ce que doit faire l'Européen dans un pays chaud, mais variable, mais marécageux. Ce n'est pas brusquement qu'il doit changer son genre de vie, c'est insensiblement et dès le moment de son départ. L'organisation se plie à bien des changemens, mais elle se révolte contre les agressions imposées. Ici, comme partout, la sagesse fuit les extrêmes.

La plupart des Européens se livrent au Sénégal à un commerce de détail, d'autres à la traite de la gomme. Le nombre des artisans est bien restreint parmi eux. C'est un grand mal pour la colonie qui manque de tout; les ouvriers auraient cependant beaucoup à gagner dans un pays privé d'industrie. Le commerce d'importation ne souffrirait que pour les objets confectionnés, qui ne sont qu'en petit nombre, et les indigènes se formeraient au contraire à la pratique d'arts utiles qui les poliraient à leur insu.

A Saint-Louis, les Européens n'ont que des précautions générales à prendre; mais dès qu'ils sortent de la ville, ils s'exposent bien plus à toutes les causes de maladie. Soit que le plaisir de la chasse ou de la promenade les entraîne, soit qu'ils voyagent dans les fleuves pour les besoins de leur commerce, ils doivent surveiller d'autant plus leur santé.

Pendant six mois, la grande terre offre peu de danger. Dès que les marais sont desséchés, c'est-à-dire de janvier jusqu'à la fin de mai, les miasmes

dangereux sont emprisonnés dans le sol, et la chasse n'offre plus que les dangers qui tiennent à l'insolation ou à ses suites. Pendant le jour, il faut craindre sans doute la chaleur même et le froid qui la suit, mais c'est principalement la nuit qu'on doit redouter. Le chasseur qui en brave l'humidité sous une tente revient souvent frappé de maladies graves. Le plaisir de la chasse, les promenades sur l'eau, offrent donc aux Européens une distraction qu'ils pensent prendre dans un pays d'ailleurs si triste par lui-même; mais ils ne doivent pas oublier que ce plaisir, partout aventureux, l'est surtout dans les bas-fonds à demi desséchés, sous un ciel variable, où la bise trop fraîche et l'eau saumâtre des sables peuvent seuls tempérer la soif ardente qu'il éprouve.

Les voyages dans le Sénégal ou dans la Gambie, sont d'autant plus dangereux qu'on les fait à une saison plus humide. La traite des gommes n'a lieu heureusement que dans les grandes sécheresses. Encore arrive-t-il assez souvent que les Européens contractent pendant sa durée des fièvres aiguës ou des meningites d'autant plus graves qu'elles sont insidieuses. C'est ici principalement que l'Européen doit redoubler de soins pour lui-même. Une chaleur ardente, les fatigue du voyage, la fraîcheur des nuits, la mauvaise nourriture font plus d'une victime parmi ceux qui se mêlent avec les indigènes. Aussi, le plus souvent, les négocians confient à des traitans les voyages des scales. — Hors le temps de la traite, tout voyage dans le fleuve doit être évité. De juin à décembre, tant que les terres sont humectées par les pluies, le sol est empoisonné. Malheur à l'Européen qui, se fiant à la rapidité des bâteaux à vapeur, se hasarde aux marchés de Galam! L'expérience de chaque année nous prouve que cette rapidité ne fait que diminuer les chances de la mort : elle est loin de les détruire.

Considérés dans leur intérieur, les Européens vivent seuls ou mariés à la mode du pays. Le nombre des hommes qui arrivent au Sénégal étant bien supérieur à celui des femmes (:: 3 1/2 : 1), et la plupart étant à l'âge des passions, il n'y a pour eux que deux moyens de satisfaire celle qui les porte à l'amour : ce sont le libertinage ou l'union quasi-légitime qu'autorise l'usage. Le premier est dangereux pour la santé, qu'il épuise en délices sans frein : le deuxième a des inconvéniens graves pour la morale et la civilisation. Sous le rapport de la santé, ces liaisons avec une seule femme, le plus souvent sage et fidèle, sont bien préférables au libertinage. L'Européen se donne ainsi un intérieur où sa vie est réglée, où les maladies plus rares qu'il y contracte reçoivent quelques soins. Mais l'homme ne doit-il penser qu'à la satisfaction de ses besoins matériels? Il vient un terme où les unions se détruisent, et cependant la famille reste, mais divisée. Les enfans demeurent sans éducation réelle entre un père qui les désavoue en partie et une mère qui les néglige en formant d'autres liens. Je conçois qu'il est difficile pour beaucoup d'Européens de se lier éternellement avec les femmes du pays. Ils leur reprochent un esprit borné et futile, une âme intéressée. Mais les prennent-ils eux-mêmes autrement que par égoïsme ? Leur propre éducation est-elle toujours si soignée? Ne doutons pas qu'on puisse cultiver heureusement l'esprit et le cœur des indigènes, elles deviendraient alors des femmes agréables, comme elles sont bonnes mères. Plus d'une, si l'on en juge par quelques exemples, figureraient bien avec le temps près des Européens de leur classe.

La fusion des races, déjà existante de fait, mais qu'on pourrait régulariser et rendre doublement fructueuse pour l'individu et pour la société, est un des plus puissans moyens de civilisation. Elle pourrait engager l'Européen à se fixer sur le sol qu'il n'habite qu'un instant. Les enfans croisés, dont la couleur et les connaissances feraient bientôt mentir la première origine, propageraient bien vite le germe précieux qu'ils auraient reçu. Le mulâtre peut tout ce que peut le blanc. Son intelligence est aussi développée que la nôtre : il doit infailliblement, comme dans tous les pays analogues, absorber tout à la fin parmi les races primitives. Pourquoi donc répudier cette parenté avec les mulâtres qui sont nos fils ou nos frères? Si vous avez honte de leur ignorance et de leurs vices, instituez de bonnes écoles qui les instruisent convenablement : puisque vous leur donnez la vie au milieu de quelques plaisirs, donnez-leur une éducation et une famille qu'ils reconnaissent toujours... Alors, prenez garde que vos préjugés et vos vices ne vous rendent inférieurs à ceux que vous dédaignez !

L'essai de quelques cultures sur les points de la côte qui en sont susceptibles, l'éducation des mulâtres et le croisement des races par mariages légitimes sont de grands moyens de fixer en Afrique les Européens qui s'y transportent. Avec une vie réglée ils pourront y fournir une carrière aussi longue que celle des indigènes. Leurs travaux et leurs connaissances leur assureront même l'avantage, en sanifiant encore le sol qu'ils ont déjà modifié. C'est ainsi que la civilisation se hâtera. Elle marche : elle marchera plus vite parmi les noirs. La statistique nous a prouvé les progressions croissantes des naissances sur la mortalité. Cette progression sera plus favorable encore dès que les familles seront plus liées, dès que les enfans seront sûrs d'avoir un père et que celui-ci veillera à leur éducation. De cette manière tous y gagneront, l'Européen lui-même qui, avec une santé plus ferme, trouvera au Sénégal les plaisirs intimes de la famille.

Les mariages, autres que ceux déjà signalés, sont rares au Sénégal. Les seuls existans ont été formés en France. Les unions éphémères absorbent donc tout, qu'elles se forment entre les blancs et les Signares ou entre les blancs et les Européens, ce qui est malheureusement trop commun.

Le climat ne paraît pas nuire à la fécondité. J'ai connu plusieurs Européennes qui sont restées deux ou trois ans privées d'enfans; mais beaucoup d'autres sont devenues mères dès le premier terme, et les premières, guéries elles-mêmes d'affections utérines si communes, ont fini par avoir des enfans.

L'allaitement est au contraire souvent difficile. C'est en effet une fonction extraordinaire qui vient se mêler au travail de l'acclimatement. Je pense bien que plusieurs qui se dispensent d'allaiter leurs enfans pourraient le faire, mais un grand nombre sera excusable de s'en exempter à cause de l'énervation produite par le climat.

Quant à l'allaitement artificiel, on n'y peut penser dans les pays chauds, quelque précaution que l'on prenne. Le lait y est mauvais ou s'y détériore en peu d'instans.

Je ne saurais trop recommander dans la première enfance les soins hygiéniques les plus soutenus. Les indigènes perdent beaucoup de nouveau-nés par leur faute : peut-être en est-il de même pour les Européens. Il est de fait que la dysenterie en enlève un grand nombre, soit qu'elle résulte du climat lui-même, soit que la mauvaise qualité des alimens en soit la cause principale. La peau si délicate des enfans a besoin d'être couverte. Un léger refroidissement suffit pendant la nuit pour leur donner la diarrhée. Ils doivent porter constamment des pantalons de flanelle, n'eussent-ils pas autre chose. Si l'on m'allègue les enfans noirs qui sont vigoureux et vont tout nus, je dirai d'abord qu'ils sont dans leur pays, que leur peau est moins délicate, et d'ailleurs que les sables de Gnest si durs couvrent de nombreuses victimes de cette funeste sécurité.

Après cinq ans les chances de mortalité diminuent beaucoup pour les enfans. Ils rentrent alors dans le domaine général de l'hygiène ; mais c'est à leur père surtout qu'il appartient de les surveiller, etc.

Nous verrons plus loin les soins particuliers que doit prendre l'Européen malade ou sur le point d'arriver en France ; pour cette première partie je renvoie d'ailleurs aux excellens préceptes contenus dans la première partie de l'ouvrage de Lind que j'ai toujours consultée avec fruit.

2° HYGIÈNE DES MARINS.

L'hygiène est une et ne peut avoir rien de spécial ou de contradictoire. J'établis seulement cette division parce qu'il y a des causes morbifiques plus ou moins influentes, sur les individus, et par conséquent des préceptes importans pour les uns, presque insignifians pour les autres.

Les dangers que courent les Européens sédentaires, sont permanens, mais ils peuvent en grande partie s'en préserver : ceux qui menacent les marins sont généralement temporaires, mais ils sont bien plus grands et plus difficiles à éviter.

Ces dangers résultent principalement 1° de leur station plus ou moins prolongée dans les fleuves; 2° de leurs travaux; 3° de quelques circonstances accessoires.

Nous avons déjà vu que les marins de Marseille sont les plus nombreux et les moins maltraités par le climat. C'est donc pour ceux du nord ou de l'est de la France que l'hygiène a le plus à faire.

Dans la bonne saison, la marine marchande n'a que très-peu de malades; que des maladies peu graves et par conséquent très-peu de décès. Tout ce que j'ai dit précédemment leur est applicable.

Dans l'hivernage, les navires, étant stationnés près des quais malpropres, enveloppés d'humidité et de miasmes, sont par cela même très-insalubres. Nous avons déjà vu la différence énorme qui existe entre la mortalité des équipages livrés à la haute mer et celle des marins qui pénètrent dans le fleuve. Les néfastes de ces derniers sont d'autant plus grands qu'ils stationnent près de lieux plus incultes, comme il est arrivé aux explorateurs du Niger et de la Casamance. Je ne saurais guère donner des règles de conduite à des hommes qui sont constamment dans un état d'imminence. Est-ce l'hygiène qui détruira spontanément les marais et leurs miasmes délétères? non sans doute. Le malheureux qui expire lentement asphyxié, ne peut être sauvé par aucun moyen : le seul, consiste à lui donner un air pur, le seul qui puisse préserver de la mort les équipages, c'est la fuite s'il en est encore temps, car il peut avoir déjà puisé sur la rive infectée, il peut emporter dans ses flancs et dans ceux du navire les germes de la maladie qu'il évite. Une bonne nourriture, quelques doses de quinquina, des travaux modérés, un grand calme d'esprit diminueront sans doute les chances de mort : mais ce n'est pas la terreur qui abat toujours les hommes. La nature, dans les fleuves de l'Afrique, frappe l'Européen au milieu de ses fêtes. C'est quand un sol perfide est couvert de fleurs, que les arbres sont enlacés de guirlandes et animés par les plus brillantes créations, c'est au milieu des chants d'amour de tout ce qui a vie, que s'élaborent les germes de toute destruction; alors s'amoncèlent ces vastes débris qui engraissent la terre et entraînent l'homme sans qu'il s'en doute. L'expérience lui crie donc d'éviter ces terres dangereuses, les siècles lui diront combien d'Européens sont restés sur ces rives, combien d'équipages ont été dévorés par les épidémies qu'ils bravaient.

Pour ceux qui viennent à Saint-Louis, les dangers ne sont pas aussi grands, parce qu'ils sont près de lieux déjà assainis; mais l'habitation même dans les navires, sur le bord du fleuve, est cependant dangereuse à proportion de l'impureté de l'air qu'ils respirent dans leurs cabanes. Il serait donc essentiel que les équipages blancs fussent logés à terre pendant l'hivernage. Ils ne sont jamais assez nombreux pour qu'une pareille mesure soit impossible ; elle ferait certainement éviter plus d'une entrée à l'hôpital.

Les Européens sont peu faits pour travailler sous le ciel orageux du Sénégal. Ils devraient toujours être remplacés par les nègres pendant la mauvaise saison. En effet, ce n'est guère qu'alors que les blancs viennent à l'hôpital, et ils y viennent parce que le moindre travail les écrase, eux déjà énervés par la chaleur, par le mauvais air, et cependant doués d'une activité qu'ils doivent à un sang trop excitable.

La bonté des précautions que nous conseillons est mise hors de doute par le succès qui les couronne à bord des navires de guerre. Là, en effet, les règles de l'hygiène sont bien mieux observées. Comparez la *Malouine* en 1837 allant au milieu des marais de la Casamance à *la Triomphante* restant à la mer. L'une voit son équipage en partie détruit, tandis que l'autre n'a pas de maladies. Comparez encore la marine royale à la marine marchande, et vous verrez une mortalité de 1 sur 46 au lieu de 1 sur 26. L'hygiène seule est cause de cette différence, car les hommes sont les mêmes. Les circonstances seules où on les place sont différentes (1).

(1) Voyez *Médecine navale, ou Nouveaux élémens d'hygiène, de*

3° HYGIÈNE DE LA GARNISON.

La garnison du Sénégal est formée en grande partie d'Européens. 250 hommes d'infanterie, 155 ou 60 artilleurs occupent les différens postes de Saint-Louis et de Gorée.

Les soldats de la garnison viennent de deux sources : les uns de la conscription, les autres des enrôlemens volontaires ou des remplacemens.

Les soldats provenant de levées sont pris indifféremment dans tous les départemens. Cependant nous avons en général très-peu de méridionaux, et au contraire un assez grand nombre d'hommes de l'Alsace et de la Lorraine. C'est l'opposé de ce qui devrait être. Nous avons déjà vu que les hommes du nord sont bien plus exposés dans un pays très-chaud. Leur sang est trop riche et cependant leur fibre nerveuse trop peu active pour résister aux violentes phlegmasies du pays.

Les remplaçans, plus âgés et moins sanguins que les nouvelles recrues, paraissent être dans des conditions plus favorables à l'acclimatation : mais trop souvent ils arrivent usés par la fatigue ou par les excès, portant les traces de maladies graves contractées dans d'autres colonies. Or, contradictoirement au préjugé commun, ces maladies antérieures, bien que guéries, deviennent une prédisposition qui contrarie l'acclimatement. Les fièvres graves, la

pathologie et de thérapeutique médico-chirurgicale, par le docteur Forget, Paris 1832, 2 vol. in-8.

dysenterie et l'hépatite sont d'autant plus funestes, qu'elles frappent des individus épuisés par d'autres épreuves.

En thèse générale, les remplaçans doivent être admis, mais il faut qu'ils soient propres au service qu'ils vont faire. Des hommes sains, d'un âge un peu mûr, nés dans le midi et se conduisant bien auront bien plus de chances pour braver le climat.

L'envoi dans les colonies était jadis une punition; aussi n'y trouvait-on que de mauvais sujets. La loi ne consacre plus cet ordre de choses; mais elle le tolère en partie en permettant des remplacemens de mauvais choix. Non seulement, il ne faut pas envoyer dans les colonies des hommes tarés, mais il faudrait même choisir les hommes de meilleure conduite. Alors, comme il y aurait injustice eu égard au climat, il conviendrait d'abréger la durée du séjour et de donner aux soldats des avantages de position. L'excédant de la dépense serait bientôt couvert par les économies d'hôpital. Le bien qu'on retirerait de cette mesure serait d'autant plus grand, que beaucoup de soldats seraient ouvriers. En permettant le travail à ces hommes, hors le temps des exercices, on chasserait l'oisiveté, la nostalgie, l'ivrognerie, et les troupes ne seraient pas beaucoup plus atteintes de la dysenterie que les Européens sédentaires. D'ailleurs, les ouvriers et artisans de toute sorte manquant dans la colonie, ce serait pour elle une mesure toute civilisatrice.

Beaucoup de militaires trouveraient plus tard leur intérêt à s'établir dans le pays après l'expiration de leur service.

L'essai de statistique donné sur les indigènes nous a fait voir qu'ils sont bien moins souvent malades que les Européens, qu'ils le sont moins gravement et qu'ils meurent en proportion biens plus faible. Ces résultats nous conduisent naturellement à demander s'il ne serait pas utile et possible de remplacer par des soldats noirs, les blancs que nous perdons en si grand nombre? Dans un pays où l'esclavage des noirs est considéré comme une nécessité, il y aurait sans doute du danger à placer des garnisons qui pourraient se ranger du parti des esclaves; mais en Afrique, elles n'auraient pas cet inconvénient. Les Anglais, qui, dans leurs vastes colonies, ont pu essayer et apprécier les meilleurs systèmes de garnison, n'emploient guère que des indigènes dans leurs possessions de l'Inde, que des Africains dans leurs colonies d'Afrique. Les soldats blancs, si faibles numériquement à l'égard des indigènes, y servent plutôt à les discipliner et à leur imposer qu'ils ne sont bons à la garde du pays, encore faut-il observer que ce n'est pas sans de grandes précautions que les Anglais sont transportés du climat froid de la Grande-Bratagne aux régions de l'Inde ou de l'Afrique. Des points intermédiaires préparent l'acclimatement, et ce n'est qu'après avoir passé une ou plusieurs années sur l'aride rocher de

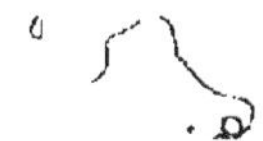

Gibraltar, qu'ils vont braver les chaleurs plus continues de la Torride.

La force et le bon tempérament des noirs de cette côte, leur docilité, leur sympathie pour la France, l'inimitié qui règne entre certaines peuplades, doivent donc nous engager à faire un choix parmi eux. Ils seront toujours disponibles, principalement dans l'hivernage, époque où leurs maladies sont plus rares, la garnison blanche se trouvant au contraire presque entièrement frappée. Alors, non seulement elle ne rend aucun service dans la mauvaise saison, mais trois ou quatre mois après, le service est encore en souffrance, parce que les rechutes se succèdent, les convalescens partent pour Gorée ou pour la France, dans le cas favorable où on a pu les évacuer.

Le service ordinaire serait donc bien mieux assuré avec des soldats indigènes; il le serait avec économie, car l'entretien du soldat noir nous coûte moitié moins que celui du soldat blanc. Du riz, du couscous, un peu de poisson, voilà sa nourriture habituelle formant une ration de 42 centimes par jour au lieu de 83 que coûte celle des blancs. Sa solde est également des deux tiers moins forte, ou de 10 centimes au lieu de 30. Il en est de même pour les frais d'habillement et de couchage. Je pense donc que cette économie faite sur l'entretien du soldat, celle provenant du passage de France au Sénégal et réciproquement, ainsi que la diminution des journées d'hôpital, couvriraient de beaucoup les frais d'achat ou d'engagement.

Le service extraordinaire, les courses dans le haut pays ou vers la barre seraient bien mieux faites par des indigènes que par des Européens, 1° avec plus de célérité et par conséquent plus de profit et d'économie, 2° avec moins de maladies.

Les indigènes seraient toujours prêts. Quelques livres de couscous sec et un peu de cassonade suffisent à leur nourriture de plusieurs jours. Ils boivent sans inconvénient de l'eau saumâtre que ne peuvent supporter les Européens; la chaleur extrême du pays et la variation de la température font sur eux peu d'impression. Tout enfin, et leur genre de vie, et leurs usages, et leur connaissance du pays les rend plus propres à un service fatigant hors de Saint-Louis. Ils agiraient alors avec bien plus de fruits dans les expéditions où les Européens ne peuvent sans un égal inconvénient agir avec rapidité ou avec lenteur.

Quant aux maladies résultant de ce service extraordinaire, elles sont bien plus nombreuses chez les Européens : pour deux nuits passées à la barre, un de leurs détachemens a donné à l'hôpital un grand nombre de dysentériques. Que serait-ce s'il fallait les exposer dans des campagnes plus longues à la fraîcheur des nuits ou à l'ardeur brûlante des vents d'est? Il y aurait donc ici encore économie d'hommes et d'argent avec un service plus assuré, la politique s'accorde avec l'humanité pour faire un pareil choix.

3° Mais ce fait admis, sera-t-il possible d'avoir un nombre d'hommes suffisant? Ces hommes ne seront-ils pas sujets à déserter? Faudra-t-il les traiter selon leurs mœurs ou suivant les nôtres?

On pourrait recruter un assez grand nombre de noirs pour en faire deux compagnies de 150 hommes chacune, soit au bas de la côte, soit dans le pays de Galam. Les engagemens renouvelés par portions tous les ans ne donneraient de l'embarras que pour la première organisation, les remplacemens ne portant plus annuellement que sur un petit nombre. En flattant la vanité des indigènes, et en les traitant d'une manière convenable, sans choquer leurs mœurs si différentes des nôtres, on pourrait sans doute surmonter sans retour cette difficulté du recrutement, puisque depuis plusieurs années on est parvenu à élever successivement le nombre des soldats noirs de 64 à 170. En les dépaysant, on préviendrait la désertion. On mettrait au poste de Baquel et du fleuve les provenances de la Casamance et autres lieux du bas de la côte, et dans les postes du bas de la côte et de Gorée, les hommes recrutés dans le Galam. Il serait d'ailleurs essentiel de se conformer à leurs mœurs, et non de les plier à une discipline toute européenne, en les astreignant aux exercices de leur état; on pourrait pour la nourriture leur permettre de vivre à leur mode, les vêtir d'une manière uniforme, mais qui se rapprochât de leur costume naturel; et enfin leur laisser un peu de cette liberté dont leur caractère leur fait un besoin. Vainement voudrions-nous traiter à la mode d'Europe des hommes habitués au soleil et aux mœurs de l'Afrique. C'est à nous plutôt qu'il appartient de modifier les nôtres suivant les nouvelles exigence du climat. Notre civilisation est ici tout exotique; c'est un arbre qui n'a pris encore que de faibles racines dans les sables de ce continent; il serait donc absurde de chercher à cueillir des fruits que le temps n'a pas encore mûris.

Les soldats indigènes ainsi traités, avec les ménagemens que nécessitent leur religion et leurs mœurs, rendront incontestablement de grands services. Formés en compagnies franches, guidées par des officiers instruits qui auront à cœur de les bien organiser, ils formeront une garnison bien préférable à celle qui existe aujourd'hui... D'ailleurs la suppression des Européens ne serait pas entière, outre les officiers et sous-officiers d'infanterie nécessaires, comme instructeurs, une compagnie d'artillerie pourrait être conservée; mais dans ce cas il faudrait faire un choix sévère, car la mortalité pèse encore plus sur ce corps que sur l'infanterie. »

Telles sont, avec quelques développemens, les idées que j'ai déjà présentées dans un rapport fait à l'inspection générale de 1837 sur la composition de la garnison du Sénégal. J'ai vu depuis avec plaisir que ces idées sont aussi celles de plusieurs qui ont une plus grande expérience du pays que moi, entre autres de M. le capitaine Caille, qui s'occupe également de cette question dans un mémoire inédit, et qui la traite avec connaissance de cause puisqu'il a commandé pendant quelque temps une compagnie noire.

§ Ier *Visite des hommes avant le départ pour les colonies.*

Les hommes destinés pour les colonies devraient être soumis à une visite avant l'embarquement. Le réglement le prescrit; mais il n'est que trop souvent enfreint; aussi nous arrive-t-il souvent de recevoir au Sénégal des hommes qu'il faut renvoyer de suite, ou qui périssent en peu de temps parce qu'ils ont apporté le germe de maladies mortelles.

A la fin de 1837, nous avons reçu ainsi, par exemple, 15 hommes ouvriers d'artillerie de marine, provenant de Rochefort. Je crois qu'il n'en reste pas 3 de bien valides, après dix mois qui ne comprennent proprement aucun hivernage (1). 10 ont eu des dysenteries plus ou moins graves; 3 ont été renvoyés en France comme convalescens; 2 ont eu des hépatites aiguës, etc. Pourquoi? parce que tous

(1) L'hivernage de 1838 n'ayant donné que très-peu de malades jusqu'à présent (octobre).

ces hommes étaient malades avant leur départ de France. La plupart venaient d'avoir la fièvre de Rochefort, avec ou sans diarrhée ; 2 avaient une affection neveuse pour laquelle ils avaient été traités infructueusement en France. Soumettez de pareils hommes, usés par la fièvre et la douleur, à une variation de température de 15° à 20° par jour, dans la saison sèche, à un mauvais régime, aux excès qu'entraînent l'ennui et la nostalgie, et vous aurez le résultat que vous avez eu cette année, résultat qu'on eût certainement évité en visitant plus soigneusement les hommes destinés à venir au Sénégal. D'ailleurs, si la santé des hommes finit par se détruire d'une manière irrémédiable, l'économie du trésor ne reçoit pas une atteinte moins grande de ces mauvais choix. Demandez au directeur d'artillerie au Sénégal, les services qu'ont rendus à la colonie les 15 hommes dont nous parlons ; il vous répondra qu'ils ont été nuls. Ainsi le trésor aura eu à payer, outre les frais de voyage et les journées d'hôpital, les travaux que ces ouvriers auraient faits et qu'il a fallu confier à l'entreprise.

§ II. *Époque de l'embarquement.*

Les soldats arrivent généralement trop tard. C'est à la fin de décembre et de janvier qu'ils devraient débarquer : ils auraient six mois pour s'acclimater. Alors pas de marais, pas de chaleurs excessives, pas de pluies. En arrivant à la fin de mai, ils ressentent trop brusquement les premières chaleurs de l'hivernage. Plusieurs de ces nouveaux arrivés sont pris de phlegmasies intenses qui les enlèvent rapidement.

§ III. *Distribution des troupes dans la colonie.*

La majeure partie des nouveaux venus sont appelés à Saint-Louis, quelques uns seulement sont envoyés à Gorée; or l'expérience a prouvé que les maladies sont généralement moins graves à Gorée qu'à Saint-Louis. Les militaires y jouissent d'un air plus pur, y font un service plus doux; Gorée est un lieu d'acclimatement par rapport au Sénégal. C'est là que les nouveaux venus devraient être dirigés d'abord pour y passer le premier hivernage; on éviterait ainsi l'encombrement de l'hôpital Saint-Louis dans la saison des pluies, et surtout les rechutes mortelles qui ont lieu aux premiers jours de la saison sèche; on n'aurait plus à lutter tous les ans contre la barre pour évacuer sur Gorée des convalescens dont la maladie reparaît ou s'aggrave dans les lenteurs du voyage.

§ IV. *Logement des troupes dans la colonie.*

Les soldats d'infanterie ont à Saint-Louis deux casernes : une dite du fort, l'autre d'Orléans.

La caserne du fort a plusieurs inconvéniens graves, elle est adossée à l'hôtel du gouverneur qui la prive ainsi des brises rafraîchissantes de la mer ; elle est au contraire exposée en plein au vent brûlant de l'est dont rien ne la protége. L'air y circule donc peu ; il y est étouffant, et les chambres des soldats sont infectées d'insectes attirés par le voisinage d'une citerne. Aussi a-t-on remarqué depuis long-temps que cette caserne donne une plus grande proportion de malades que l'autre.

La caserne d'Orléans, ouverte nord et sud, peut recevoir la brise du large; garnie au nord de galeries assez spacieuses, elle offre des conditions de salubrité bien plus grandes. Du reste, dans la saison des vents du nord-est, ces casernes sont froides par la pénétration même des vents et par l'effet du carrelage des chambres. Il serait essentiel que les carreaux fussent remplacés par des planchers ou du moins qu'ils fussent couverts de paillassons.

La caserne des canonniers offre en partie l'inconvénient reproché à celle du fort. Situé à l'est de la ville, elle ne reçoit que très-peu les vents de mer : de plus, elle est dans le voisinage immédiat d'un quai malpropre où les eaux pluviales et les décharges de la caserne n'ont pas d'écoulement et forment ainsi un large cloaque directement sous les fenêtres de l'établissement. Il y a peu de temps qu'à ces causes d'infections, s'en joignait une autre plus permanente, celle résultant d'un marché de nègres où des viandes et des poissons pourris étaient amoncelés.

Le caserne des ouvriers n'a autour d'elle aucun foyer d'infection; mais, composée exclusivement d'un rez-de-chaussée exposé au sud, elle est peu aérée, chaude et humide. Heureusement elle n'est habitée que par un très-petit nombre de militaires.

Jusqu'au commencement de 1838, les canonniers et ouvriers d'artillerie ont été logés dans la caserne de l'est, si mal située et si infecte. Nous ne balançons pas à croire que cette mauvaise disposition des logemens est une cause principale de la plus grande mortalité que présente proportionnellement le corps d'artillerie au Sénégal. Il résulte en effet de nos recherches qu'il meurt 1/5 des artilleurs pour toute la colonie, et un 1/8 seulement des soldats d'infanterie. Je suis d'autant plus porté à croire que la position de la caserne est ici pour beaucoup, qu'en 1830, d'après le rapport de M. Calvé, mon prédécesseur, c'est dans ce voisinage que la fièvre jaune a fait ses premières victimes.

En séparant les ouvriers des canonniers, et surtout en faisant disparaître le marché des noirs, on a obvié en partie aux inconvéniens de la position. Cependant il reste encore à faire, les terrains situés à l'est n'étant pas encore propres et la caserne étant trop peu aérée du côté de l'ouest.

A Gorée, les soldats d'infanterie et d'artillerie sont tous logés au Castel, c'est-à-dire sur un morne élevé, constamment rafraîchi par la brise; leur caserne, composée de petites chambres, au rez-de-chaussée, est ouverte est et ouest. Elle est bâtie sur un terrain brûlé par le soleil qui y est réfléchi. C'est là sans doute le point le plus aéré de l'île; mais il ne faut pas en conclure de suite qu'il en est le point le plus salubre. Les hommes venant de la ville en sueur, et trop souvent dans un état d'ivresse, sont saisis brusquement par le vent frais qui rase le plateau, ou tourmentés dans les chambres par la chaleur et les moustiques; ils se livrent imprudemment à la fraîcheur des brises qui traversent la caserne. De là des maladies graves par suppression de la transpiration. Aussi a-t-on remarqué que la mortalité de la garnison est plus forte à Gorée depuis l'époque où les soldats couchent au Castel, et la preuve en a été acquise facilement à une époque où les soldats, beaucoup plus nombreux, étaient partagés entre la caserne du Castel et celle qui sert actuellement d'hôpital. En 1829, par exemple, d'après les registres des décès de cette année, et les documents fournis par M. le capitaine Caille,[1] alors officier payeur, deux compagnies d'infanterie, logées diversement, ont perdu; la 1re, du 16e léger, logée au Castel, 17 individus dont un noyé; celle des carabiniers, logée au centre de la ville, 2 individus seulement, la composition des compagnies étant la même. Il résulte que le Castel donnait un beaucoup plus grand nombre de malades que l'autre caserne. Il serait donc indispensable que la garnison fût restituée à son ancien logement, ou qu'elle fût mise dans un local aussi spacieux, qui la mît à l'abri des trop grandes variations de la température.

§ V. *Nourriture des soldats.*

PAIN. — Le pain n'est pas toujours aussi bon qu'il devrait l'être. On n'exerce pas une surveillance assez grande sous ce rapport. En 1837, le pain a manqué à Saint-Louis, parce que l'inspection n'avait pas vérifié le nombre de barils de farine exigé par le réglement dans les magasins des fournisseurs ; et depuis j'ai vu vendre publiquement des farines avariées, comme si des farines avariées n'étaient pas nécessairement destinées à faire du pain dans un pays où il n'existe aucune fabrique. Or, qui souffre alors principalement ? ce sont les soldats; car les fournisseurs cherchent naturellement tout ce qui diminue leurs charges. Il faudrait donc défendre le débarquement des farines avariées, et condamner toutes celles que l'on trouverait en pareil état dans les magasins des fournisseurs.

VIANDE. — C'est l'aliment presque exclusif de nos soldats, pour cela seul il offre une nourriture défectueuse et disposant au scorbut et à la dysenterie. De plus, la viande dans les pays chauds et surtout au Sénégal, est privée de suc et d'une partie de ces matériaux réparateurs qui nourrissent sous un petit volume; elle donne ici beaucoup de résidu, fatigue l'estomac et dispose aux maladies du gros intestin ; indépendamment même des causes générales qui rendent la chair peu digestible dans les pays chauds. Il est ici des maladies fréquentes parmi les bestiaux, provenant soit de l'aridité du sol, soit de la chaleur excessive, qui rendent cette chair encore plus mauvaise au Sénégal. C'est un vice du pays, mais qu'on pourrait peut-être corriger en faisant venir des boeufs du haut du fleuve et en forçant les fournisseurs à mieux remplir les clauses de leur marché.

Légumes. — Le Sénégal, privé d'eau une très-grande partie de l'année, ne produit pas de légumes ou n'en donne que dans une très-courte saison : cependant la garnison de Saint-Louis et surtout celle de Gorée pourrait recevoir au moins temporairement des légumes frais provenant des jardins du gouvernement. A Saint-Louis on a commencé à cultiver en 1838. Nous ne savons pas encore si la garnison profitera des cultures imparfaites qu'on y a pratiquées. A Gorée le terrain est tout-à-fait perdu. Quelques légumes seraient d'un grand bienfait pour des hommes condamnés le plus souvent à un régime animal. Aux arrivages des navires, on achète bien parfois des pommes de terre; mais cette ressource est rare et précaire. Il faudrait tâcher d'y suppléer en bonifiant les terrains qui sont à notre disposition. La garnison de Gorée est sous ce rapport mieux placée que celle de Saint-Louis ;

l'eau douce n'y manque jamais pour arroser : on reçoit peut-être un peu plus souvent des Canaries, des îles du cap Vert, de la Gambie ou même de la grande terre des fruits ou légumes qui varient un peu le régime austère de nos soldats. Rien alors n'empêcherait que les chefs de corps ne prissent des abonnemens avec les capitaines de navire, qui font une ou deux fois par an le voyage des îles plus favorisées que nous.

EAU. — Celle du fleuve est salée pendant huit mois de l'année, douce pendant trois à quatre, et toujours, pendant qu'elle est douce, plus ou moins chargée de matières organiques décomposées. L'eau du fleuvé n'est donc presque jamais potable de prime abord. Elle a toujours besoin d'une dépuration plus ou moins complète ; or je pense qu'on n'obtient jamais celle-ci autant que l'exigerait la santé des hommes.

L'eau de pluie est la plus pure. Il est regretable qu'on ne puisse en recueillir une assez grande quantité pour les besoins de la saison sèche. Pour l'eau du fleuve, reçue dans les citernes, elle est loin d'être bien salubre : elle contient toujours des corps étrangers que la stagnation et la chaleur font se décomposer si des courans d'air suffisans ne sont pas établis. Il faudrait donc battre de temps en temps les réservoirs et filtrer en grand les quantités journellement nécessaires aux besoins de la garnison. L'eau du fleuve dans la saison sèche, est parfaitement bonne et limpide au dessus de Dagana. Là elle est bien plus pure et bien plus potable que ne l'est jamais celle recueillie dans les citernes à la fin de l'hivernage. Il serait bien préférable d'aller puiser là avec des citernes flottantes et dans des caisses en tôle toute l'eau nécessaire au service. On agirait alors en sens inverse de ce qu'on fait actuellement. L'eau pure et limpide puisée au fleuve dans la saison sèche, serait déposée dans les citernes de Saint-Louis pour les trois ou quatre mois de l'hivernage, pendant lesquels l'eau du fleuve est partout vaseuse, et jamais on ne serait dans la nécessité de donner aux soldats un des plus terribles éléments de la dysenterie. On objectera la dépense des citernes flottantes! Je doute qu'elle doive être bien forte; et sans doute elle serait bientôt plus que compensée par la diminution des journées d'hôpital. Rien, dit *Linné*, ne dispose aux fièvres intermittentes comme l'usage des eaux qui tiennent de l'argile en dissolution; ajoutons : rien ne dispose comme les eaux impures aux désorganisations du gros intestin. C'est aux mauvaises eaux que l'on a attribué le grand nombre de dysenteries développées en 1835 et la grande mortalité qui les a suivies. Nous ne saurions trop insister sur ce point d'hygiène. Il y a plus d'inconvénient à donner aux hommes valides une eau insalubre qu'à la donner aux malades mêmes, parce que ceux-ci ne la boivent jamais qu'après une ébullition plus ou moins prolongée et d'ailleurs unie à des principes médicamenteux qui en corrigent la mauvaise qualité.

A Gorée la garnison a bu pendant long-temps de l'eau provenant de sources de la grande terre; cette eau, apportée dans des barriques, n'est pas toujours sans odeur et sans altération. Il est arrivé après les grandes pluies de 1837 que celle des marigots voisins couverts par la mer, est venue se mêler à celle des sources et l'a corrompue. Elle était alors absolument insalubre et impropre à tout usage alimentaire. Il a fallu cependant que la garnison et les malades s'en servissent malgré de vives réclamations, tandis qu'une eau bien plus pure filtrait inutilement dans les roches du Castel. Depuis lors, on a obtenu d'abandonner celle-ci aux malades et aux troupes. Cette eau du Castel est parfaitement salubre, elle filtre en assez grande quantité pour donner chaque jour plus de trente barriques d'eau et fournir aux besoins de tous les habitans européens. En se bornant à la garnison et aux malades, il est croyable qu'elle sera toujours plus que suffisante, lors même qu'on admettrait un abaissement assez considérable dans la saison sèche. Il est bien fâcheux qu'on n'ait pas pris plus tôt le parti de donner de bonne eau aux soldats. Vainement alléguerait-on la difficulté du transport. En déblayant quelques sentiers et en choisissant une heure convenable, on aurait pu faire il y a un an, deux ans et davantage, ce qu'on fait actuellement.

Vin. — Les vins de Provence sont cenx qui sont adoptés par le gouvernement. Il ne serait pas difficile de montrer que même les bons vins de Provence, par cela seul qu'ils contiennent une très-grande quantité d'alcool et de matières colorantes, sont pernicieux dans un pays où le sang des Européens est déjà trop oxygéné. Ces vins font l'effet des vins nouveaux où ce principe alcoolique domine, mais dans un état de liberté qui en rend l'action diffusible plus pénétrante. Ils agissent sur le système nerveux d'une manière trop brusque. D'ailleurs ces vins, doux et liquoreux en même temps que brûlans, passent facilement à l'aigre dans les pays chauds. Purs, ils ne se conservent pas : ce n'est qu'à des combinaisons presque toujours mauvaises qu'ils doivent cette qualité.

Mais le vin de Provence donné aux soldats n'est pas même pur et d'un goût franc, il a été mille fois rejeté par les commissions de recettes et de révision; et toujours on a persisté à le présenter avec les mêmes défauts; le vin de Provence fourni au Sénégal est un vin faible en couleur, clair et sans aucun goût sirupeux, mais avec une saveur fortement alcoolique; sans mauvais goût et assez fort s'il est bu pur, il perd toute activité dès qu'il est mêlé à une moitié d'eau. Il n'en est pas ainsi du vrai vin de Provence qui est fortement coloré, chaud, supportant deux ou trois fois son volume d'eau sans perdre de sa saveur et de sa couleur primitives.

Il est singulier que l'administration supérieure se soit toujours obstinée, sous prétexte d'urgence, à recevoir ces vins rejetés par les commissions. La première elle aurait dû forcer les fournisseurs, par des amendes, à donner des vins plus généreux, et solliciter du gouvernement l'adoption du vin de Bordeaux qui ne fait que se bonifier dans les pays chauds. Elle ne l'a pas fait. Il y a plus; le ministre, instruit des plaintes élevées à cet égard par les soldats, a ordonné une enquête, et celle-ci n'a pas été faite : du moins, les personnes compétentes pour juger la bonté et la salubrité des vins n'ont pas été consultées. Il ne suffit pas que ce vin soit privé de mauvais goût pour admettre qu'il est potable. Il peut n'être pas nuisible directement en introduisant des principes délétères dans le corps, et cependant l'être indirectement parce qu'il ne produira pas l'effet qu'on attend; il ne portera pas dans le sang cette chaleur et cette douce excitation qui entretiennent l'activité nerveuse dans un pays où les excès d'humidité et de chaleur tendent à la détruire. Donnez de bon vin au soldat; et il n'ira pas autant s'abreuver dans les cabarets de boissons fortes et moins généreuses... A cet égard nous devons signaler combien il est pernicieux de placer dans les casernes mêmes, pour plus de commodité pour l'ivrognerie, des cantines toujours ouvertes qui ne pourraient être tolérées qu'avec une surveillance très-sévère! Combien il serait urgent de fixer l'attention sur cette énorme quantité de vins douteux qui sont consommés dans les cabarets, presqu'à toutes les portes de la ville, sans qu'aucun contrôle ait décidé qu'ils sont potables! On établit ici des commissions pour tout. On désigne des commis de marine et des officiers militaires pour recevoir des médicamens et juger de leur état, des officiers de santé pour recevoir des matériaux et juger des maçonneries : on défend avec force ce principe des commissions, qui n'est bon que dans certaines limites et quand les membres sont compétens pour juger ; et l'on récuse les chefs de corps et le médecin en chef qui rejettent des vins! On ne pense pas instituer une commission spéciale appelée à reconnaître le bon état et la salubrité de toutes denrées ou boissons introduites dans la ville! Est-il une plus grande anomalie! Aussi les hommes se livrent scandaleusement à l'ivrognerie, à la caserne, dans les cabarets, à l'hôpital même, sains ou malades, pour s'étourdir sur leur position. Nous ne cesserons de le dire : une commission est de toute nécessité pour couper court à cet abus monstrueux qui laisse vendre et consommer des farines avariées, des vins falsifiés, de mauvais alcools! Il faut une commission de salubrité, non pas nominale comme celle qui existe, mais effective et toujours agissante ; une commission dont les avis soient écoutés par l'autorité supérieure et non pas éludée ou écoutée avec indifférence comme il n'est arrivé que trop souvent.

C'est ainsi qu'on préviendra beaucoup de maladies et qu'on diminuera d'autant la mortalité. Cette tâche est belle et appartient toute à l'administration supérieure : mais il faut que celle-ci soit ferme et impartiale autant qu'éclairée.

§ VI. *Aperçu statistique sur le régime alimentaire.*

Pour prouver l'influence que peut avoir le régime ou l'alimentation au Sénégal, relativement à la production de la dysenterie, je me bornerai à la note statistique suivante ; elle prouvera que nulle part les hommes ne doivent être aussi exposés à la dysenterie, si l'excès des boissons alcooliques, la mauvaise qualité des vins, la trop grande uniformité du régime et surtout la privation des légumes dans un pays chauds sont des causes réelles de cette maladie.

STATISTIQUE OFFICIELLE (1837).

CLASSES.	HOMMES.	FEMMES.	TOTAL.
Indigènes.	687	1082	1669
Europ. commerç. .	95	45	140
— fonctionn. .	52	18	70
— militaires. .	329	5	334
TOTAUX. . .	1163	1150	2213

Nota. On ne comprend pas les mahométans, parce qu'ils sont tous noirs et consomment très-peu de denrées extérieures.

BOISSONS.			
VIN		EAUX-DE-VIE.	
en futailles.	en bouteilles.	de vin.	de grain, etc.
964,264 litr.	19,492 litr.	203,608 litr.	4,720 litr.
984,516 litres.		208,328 litres.	

FARINE ET LÉGUMES.

Farine.	Légum. verts et salés.	Légum. secs.	Pommes de t.
278,625 kil.	13,722 kilogr.	17,088 kil.	43,040 kil.

1° *Vin.* — 984,516 litres ont été importés pour la consommation de 2213 individus, formant la seule partie de la population qui boive du vin.

C'est pour chaque individu, abstraction faite de sexe et de couleur, une consommation journalière de 1 litres 22 centilitres, ou pour tous de 2697 litres 28 centilitres, qui multiplié par les 365 jours de l'an donnent 954,507 litres 20 centilitres, quantité qui diffère infiniment peu de celle qui est importée. (984,516.)

Mais l'on se tromperait grandement si l'on admettait pour tous cette moyenne de 1 litre 22 centilitres, les quantités consommées sont au contraire bien différentes suivant la classe des individus et c'est précisément cette différence qui prédispose plus ou moins les hommes à contracter les maladies. Nous ne pouvons pas donner la consommation réelle de chaque classe, parce qu'aucun document n'existe à cet égard : je crois cependant qu'on peut se rapprocher beaucoup de la vérité en prenant pour guide les habitudes qui sont propres à chaque individu. Ainsi,

1° Les indigènes boivent le plus souvent de l'eau; les hommes, les mulâtres surtout, boivent du vin plus que les femmes et que les enfans, mais non autant que les Européens qui en font un usage habituel.

2° Les femmes européennes boivent du vin, mais en quantité modérée.

3° Les Européens en boivent tous, mais en quantité bien différente.

1° Ceux du commerce et les fonctionnaires, la plupart officiers, vivent d'une manière réglée, assez largement, mais sans excès.

2° Ceux de la garnison, tous soldats oisifs et intempérans, vivent d'une manière déréglée.

D'après ces données, je pense qu'on peut partager ainsi la quantité de vin importée.

1° Indigènes libres, hommes et femmes.	1669	à 0 l. 75 c. p. j.	1,302 l. 75 c. p. j.
2° Femmes europ..	68	» »	
3° Européens, commerçans et fonctionn.	147	1 50	220 »
4° Soldats.	329	3 57	1,174 53
Totaux. . . .	2213.		2,697 l. 28 p. j. 984,507 20 p. an.

Consommation journalière, moyenne de tous, 1 litre 22 centilitres.

Consommation journalière, moyenne des Européens, 2 litres 93 centilitres.

Consommation journalière, moyenne des commerçans, 1 litre 50 centilitres.

Consommation journalière, moyenne des soldats, 3 litres 57 centilitres.

Pour qui connaît les habitudes de nos soldats

dans les colonies, cette différence que nous venons d'établir entre eux et les autres Européens ne paraîtra exagérée. On peut juger de la vérité du fait par la multiplicité scandaleuse des cabarets et par l'état d'ivresse crapuleuse où trop souvent les hommes sont plongés. Maintenant, pour apprécier l'action du vin sur les militaires, on n'a qu'à se les représenter énervés par la chaleur ou par des maladies à peine guéries ; par cela même d'autant plus excitable que de mauvais alimens viennent chaque jour fatiguer les organes de la digestion. Enfin, il faut bien noter que le vin pris par les soldats nuit par ses qualités autant que par sa quantité ; car ce n'est certainement pas une boisson de choix qui leur est servie dans les cabarets. Vainement donc voudra-t-on citer quelques ivrognes qui ont traversé des épidémies sans être malades : la mortalité énorme des militaires, gens intempérans, comparée à celle des autres Européens qui se conduisent bien, sera toujours un argument irrésistible en faveur de la sagesse ou de l'hygiène.

Mais le vin n'est pas la seule boisson pernicieuse aux Européens : l'alcool révendique sa bonne part des rechutes si nombreuses parmi les soldats.

2° *Eau-de-vie*. — 208,328 litres ont été importés en 1837, savoir :

Eau-de-vie de vin,	. . .	203,608 litres.
— de grain	. . .	4,720

Nous comprendrons ici parmi les consommateurs

de cette boisson, les noirs captifs qui boivent rarement du vin, mais qui consomment de l'alcool.

Le nombre total des consommateurs se trouve être ainsi de environ 3,000 de toute classe et de toute couleur.

Le partage des 208,328 litres d'eau-de-vie donne à chacun une ration journalière de 17 centilitres ou à peu près cinq petits verres.

Ainsi, la consommation particulière des soldats, en boisson est :

Vin. . . . . . . 3 litres 57 centilitres.

Alcool . . . . . » 17 —

Nous ne donnons qu'une moyenne, peut-être trop élevée, parce qu'il y a bien des Mahométans qui ne se font pas scrupule de boire de l'eau-de-ve et qui augmentent ainsi le nombre des consommateurs ; d'un autre côté les fonctionnaires et les Européens du commerce ne boivent guère et tout au plus que la moitié de cette quantité indiquée.

3° *Farine.*— La consommation de pain n'est pas en rapport avec celle des boissons : elle se rapporte cependant avec les besoins naturels des individus.

278,625 kilo de farine ont été importés en 1837.

Les consommateurs ordinaires étant ici : seulement les Européens au nombre de 544 et les mulâtres au nombre de 1000, nous avons un total de 1544 individus mangeant du pain ou consommant, terme moyen, 480 grammes de farine par jour. Cette quantité est sans doute trop faible pour les Européens ; mais elle est à proportion trop élevée pour les mulâtres, qui consomment beaucoup de couz-couz, fait avec la farine de petit mil. Les autres indigènes mangent rarement du pain et seulement comme friandise.

4° *Légumes.* — Ils sont verts et salés ou à l'état dessiccation.

Les légumes verts et salés ne sont consommés que par les Européens du commerce, les fonctionnaires et un petit nombre de mulâtres.

Mettons, en supprimant les soldats,

Européens.	240	350
Mulâtres.	100	

Il résulte une consommation journalière générale de 37 kilo, ou de 120 grammes par individu, sur les 13,722 kil. qui sont importés.

Mais ces légumes sont en grande partie consommés dans quelques familles et dans des réunions un peu nombreuses, ce qui diminue beaucoup la consommation journalière de ces denrées si utiles dans un pays qui se refuse à la culture.

Les légumes secs, comprenant les légumes proprement dits auxquels nous joindrons les pommes de terre, ont un plus grand nombre de consommateurs, vu leur prix moins élevé et la plus grande quantité introduite. Les Européens de toute classe, les mulâtres et même les noirs tâchent de s'en procurer, ce qui doit diminuer sensiblement la partie de chaque individu.

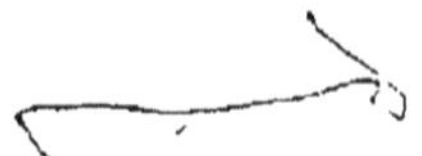

Il est entré en 1837

légumes secs	17,088 kil.	60,128 k.
pommes de terre. . . .	43,040 *id.*	

En supposant seulement 2213 consommateurs, comme pour le vin, on a 165,975 grammes par an. 75 grammes bruts par jour pour chaque individu, ou 165 kil. 975 grammes. Sans doute il est une saison où cette quantité est bien plus grande, soit en raison des arrivages, soit à cause du plus petit nombre de consommateurs, mais souvent aussi la colonie manque de ces derniers, ce qui diminue d'autant la consommation : il faut d'ailleurs comprendre sur cette moyenne les quantités avariées qui sont toujours plus ou moins grandes, surtout pour les pommes de terre.

Il résulterait en dernière analyse que d'après l'importation de 1837, les militaires consommeraient habituellement chaque jour :

Vin. . . .	3 lit. 57	centilitres.
Alcool. . . .	» 17	—
Farine . . .	» k. 480	grammes.
Légumes secs.	» 75	brut ou 65 sans avaries (supposant 1/9 d'avarié.)
Légumes verts.	» »	
Viande. . . .	» 500	brut.

Nota. Ajoutez de l'eau croupie dans les citernes et mal filtrée.

Ainsi, le régime des militaires au Sénégal est presque exclusivement animal, par cela seul qu'il est uniforme, il est mauvais : il l'est d'autant plus que la viande est souvent altérée, et que les militaires cherchent dans les boissons alcooliques une restauration qu'un meilleur régime pourrait seul leur donner.

Au résumé, le régime du soldat a besoin d'être soumis à la caserne et au dehors à un contrôle actif et bien éclairé ; l'eau pure de la partie haute du fleuve, les vins de Bordeaux, les farines pures et sans altération, voilà ce qui peut modifier avantageusement le régime actuel. On pourrait peut-être aussi avoir de meilleure viande en forçant les fournisseurs à mieux suivre les conditions de leur marché. Quelques repas de légumes, la culture d'un jardin, plus efficace que celle qui a eu lieu jusqu'à présent, ne serait pas moins utile. Partout un régime exclusivement animal est mauvais. Il cause la dysenterie, le scorbut, la décomposition du sang. Le régime fait l'homme puisque l'aliment se transforme en lui. Avec de mauvais alimens vous aurez de mauvais soldats, de mauvais serviteurs, indisciplinés ou malades, qui coûteront plus que s'ils avaient reçu des soins meilleurs.

§ VII. *Des vêtemens.*

Dans un pays chaud, mais variable comme le Sénégal, où dans l'hivernage le thermomètre tombe subitement de 5° à 6° Réaumur pendant les grains ; où dans la saison sèche, des journées brûlantes de 28° à 30° R. succèdent souvent à des matinées très-fraîches; tout ce qui touche le corps doit être d'étoffe chaude et isolante, mauvais conducteur de la chaleur, comme le tissu animal. Les hommes devraient avoir des gilets de laine : c'est ce qui a lieu en effet, mais, trop généralement, ces gilets sont beaucoup trop courts. Ils recouvrent la poitrine, qui est peu irritable dans les pays chauds, et laissent découverts les organes du bas-ventre, si faciles à y contracter des maladies; les manches adaptées aux gilets me paraissent en partie inutiles, l'excédant de l'étoffe devrait être employé pour recouvrir le ventre; et dans ce cas il faudrait tenir la main à ce que les soldats portassent réellement sur la peau les gilets de laine et non sur la chemise; car dans ce dernier cas ils n'empêchent qu'imparfaitement le refroidissement et par conséquent les mauvais résultats qu'on veut prévenir.

La chemise de toile est sans inconvénient si elle est portée comme il vient d'être dit. Elle devrait être remplacée par une étoffe de coton si l'on ne porte pas de laine sur la peau ; mais alors elle serait d'un entretien qui empêcherait de la faire adopter par les militaires.

Les pantalons devraient être toujours en laine plus ou moins fine, suivant la saison, ou du moins la partie supérieure devait toujours être doublée de ce tissu. Ce n'est pas la chaleur qui est nuisible par elle-même, à moins d'insolation directe, c'est le passage du chaud au froid, auquel sont si exposés les soldats par accident ou par imprudence ; ce sont de grands enfans qui cherchent le frais quand ils ont chaud, qui boiraient de la glace quand ils sont en sueur. Il faut les traiter comme des enfans, en usant de précautions excessives pour d'autres, mais que leur insouciance d'eux-mêmes rend indispensables.

§ VIII. *Du couchage.*

Les soldats de la garnison couchent sur des lits en fer, et non plus dans des hamacs comme il y a quelques années. Un matelas, un traversin, une couverture en laine et des draps sont donnés à chaque homme par le corps. Je pense que ces objets leur suffisent ; mais sous aucun prétexte ils ne devraient en être privés. Cependant, au commencement de 1838, j'ai vu une compagnie entière logée à la caserne du Fort, à Saint-Louis, être forcée, à une époque où la température était variable, à se présenter plusieurs fois la nuit à un appel extraordinaire dans les cours, et rester plusieurs nuits consécutives sans couvertes de laine; aussi cette punition, infligée à toute une compagnie pour découvrir l'auteur d'un vol, a-t-elle été suivie chez quelques uns de maladie; la discipline, pour être sévère, ne doit pas cesser d'être juste; elle ne doit jamais porter atteinte à la santé des hommes qu'elle est appelée à punir.

§ IX. *Besoins de propreté.*

La propreté est un élément nécessaire de la bonne santé ; quelques bains fortifians, pris de temps en temps, ont un grand avantage ; mais il faut ici faire la même observation que pour les vêtemens, il faut varier l'heure des bains suivant les saisons. L'eau est très-froide le matin dans la saison sèche ; c'est dans l'après-midi qu'il faut s'y mettre. Au contraire, elle est très-supportable dans l'hivernage le soir et le matin. Dans tous les cas, il faut prendre garde de conduire les hommes au pas lorsqu'ils vont se baigner et de les ramener un peu vite si la température n'est pas élevée, autrement ils resteraient exposés aux coliques sèches et à la dysenterie.

§ X. *Service et gardes.*

Le service de la garnison est peu de chose dans la saison sèche et se fait avec facilité. Il est au contraire extrêmement pénible et dangereux dans l'hivernage.

Une partie des hommes est distribuée dans les postes de Saint-Louis, une autre est attachée à la douane.

La garde des postes a peu d'inconvénient pendant le jour, tant que dure la bonne saison ; le soleil n'est brûlant qu'à midi, et la haute température de l'air dépend toute des vents d'est, qui sont peu malfaisans. Il est donc rare que les soldats tombent malades, en prenant quelques légères précautions. Il n'en est pas de même pendant la nuit, un froid très-vif et une rosée abondante remplacent la chaleur sèche du jour. Le soldat est bientôt pénétré d'humidité s'il n'a soin de se bien couvrir et de se maintenir en mouvement.

Dans l'hivernage, les gardes de nuit sont encore plus dangereuses par le genre de maladies qu'elles déterminent. Le poste de la Poudrière est surtout un des plus mauvais pour les soldats de Saint-Louis. Une chaleur ardente, imprégnée d'humidité, y règne tout le jour et fait place le soir à un air froid altéré par les miasmes. Toute la pointe du nord, qui est voisine, est alors couverte d'eaux pluviales et de fange : il s'en élève une vapeur malfaisante dont le calme des nuits favorisent l'absorption. C'est alors que les militaires, fatigués par la chaleur passée, respirant une fraîcheur perfide, contractent ces fièvres tenaces dont ils ne voient pas la fin. Guéris une ou deux fois, ils rechutent bientôt par le renouvellement de la cause, d'autant plus active que l'organisation devient plus indispensable.

Les soldats douaniers qui demeurent sur la côte, exposés à l'inclémence du ciel, ont des maladies généralement plus aiguës que les autres militaires. En 1837, la plupart de ceux qui eurent le typhus venaient du bas du fleuve. Ils se rapprochent en cela des guetteurs et des marins du commerce, qui sont bien plus souvent atteints de fièvres rémittentes graves que de dysenterie. Cette maladie n'est cependant pas rare parmi les douaniers, parce que les excès sont plus faciles parmi eux.

Si le service ordinaire a de si tristes résultats pour les soldats européens, le service qu'ils sont parfois appelés à faire dans l'intérieur des terres ou vers la barre, est encore plus dangereux. Plusieurs fois j'ai vu descendre des détachemens pour protéger des navires naufragés, toujours je les ai vus revenir avec de malades assez nombreux. En peut-il être autrement, lorsque les soldats, campés sur le sable et à peine protégés par des tentes, essuient les rigueurs de l'hivernage ou les rosées de la saison sèche? La dysenterie en frappe alors un grand nombre.

Ceux qui vont à Galam sont bien autrément victimes. Le voyage, bien que fait avec rapidité sur une bateau à vapeur, est toujours suivi d'une assez grande mortalité. Sur 15 soldats qui furent envoyés à Baquel dans l'hivernage de 1837, nous avons eu au moins 12 malades et 5 morts. Sur 3 officiers, embarqués sur ce navire, 2 furent malades de fièvres intermittentes, dont l'une pernicieuse. En 1836, 3 officiers et le gouverneur malavois tombèrent gravement malades, et l'un d'eux mourut des suites de ce voyage. On conçoit qu'il en doit être ainsi dans ces excursions faites à un soleil ardent, sur un fleuve dont les rives sont infectées, dans une campagne courte, mais où la fatigue et l'ennui se réunissent aux exhalaisons d'un sol fangeux. On ne devrait donc envoyer à Galam que des hommes de bonne volonté. La terreur les frappe avant leur départ, les dispose à l'imprégnation miasmatique. Un moral fort les soutiendrait au milieu des fatigues; une haute paie, de bons alimens, tous les soins les plus assidus diminueraient les chances défavorables et les mettraient dans le cas des officiers, souvent malades, mais plus rarement victimes.

§ XI. *Durée du séjour dans la colonie.*

On a fixé à quatre ans la durée du séjour de tout soldat dans la colonie. Ce temps me paraît trop long pour une classe d'hommes si exposés aux maladies. Il en meurt beaucoup parmi ceux qui ont déjà deux et trois ans de séjour. Beaucoup qui sont alors usés par les maladies, et qui d'ailleurs rendent peu de service, seraient sauvés s'ils pouvaient partir avant un troisième hivernage. Deux années me semblent un temps suffisant pour un pays comme le Sénégal, bien moins favorisé par la nature que les autres colonies françaises. Il y aurait ainsi une grande économie d'hommes et bien moins de malades à l'hôpital, surtout en faisant passer la première année de séjour à Gorée.

§ XII. *Départ des convalescens pour France.*

Beaucoup d'hommes ont à l'hôpital des rechutes

mortelles qui pourraient être conservés à l'État et à leur famille si l'on pouvait les soustraire à temps à l'influence du climat. Le défaut d'occasions et le peu de soins que les convalescens reçoivent à bord des navires marchands, nous forcent d'en garder à l'hôpital un grand nombre qui finissent par y succomber. Nous avons souvent demandé qu'un navire de l'État vienne à la fin des deux saisons, et principalement de l'hivernage, pour ramener en France ces hommes déjà épuisés par les maladies. C'est une mesure d'économie en même temps que d'humanité.

§ XIII. *Réengagemens.*

Ils sont rares. On ne voit guère continuer, après quatre ans, que les sous-officiers qui ont obtenu de l'avancement. Ceux-ci, soumis en partie aux mêmes causes des maladies que les soldats, meurent encore en assez grande proportion; il n'en est plus de mêmes des officiers qui ont souvent un très-long séjour dans la colonie, la mortalité n'est pas forte parmi eux, parce qu'ils observent mieux les lois de l'hygiène.

§ XIV. *Remplacemens.*

Le remplacement des soldats qui ont fini leur temps doit continuer à se faire d'une manière partielle et non en masse comme on l'a proposé. Le remplacement intégral expose bien plus aux maladies et aux épidémies. Il a de fâcheuses influences sur le moral par le nombre de maladies et de morts simultanées qui ont lieu. Plus vous enverrez ensemble de soldats, plus la proportion des décès sera forte. Ainsi, en 1838, il est arrivé un détachement plus fort que les autres années, et l'hôpital a présenté un nombre de malades et de morts bien plus considérable qu'il n'en a habituellement à la même époque (mai et juin 1838).

En somme, le climat du Sénégal est sans doute insalubre; il aurait besoin d'être modifié par l'hygiène; mais ce n'est pas lui seul qui cause la mortalité de nos soldats. Pourquoi, sous le même ciel, d'autres classes d'Européens vivent-elles sans maladies graves avec de justes prétentions à une longue carrière? Ce qui tue les soldats, c'est l'ennui, et ce sont les excès qui en dérivent, de mauvaise nourriture, le service trop pénible. Beaucoup a déjà été fait, mais il reste beaucoup à faire. Les améliorations matérielles ne sont pas d'ailleurs les seules que réclame la garnison. Son éducation morale n'est pas moins importante. Il serait certes plus utile pour le soldat et pour l'État de voir les hommes occupés dans des écoles régimentaires, apprendre quelque métier et les premiers élémens des sciences, que de les voir oisifs et nostalgiques, user leur vie dans les cabarets, pour ne rendre à la société que des êtres flétris au moral comme au physique. C'est là ce que je recommande surtout aux méditations des chefs de corps de philantrhopes. L'homme éclairé est plus facile à conduire que l'ignorant, il fait bien plus d'honneur à son corps; sa bonne tenue, les meilleurs services qu'il rend, son dévouement bien senti pour ses chefs et pour l'État, sont le résultat infaillible des soins qu'ils prennent de lui. N'en doutez pas, il y a du système dans les excès du soldat aux colonies. Éclairez-le, il les détestera.

4° HAGIÈNE DES MALADES.

Dans les pays où le soleil active et précipite tous les mouvemens de la vie, les maladies se développent d'une manière si brusque; elles tendent si rapidement à une terminaison fatale, que ce serait folie de temporiser avec elles. Ce n'est pas dans les colonies que les crises favorables se font remarquer. Sous le soleil doux et tempéré de la Grèce, Hippocrate a pu les observer chez des hommes doués d'une grande énergie vitale; mais les températures extrêmes produisent un effet contraire. Ici la vie se concentre et trouve dans le froid un obstacle à son expansion; là elle déborde partout : solides et fluides se décomposent sous l'empire d'un mouvement trop rapide. Ainsi, dans les pays froids, le sang produit des congestions profondes; dans les pays tempérés, il tend vers l'extérieur avec un mouvement qui en permet une élaboration spécifique ; dans les pays chauds, il se décompose et s'épanche. Aussi la zone torride est-elle le berceau des affections putrides. La dysenterie, la fièvre jaune, les typhus les plus graves, le choléra, s'y font remarquer par des épanchemens variés, le plus souvent visibles, de sang, de bile ou de sérosité, etc.

Quand ces maladies sont développées dans leur force, et que le sol ou le climat les rend épidémiques, l'art est souvent impuissant. Des mesures sages et sévères pourront arrêter dès l'abord une révolution menaçante : elles pourront suspendre le mouvement trop rapide d'une civilisation qui se précipite vers la barbarie ; mais, du moment que le mal a grandi dans le silence, rien ne peut prévenir la dissolution. Le législateur et le médecin ne peuvent rien contre de tels bouleversemens de a machine vivante ou sociale : ils sont entraînés eux-mêmes et succombent aux mêmes lois. C'est donc à prévenir le mal qu'ils doivent s'attacher. Or, dans les pays insalubres, le seul, le vrai remède, est dans l'assainissement du sol : c'est l'hygiène qu'il faut invoquer. Le sol et le climat étant reconnus indomptables, l'homme sage devrait fuir : mais l'intérêt parle plus haut que l'amour de la vie, ou d moins ljette un voile épais sur les dangers qui la menacent. Dès-lors il faut bien accepter le mal qu'on n'a pas su, qu'on n'a pas voulu prévoir. Mais qu'on se hâte donc dès les premières atteintes! qu'on étouffe à sa naissance un ennemi insidieux!

Suivant les hommes et suivant les saisons, la plus simple diarrhée, le plus léger mal de tête, un accès de fièvre sont trop souvent suivis d'une mort rapide, parce qu'on s'est joué de ce qu'on appelle une indisposition. L'Européen qui habite les pays marécageux de la zone torride doit se bien pénétrer qu'il est dans le cas des plantes exotiques dont il soigne si minutieusement la culture. Sans prendre de ces précautions d'esclaves qui font de la vie une mort anticipée, il doit, après avoir suivi les règles déjà données, se traiter comme malade, dès qu'elles n'ont pas prévenu le mal. Si une promenade imprudente sous le vent des marais, un excès ou un refroidissement lui cause un accès de fièvre, il doit recourir de suite aux moyens qui le combattent. Les accès pernicieux succèdent souvent aux accès les plus simples, marche d'autant plus trompeuse, que le frisson manque souvent pour avertir de la fièvre. Il en est de même de la diarrhée qui, faute de précautions, s'éternise et devient fatale, soit qu'elle désorganise lentement les tissus, soit qu'elle se change en dysenterie foudroyante. Il est donc essentiel d'écouter, surtout dans l'hivernage, le plus petit cri de douleur ; car ce sont bien souvent les maladies les plus graves qui s'annoncent avec la plus grande bénignité.

Du reste, les commerçans reçoivent dans leurs familles des soins particuliers qui augmentent leurs chances de guérison. Cependant si leur maladie s'aggrave ou se prolonge, si, comme la dysenterie, elle est du genre de celles que le climat tend à rendre funeste, il faut suivre immédiatement le conseil de Dind, fuir un pays qui n'a plus pour eux qu'une tombe. Là, sans doute, est la difficulté. On craint les fatigues du retour et la privation d'un médecin. On temporise, et le mal rend bientôt toute décision inutile. Cette mesure, heureusement, n'est applicable aux commerçans que dans un petit nombre de cas. Dans les lieux habités, on triomphe généralement des fièvres graves de l'hivernage; il n'en est plus de même des rechutes ou des affections aiguës qui succèdent aux premières fièvres.

Pour les marins du commerce, engagés dans les fleuves, rien ne doit les retenir dans le foyer d'infection. Fussent-ils malades à l'agonie, leur éloignement immédiat devrait avoir lieu; car, si le fébrifuge arrête un accès, l'éloignement seul prévient une nouvelle intoxication. Du reste, la plupart des marins de Saint-Louis et de Gorée viennent dans nos hôpitaux militaires : ils sont alors passibles des observations que nous allons faire sur ces établissemens. Nous nous contenterons de faire sentir aux capitaines du commerce combien ils engagent leur responsabilité et leur conscience en gardant plusieurs jours à bord des hommes déjà reconnus malades. Le régime, et surtout les médicamens qu'ils donnent, ne doivent être appliqués que par des médecins. Les instructions écrites ne sont bonnes que dans leurs rapports avec l'hygiène : dès qu'elles ont trait à la thérapeutique, elles veulent une étude plus spéciale : elles ne peuvent que tromper la bonne foi des gens inexpérimentés. C'est donc à l'hôpital que les hommes doivent être envoyés dès le principe : ils y trouvent ainsi une guérison plus rapide et plus sûre.

§ 1er. *Hôpital de Saint-Louis.*

C'est principalement sur les malades de la garnison que nous avons de nombreuses observations à faire. En effet, nous avons déjà vu combien ils sont nombreux et quelle forte proportion ils donnent à la mortalité. Cette grande mortalité parmi les malades de l'hôpital contribue beaucoup à les éloigner de cet établissement, où ils ne viennent qu'au dernier moment, comme en désespoir de cause. Il résulte que leur maladie est bien souvent au dessus de toute ressource, et ils meurent, non parce qu'ils sont à l'hôpital, mais parce qu'ils n'y sont pas venus assez tôt. Cependant, si leur conduite imprudente tient à un préjugé, il est bien vrai aussi que l'hôpital est pour quelque chose dans la mortalité. D'abord, tout hôpital, par cela seul qu'il reçoit un grand nombre de malades et de maladies différentes, offre des chances de guérison moindres que celles qu'on a dans des établissemens particuliers. Ces chances sont encore plus faibles quand des causes, tenant à la position et à la distribution même des lieux, viennent se joindre à celles qui naissent de leur destination. Je dois m'appesantir un peu sur ce sujet, parce que, dans un pays réputé malsain, où l'on envoie des hommes nés sous un ciel très-différent, le gouvernement doit soigner avant tout ces asyles de douleur où viennent succomber tant de victimes de la politique. Si le commerce et le bien de l'état exigent la conservation des colonies, l'humanité et le bien de l'état veulent la conservation des hommes qui les défendent. Les richesses de quelques familles ne sont-elles pas trop chèrement payées au prix de la vie d'un si grand nombre de malheureux! Le premier soin de tout gouvernement qui colonise devrait être d'explorer les lieux où il prétend s'établir. Il ne suffit pas qu'ils soient productifs, il faut qu'ils soient salubres ou du moins susceptibles de le devenir. Autrement, il faudra qu'un sol dangereux s'engraisse de milliers de cadavres avant de laisser fleurir une société heureuse. C'est ce que les Romains avaient bien soin d'observer quand ils portaient la charrue autour d'une nouvelle ville. Les entrailles des victimes et le vol des oiseaux n'étaient pas consultés vainement par leurs prêtres. Si la religion consacrait ces pratiques, en apparence puériles, c'est qu'elles avaient pour but la conservation des hommes. Le grand-prêtre savait bien que là où les viscères des animaux sont malades, l'homme ne vit pas en sécurité, car les grandes épidémies sont le plus souvent précédées d'épizooties meurtrières, et cependant, parmi les peuples modernes, les lieux les plus malsains ont toujours été choisis par une fatale préférence pour les établissemens des premiers colons. Les Antilles, la Vera-Cruz, Batavia, Calcutta et une foule de villes de l'ancien et du nouveau monde attestent cette vérité. Après 400 ans, la mortalité y règne encore effrayante et sans frein, parce que l'hygiène n'a pas encore fait tout ce qu'elle pourrait faire pour assainir le sol et les hôpitaux.

Mais, laissant là ces considérations générales si importantes pour toute colonisation, examinons d'une manière plus spéciale les hôpitaux destinés à recevoir nos soldats de la côte d'Afrique. Nous verrons qu'il semble qu'on a pris à tâche d'y réunir les conditions les plus défavorables à la santé.

Si je ne craignais pas de trop m'étendre, je rappellerais ici les sages avis donnés par Vitruve, pour le choix des lieux où il veut élever des édifices. Suivant cet habile architecte, ce lieu, dit-il, *Is erit excelsus et non nebulosus, non pruinosas cœli spectans regiones, neque æstuosas neque frigidas, sed temperatas; deinde evitabitur palustris vicinitas; cùm enim.... spiritus bestiarum palustrium venenatos cum nebulâ mixtos in habitatorum corpora flatus spargent, efficient locum pestilentem...*

(VITRUVE, *lib.* 1, *cap.* 4.)

Il faut donc, pour un établissement salubre,

1° *une situation élevée;* 2° *un air sec;* 3° *une exposition tempérée;* 4° *l'isolement parfait de tous lieux infectés par des miasmes.*

Ces judicieuses dispositions sont à plus forte raison applicables à un hôpital; or voyez si elles se rencontrent dans celui de Saint-Louis.

1° *Situation élevée.* L'hôpital Saint-Louis est dans un lieu bas et des plus bas de l'île, puisqu'il confine au fleuve. 2° *Air sec.* Cette condition est difficile à rencontrer nulle part; à Saint-Louis, cependant, il faut dire que l'hôpital est dans un lieu plus humide que tout autre édifice central, à cause de sa position basse, du voisinage du fleuve et du peu d'étendue de ses cours. 3° *Exposition tempérée.* Les corps des bâtimens qui reçoivent les malades sont est et ouest. Dans la saison sèche, ils sont exposés au vent brûlant de l'est; dans la saison pluvieuse, ils reçoivent la brise de mer; il eût été difficile peut-être de trouver une meilleure direction; l'exposition à l'ouest semble être une des plus favorables dans l'hivernage; si celle de l'est est mauvaise, c'est d'ailleurs une conséquence presque forcée de la position de l'hôpital sur la rive gauche du fleuve.

4° *L'isolement de tout lieu infecté.* L'hôpital est au centre de la ville, ou du moins entouré d'habitations dans trois directions nord, sud et est. A l'ouest, il est pendant tout l'hivernage sous le vent d'un village noir nommé Guet n'dar, et même sous le vent du cimetière noir au sud-ouest.

Ainsi l'hôpital n'est pas du tout isolé ; c'est un grave inconvénient pour les maisons voisines, qui voient les malades dans leurs lits, reçoivent les émanations des salles, et pourraient en recevoir des germes de mort en cas d'encombrement ou de typhus. C'en est un autre non moins grand pour l'établissement lui-même, qui reçoit des cours et quais du voisinage des exhalaisons fétides et celles de Guet n'dar, ou même du cimetière des nègres, où les inhumations sont toujours faites avec négligence.

Nous voyons donc que, sous tous les rapports, l'hôpital de Saint-Louis est mal placé. Il réunit les conditions les plus défavorables à la salubrité, ce qui arrive toutes les fois qu'un établissement destiné à loger un grand nombre d'hommes est au centre d'une ville peu saine par elle-même. Aussi, le conseil de santé de Saint-Louis, consulté en 1822, avait-il signalé les inconvéniens de cette position. C'est alors que la pointe du nord, ce point le plus aéré de l'île, fut choisie pour établir un nouvel hôpital. Les premiers fondemens furent jetés sur le bord du fleuve, mais des raisons que nous pourrons deviner en ont fait ajourner indéfiniment la construction.

Sous bien des rapports, cette position serait bien préférable. Cependant les avantages qu'on retirerait d'un plus grand isolement seraient balancés par d'autres inconvéniens. Pendant l'hivernage, toute cette partie de l'île est submergée par les eaux du fleuve qui croupissent dans les bas-fonds : il y aurait donc là une évaporation constante, une extrême humidité jointe aux exhalaisons plus dangereuses de ces bas-fonds. L'hôpital, placé au milieu de pareilles circonstances locales, souffrirait donc plus que dans la ville même. Les fièvres intermittentes ne pourraient y être que plus tenaces et plus graves. Les communications avec la ville seraient d'ailleurs difficiles et dangereuses. Si, d'un côté, on éprouvait plus de facilité pour isoler les malades et rompre les communications avec le dehors, d'un autre il serait souvent impossible d'apporter à toute heure du jour et de la nuit les hommes qui réclament les soins du médecin. La chaleur extrême, la grande quantité d'eau qu'il faudrait traverser, fût-ce même dans une voiture couverte, les fatigues du transport au milieu des exhalaisons, aggraveraient certainement bien des maladies. Dans la saison sèche, cet hôpital serait très-froid à cause des grandes brises de nord-est qui soufflent avec violence sur cette plaine découverte. Les simples promeneurs peuvent alors difficilement y rester; que serait-ce des malades exposés aux grandes variations de température de cette saison?

Avant de choisir cette position, d'ailleurs avantageuse sous d'autres rapports, il faudrait donc commencer par exhausser le sol destiné à recevoir les fondations et celui qui entretiendrait les communications avec la ville. Des plantations bien dirigées arrêteraient en partie les miasmes marécageux et plus tard les brises du nord. Ce travail ne serait pas sans grandes difficultés dans un pays où tout contrarie la végétation. C'est là sans doute ce qui a fait abandonner le premier projet et conserver au centre de la ville un hôpital que du moins l'on aurait pu mieux diviser. Nous allons voir en effet que la distribution intérieure ne fait qu'augmenter les inconvéniens de la position

L'hôpital de Saint-Louis a quatre corps de bâtiment; deux, nord et sud; deux, est et ouest.

Les deux corps de bâtiment exposés nord et sud comprennent le logement des sœurs, la cuisine et la buanderie d'une part; d'une autre la pharmacie, les chambres de garde et du conseil, la citerne, les bains, l'amphithéâtre, les salles des officiers. Ils sont perpendiculaires au fleuve. Les deux autres corps de bâtiment sont presque entièrement destinés aux malades. Ils sont situés entre la rue et le fleuve auxquels ils sont parallèles, et forment les limites est et ouest des deux cours dont l'une sert de séchoir.

La partie qui regarde la rue contient six salles de deux à vingt-deux lits, toutes placées au premier étage. La première salle, de douze lits, obscure et peu aéré, sert ordinairement de dépôt; la deuxième, de sept lits, est celle des sous-officiers; les 3e, 4e et 5e de deux lits chaque, sont destinées aux adjudans et seconds de navires, enfin la 6e de vingt-deux lits pour les malades ordinaires.

Toutes les salles sont ouvertes sur la rue par des

fenêtres qui permettent une communication directe avec le dehors ; de là des abus sous le rapport de l'introduction des alimens. Elle s'ouvrent à l'ouest sur une galerie couverte.

Le deuxième corps de bâtiment comprend quatre grandes salles de vingt-deux lits ; deux au rez-de-chaussée et deux au premier étage. Chaque couple est séparé par un vestibule, et toutes sont comprises entre deux galeries couvertes.

Sous le rapport de la symétrie et du coup d'œil, ces salles paraissent d'abord ne rien laisser à désirer. Elles sont régulières, abritées par des galeries largement ouvertes , enfin telles en apparence qu'elles doivent être dans un pays très-chaud où ce qu'on préfère est un peu de fraîcheur. C'est ainsi que l'on aura dépeint l'hôpital, et prenant le service à la fin de la saison sèche, j'ai d'abord adopté l'avis général ; mais je n'ai pas tardé à connaître les inconvéniens de ces salles réputées si aérées et si salubres.

Ces salles formes un carré très-allongé de 6 à 7 toises, sur environ 3 de large et 3 1/2 de hauteur. Ses parois supérieures et inférieures sont un plancher uni ou blanchi à la chaux, et les parois latérales sont les murs d'enceinte également blanchis à la chaux.

Quatorze ouvertures ou grandes portes de 7 à 8 pieds de hauteur permettent la circulation de l'air et des personnes, dix vers les deux galexies, deux sur les vestibules mitoyens, et deux sur une petite cour,

Des poutres ou étais coupent ces salles de distance en distance parallèlement au mur d'enceinte pour supporter le plafond qui paraît avoir manqué, enfin chacune de ces salles contient 22 lits en fer.

1° *Les deux salles du rez-de-chaussée* donnant sur les cours sont obscures, humides, peu aérées, pleines de moustiques dans l'hivernage. Elles devraient être supprimées et remplacées par une autre de grandeur double que l'on bâtirait au dessus de la cuisine, parallèlement au pavillon des officiers.

2° *Ces salles sont trop peu élevées* et trop étroites ; car il n'y a pas plus de 18 pouces à 20 pieds du haut des portes au plafond, ni plus de 6 pieds entre les deux rangs de lits, intervalle encore coupé par les piliers de support.

3° *Elles ont des ouvertures mal distribuées* et c'est un des vices capitaux ; les grandes portes pleines, sans vitres et sans châssis mobiles, ont le grave inconvénient de laisser les salles obscures quand elles sont fermées et d'y concentrer des odeurs fétides ; si elles sont ouvertes, elles ont l'inconvénient non moins grand d'exposer les malades, placés dans leurs lits, aux brises souvent très-froides qui pénètrent dans les salles. Ainsi il nous est arrivé bien souvent dans l'hivernage de voir les malades nus et endormis, rester exposés à la brise du soir et à l'extrême humidité ; et dans la saison sèche, de les voir frissonner par les grands vents de nord-est et contracter des maladies plus graves que celles qui les avaient amenés à l'hôpital. Les dysentériques surtout, pressés d'un besoin incessant d'aller sur le pot et n'ayant plus le temps de se couvrir, ont mille fois vu s'aggraver leur état près de cette porte funeste, et des hépatites mortelles se joindre à leur première affection. Pendant plus de six mois de l'année ces grandes ouvertures ont donc un grave inconvénient, quand soufflent les vents de nord-est; béantes, elles laissent pénétrer à la fois une trop grande masse d'air; fermées, elles ne permettent pas une aération suffisante; faute de mieux, nous avons obtenu quelques légères améliorations, qui ne doivent être pourtant que provisoires; le placement d'une vitre à chacune des portes permet à un peu de lumière de pénétrer dans les salles quand elles sont fermées, et la division des portes à hauteur des lits permet d'en clore seulement la partie inférieure, celle qui touche directement les malades. Ces installations ne remplissent cependant le but que d'une manière très-imparfaite; on n'atteindra pas celui-ci tant que les salles fermées par le bas à 6 pieds au moins de hauteur, n'auront pas de grandes fenêtres à châssis mobile et vitré, qui s'étendent jusque près du plafoud. Je doute que l'on puisse corriger de cette manière le défaut de nos salles actuelles; si on ne le peut, elles seront toujours infectes, le matin quand elles sont restées closes. Froides dans la saison sèche, elles aggraveront l'état de beaucoup d'hommes qui viennent y chercher la santé. Je demande à cet égard un examen sévère et impartial, sans qu'on se laisse séduire par cette idée qu'il faut avant tout de l'air et de la fraîcheur dans les pays chauds. Si le Sénégal est le pays le plus chaud de la terre, il en est aussi le plus variable, il est celui qui a le plus de dysenterie. Or, la dysenterie veut une température douce et invariable, elle veut un air pur, mais redoute le froid. Il faut donc un système d'ouverture qui, en donnant entrée à une grande quantité d'air, le ménage de manière à ne pas saisir brusquement les malades en sueur frappés de dysenterie ou de coliques sèches; le système que je propose est le meilleur si celui qui est adopté dans tous les grands hôpitaux de France.

4° Nos salles, avec ou sans les modifications proposées, contiennent beaucoup trop de lits; en effet j'en ai trouvé vingt-deux dans chacune des plus grandes; d'après de nombreuses expériences il résulte que chaque malade a besoin de 6 toises 1/2 cubes d'air pour respirer purement, par conséquent une salle de 13 toises de long de 4 de large sur 14 pieds de hauteur, ne doit pas recevoir plus de 18 malades. D'après ce principe admis par tous les médecins et physiciens, nos salles de 6 à 7 toises sur 3 ne devraient pas avoir plus de 9 à 10 lits; ils en contiennent plus du double; on prétend cependant que l'hôpital peut contenir de 165 à 175 malades, c'est une grave erreur; s'il ne s'agissait que de rapprocher les lits, il pourrait en contenir plus de 190; mais il faut donner à chaque homme la quantité d'air qui lui est indispensable ; d'après les toisés, les plus grandes salles, où l'on compte 22 lits, n'en doivent avoir que 10 : 6 salles font 60 lits. Les autres petites en peuvent contenir 30, total 90, mettez même 100, dont il faut soustraire environ 15 pour les salles consacrées aux noirs. Ainsi, l'hôpital Saint-Louis ne peut contenir, sans être menacé d'encombrement plus de 100 malades au lieu de 170 qu'on y porte et seulement 70 militaires ou marins dans les salles consacrées à cette classe de malades où le nombre de ceux-ci s'élève chaque jour à plus de 100 pendant l'hivernage. Ce sont donc 30 hommes qui font encombrement, ajoutez 30 hommes ayant la diarrhée avec la fièvre. Il résulte de cet encombrement que les lits sont tellement rapprochés ; que les malades se touchent parfois immédiatement ; les miasmes se confondent, l'atmosphère s'empoisonne, les maladies s'aggravent ou se prolongent, l'infection s'établit dans les salles, surtout dans les nôtres où il y a toujours 5 ou 6 dysentériques, mettez aussi 18 à 20 hommes plus ou moins malades pendant l'hivernage, avec une chaleur humide de 29 degrés. Les sueurs, les déjections, les moustiques ; pensez-vous qu'il n'y aura pas encombrement dans les salles, bien qu'il y ait encore 3 à 4 lits vides ?

Placez-les, eux, atteints de phlegmasies chroniques, après l'hivernage, eux si irritables et si susceptibles de contracter une nouvelle maladie ; placez-les dans des lits exposés au vent, sur des pots peu solides, les pieds chauds sur un plancher humide et imprégné de leurs déjections, et vous aurez assez d'élémens de mort, et vous vous expliquerez la mortalité de ces hôpitaux, qui, suivant l'observation déjà ancienne, mais toujours juste de Dazille (1), tuent plus de malades que le climat de la Torride. Ce n'est pas d'aujourd'hui qu'on a reproché le peu de soin pris pour assurer la salubrité de ces établissemens. L'hôpital du Sénégal n'est pas le seul qui laisse à désirer. Ce que Dazille disait des hôpitaux de Saint-Domingue, de Caïenne, du Canada, etc., serait encore vrai de nos jours pour plusieurs. N'est-ce pas au confluent de deux rivières presque stagnantes qu'était l'hôpital du Fort-Royal à la Martinique ? N'est-ce pas sous le vent froid et saisissant des mornes de Saint-Pierre, et sans aucun isolement par derrière, qu'est l'hôpital de cette ville ?... Il faut donc dans ces établissemens une bonne position et une distribution adaptée au nombre des malades. L'encombrement est bien plus facile dans les pays chauds que partout ailleurs. La chaleur et l'abondance des excrétions y vicient l'air plus que dans les pays froids. La mortalité du

(1) *Observations sur les maladies des nègres, les moyens de les prévenir*, Paris, 1792, 2 vol. in-8.

Sénégal a déjà diminué depuis qu'une garnison moindre donne moins de malades : elle diminuera encore quand l'hôpital sera mieux tenu.

Telle est une partie des causes qui font redouter au soldat d'entrer à l'hôpital. Sans doute il y a ici un cercle vicieux et un enchaînement de causes réagissant les unes sur les autres. Les malades meurent davantage parce qu'ils viennent trop tard à l'hôpital ; ils viennent trop tard parce qu'ils ont vu mourir beaucoup de malades. Ils raisonnent mal sans doute en ne voyant qu'une partie de la question ou le résultat qu'eux-mêmes ont favorisé par leur négligence, mais il n'est pas moins vrai qu'ils ont des motifs légitimes d'éviter l'hôpital, et je viens d'en indiquer plusieurs.

Je me hâte de dire que j'ai déjà obtenu quelques améliorations qui, j'espère, en font présager d'autres, si l'on a de la persévérance pour demander. Les salles sont un peu plus closes et moins encombrées ; plusieurs fauteuils ont été faits pour les dysentériques et l'on en prépare d'autres; on a promis des moustiquaires à tous nos malades. La réunion de toutes ces petites choses contribuant au bien-être des hommes, finira par détruire la répugnance des soldats; mais il faut, je le sais, un long temps pour parvenir au but que je m'étais proposé, sans avoir jamais la pensée de l'atteindre en deux ans.

Je passe rapidement sur plusieurs causes d'insalubrité qui existent encore à l'hôpital Saint-Louis et sur plusieurs améliorations à faire. J'indiquerai seulement la nécessité d'adopter pour tous les malades des siéges inodores; la mauvaise position des latrines sur le bord de l'eau, au-delà d'une cour brûlante ou balayée par de grands vents; le mauvais éclairage des salles; la nécessité d'avoir des moustiquaires; des réchauds ou petits poëles, pour tenir chaude la tisane des dysentériques dans la saison sèche... Le temps me manque. Mon intention d'ailleurs est d'indiquer seulement l'état du service en montrant ce qu'il pourrait être; je passe à quelques détails généraux de l'administration de l'hôpital. J'aurais ici de trop longues observations à faire. Je me bornerai à trois choses importantes qui me paraissent plus négligées; ce sont des choses qui, mal faites ou mal comprises par l'administration, contribuent puissamment à faire détester l'hôpital et qui nuisent plus ou moins aux militaires qui sont forcés d'y entrer.

1° *La surveillance extérieure de l'hôpital* est confiée au portier, celle de l'intérieur au planton, et plus généralement elle appartient toute au commissaire de l'hôpital, qui doit s'assurer de l'exécution de ses ordres.

La position de l'hôpital, entre une rue fréquentée et le fleuve, les nombreuses ouvertures qui sont sur la rue, les communications qui ont lieu par le moyen des infirmiers, des ouvriers et des femmes de toute sorte, rendent cette surveillance presque impossible. Vainement avons-nous fait griller les fenêtres de deux salles donnant sur la rue, la salle des sous-officiers reçoit complaisamment, pour elle et pour d'autres, les vivres de dehors. Les bateaux, à défaut d'autres voies, les apportent par derrière, et il n'est pas de jour où nous ne surprenions au lit des malades des alimens ou des boissons qui ont été introduites frauduleusement. Je pense qu'il sera toujours bien difficile d'empêcher le commerce si pernicieux aux malades, à moins de clore absolument l'hôpital, d'y consigner les infirmiers et d'empêcher personne d'y entrer sans une autorisation dont on sera extrêmement avare.

Du reste, depuis long-temps nous ne pouvons juger ce que peut être réellement cette police intérieure et extérieure, car elle n'existe pas; au portier seul est confiée toute la responsabilité. Le commis de marine, chargé de l'hôpital, ayant parfois un autre service, ne peut surveiller convenablement; il abandonne ce soin à des hommes négligens, sinon intéressés à fermer les yeux, et malgré toutes les réclamations, les malades restent presque aussi libres dans l'hôpital que dehors, au point qu'on en a vu sortir en plein jour sans permission.

2° *Le service des infirmiers* est confié à des noirs; il est si mal fait en général qu'il est un des plus forts griefs des malades contre l'hôpital. Pendant tout l'hivernage 1837, je n'ai cessé de demander à l'administration des hommes propres à ce service, celui-ci a manqué sous tous les rapports; plusieurs des anciens infirmiers ayant fini leur temps ont été renvoyés ensemble peu avant l'hivernage. Les uns n'ont pas été remplacés ou ils l'ont été par des hommes nouveaux et sans intelligence; aussi les malades ont-ils beaucoup souffert sous ce rapport; vainement criaient-ils pour se faire entendre et obéir des infimiers, ceux-ci ne les comprenaient même pas. J'ai vu une salle de 22 malades confiée à un seul homme, qui, avec toute la bonne volonté possible, n'aurait pu suffire. J'ai vu des malades tomber de leur lit sans qu'aucun infirmier ne fût là pour le secourir; et maintes fois, à midi, heure du repas, je suis entré à l'hôpital et n'en ai pas trouvé la moitié ni le quart dans l'établissement. Depuis lors, malgré nos observations, les infirmiers continuent à être les mêmes, sans zèle, sans intelligence. Que leur importent les blancs, dont ils sont les captifs à temps? quel intérêt ont-ils à bien servir? ils en ont davantage à tromper la surveillance, puisqu'en servant les appétits déréglés des malades ils en obtiennent du moins quelque récompense. Ce service est tout à recomposer: tout fait désirer qu'il soit fait par des blancs; mais si les fièvres de l'hivernage et d'autres raisons empêchent de trouver ou de choisir des infirmiers de cette classe, il faut au moins un infirmier-major blanc, qui ne soit pas un soldat, assez bien payé pour ne pas se mêler à ces tromperies, assez moral et assez influent pour les signaler à l'autorité et pour faire exécuter ses ordres par les noirs. Tant que ce service sera mal fait, les malades seront mal soignés; et les convalescens, les malades eux-mêmes auront des complaisans qui les aideront à ruiner leur bourse et leur santé.

L'hôpital de Gorée, caserne de l'infanterie de marine jusqu'en 1836, partage quelques uns des inconvéniens reprochés à celui de Saint-Louis; sa position est cependant meilleure, en ce qu'il reçoit directement la brise de la mer et qu'il est bien plus isolé sur trois de ses faces; vu les moyens peu élevés de ses malades dans l'hivernage, il est bien mieux composé d'une seule salle, moins exposé à l'encombrement que celui de Saint-Louis, d'autant que cette salle est trois à quatre fois plus large et plus longue que les plus grandes de Saint-Louis.

Une seule salle dans un hôpital, qui reçoit tous les genres de malades, est un grand inconvénient. On est forcé d'y conformer les affections les plus diverses, et, dans le cas d'épidémie, on expose les fièvres ordinaires aux dangers d'une contagion directe. Nous avions déjà proposé, en laissant le service de Gorée, de faire de la salle unique actuellement existante, deux salles de 15 à 25 lits, séparés par un petit vestibule servant à la sœur et au planton. Cette mesure n'a pas été prise, bien qu'adoptée par M. le gouverneur Malavoie; aussi, en 1837, a-t-il fallu recevoir dans le même local les hommes frappés de fièvre jaune et ceux qui n'avaient que des fièvres légères.

L'hôpital de Gorée peut contenir environ 60 lits; divisés comme je l'entends, il en contiendrait encore 55 au moins; avec ce nombre, qu'atteint rarement le maximum des malades, il y a bien moins encombrement à Gorée qu'il n'y a dans les 12 salles de Saint-Louis avec 120 malades. Cela provient de la meilleure direction des ouvertures, du plus grand éloignement des lits, et en un mot de la largeur plus considérable de cette salle. Divisée en deux, l'hôpital offrirait moins d'inconvéniens, mais il serait nécessaire de couvrir assez bien la toiture pour que les malades ne fussent pas inondés dans leurs lits par les pluies de l'hivernage.

J'ai entendu proposer de replacer dans l'hôpital actuel les soldats casernés au Castel et de mettre les malades dans le local qui est attenant au jardin du gouvernement. Cette idée, qui m'avait d'abord paru judicieuse, à cause du jardin qui aurait pu offrir une promenade utile aux convalescens, me paraît inexécutable. A part l'argent qu'il faudrait dépenser pour mettre le local en état, il remplirait moins que l'hôpital actuel les conditions qu'on cherche dans cet ordre d'établissemens. Il serait situé loin de la mer et privé de la brise, entouré de maisons et masqué par l'église, privé d'air. Il le serait également des avantages qu'offre le voisinage de la mer pour une foule de servitudes; enfin, fût-il assez spacieux pour recevoir les malades, loger les sœurs, la pharmacie, etc., il ne le serait pas assez pour offrir à la fois un séchoir, une buanderie, etc., en même temps qu'un jardin. Je pense donc que l'hôpital actuel est encore préférable; il le serait bien plus si l'on pouvait bâtir un pavillon parallèle à celui des sœurs et regrandir en servitude existante.

Nous venons de signaler plusieurs grands abus dont souffrent les malades : ce sont des causes puissantes qui les font rester à la caserne après le début du mal; la plupart de ces causes peuvent être détruites avec de l'attention et du temps, mais dans le cas même où toute amélioration aura été faite, il y aura toujours certains malades qui auront raison de redouter l'hôpital, ce sont les hommes atteints de maladies très-légères, et principalement les blessés galeux, ou vénériens... de là la nécessité d'une infirmerie régimentaire.

Suivant l'auteur d'un bon article sur les hôpitaux, ancien médecin en chef des armées françaises, on doit s'abstenir religieusement d'envoyer à l'hôpital « l'homme malade ou indisposé auquel un remède » énergique, mais nécessaire, et dont l'effet n'en- » traîne pas de longues suites, doit être administré » chez lui, tels sont un émétique, un purgatif, une » saignée, une application de sangsues, un vésica- » toire, un topique quelconque, diverses tisanes ou » boissons médicamenteuses. De cette attention ré- » sultent deux avantages inappréciables, celui de

» n'envoyer personne à l'hôpital sans nécessité et » celui d'obtenir pour cela seul, dans les hôpitaux, » un meilleur service et par conséquent l'améliora- » tion du sort de ceux qu'il est indispensable d'y » envoyer et d'y traiter, lequel dépend beaucoup » de la salubrité des salles, de la qualité supérieure » des alimens, des boissons et des remèdes, de l'a- » bondance du linge et de son fréquent renouvelle- » ment, de l'exactitude dans les soins de tous les » genres, de la propreté surtout, toutes choses qui » ne peuvent exister qu'en raison inverse du nom- » bre des malades : car, si ce nombre excède les jus- » tes proportions de l'emplacement, malgré tous les » soins qu'on aura pris, la mortalité n'en sera pas » moins l'inévitable suite de l'encombrement (1). »

Ces observations judicieuses sont principalement applicables à ces hôpitaux mal situés et mal distribués qui offrent peu d'espace pour donner aux nombreux malades qu'ils reçoivent la quantité d'air qui leur est rigoureusement nécessaire ; dans ceux principalement ou des maladies spéciales, sinon contagieuses, du moins capables de répandre l'infection et d'aggraver les autres maladies, règne en quelque sorte d'une manière permanente et parfois presque exclusive.

C'est le cas de l'hôpital Saint-Louis, où la posi-

(1) *Dict. des sc. médicales*, art. HÔPITAL. — Voyez aussi *Dict. de médecine et de chirurgie pratiques*, art HÔPITAL, par M. L.-J. Bégin, Paris, 1833, t. X, pag. 14 et suiv.

tion, à part les lits, sont beaucoup rapprochés, eu égard à l'étendue des salles, où l'infection est de tous les jours, à cause des dysentériques nombreux qu'elle reçoit, ou l'encombrement enfin existe presque tous les ans à l'époque la plus funeste, dans le cas même ou le nombre des malades n'a rien d'excessif.

On m'objectera peut-être que dans les pays chauds les maladies ont une marche si rapide qu'on ne saurait trop tôt envoyer les malades à l'hôpital. Mais d'abord je répondrai que maintenant même il est très-rare que les hommes qui viennent de la caserne aient moins de trois à quatre jours de maladie; ils ne se déclarent pas, dira-t-on, mais c'est pour éviter l'hôpital; s'ils avaient un moyen de traiter leur indisposition sans y entrer, ils s'empresseraient de le saisir.

Les maladies du Sénégal, bien que très-aiguës dans l'hivernage, ne sont pas néanmoins de celles qui foudroient les individus; les plus graves, et celles qui peuvent tuer en quelques heures, ont toujours des prodrômes qui les annoncent et qu'on peut enrayer. Il est bien rare qu'une fièvre soit pernicieuse de prime abord; elle ne l'est qu'au deuxième ou troisième accès; en agissant au moyen d'infusions fébrifuges sur des hommes sains, au moment de l'épidémie, du sulfate de quinine sur ceux qui ont eu déjà un accès, on préviendra ces fièvres pernicieuses, qui se caractérisent assez rarement d'une manière grave, pour que, dans une année très-mauvaise, nous n'en ayons observé que dix toutes développées à l'hôpital.

Une hygiène bien entendue sous tous les rapports, et l'usage préservatif du vin de quinquina, d'absinthe ou de café, suffiront, chez beaucoup d'individus, pour couper les fièvres de l'hivernage, qui sont généralement plus aiguës qu'elles ne sont graves; quelques saignées faites avec ménagement, une application de sangsues ne seront pas moins efficaces chez les nouveaux arrivés, en qui se prononce trop énergiquement la diathèse inflammatoire. Bien des hommes qui entrent à l'hôpital pour des fièvres intermittentes pourraient être traités à l'infirmerie, après un premier ou un deuxième accès. Une visite assidue du chirurgien du corps préviendrait les accidens, et le malade serait renvoyé à l'hôpital pour peu que la fièvre résistât ou qu'elle présentât une tendance un peu grave.

Il en serait de même à plus forte raison des hommes qui sortent de l'hôpital guéris de fièvres intermittentes; ces hommes ont besoin d'être soumis pendant quelque temps encore à une hygiène plus soignée, et surtout à l'influence du fébrifuge. Si ces convalescens étaient placés dans une infirmerie où ils auraient du reste le régime des autres militaires, et s'ils reprenaient au bout de quelques jours l'usage du quinquina, je ne mets pas en doute qu'un grand nombre seraient exempts de rechutes et surtout de ces diarrhées contractées à l'hôpital, qui résultent autant des miasmes mêmes des selles que de la maladie primitive. Certes, l'air qu'ils respireraient serait bien plus salutaire dans un lieu où il n'existerait qu'un petit nombre d'hommes peu malades, que dans des salles où sont forcément confondues les fièvres graves, les affections bénignes et les dysenteries.

Cet avantage des infirmeries sur l'hôpital serait encore bien plus grand pour les hommes qui n'ont pas de fièvre. Combien entrent à l'hôpital pour un léger rhume, un mal de gorge, un léger gonflement de gencives, une congestion cérébrale qui pourraient être guéris en deux jours à la caserne avec le traitement le plus simple ; combien d'hommes, blessés même légèrement, viennent contracter dans nos salles des maladies mortelles ! L'un, venu pour une contusion, est pris d'une hépatite intense ; un autre, blessé à la main, voit ses plaies envahies par la pourriture d'hôpital ; un troisième est pris des fièvres intermittentes rebelles. Que ces hommes soient traités loin des autres malades, vous changerez en tout les chances de la guérison !

Une infirmerie régimentaire, c'est-à-dire le traitement dans quelques chambres séparées des hommes légèrement blessés, vénériens, galeux, ou atteints de simples indispositions, même de fièvres intermittentes bénignes, serait donc un grand bienfait pour cette classe de malades ; ils y gagneraient une guérison plus prompte, et les malades de l'hôpital, moins nombreux et mieux soignés, y jouiraient d'un air plus pur, qui accélérerait leur sortie. Je ne parle ici que des avantages d'humanité ; mais ceux que retireraient de cette disposition le service et le trésor colonial ne seraient pas moins grands. Les journées d'hôpital ne seraient plus aussi nombreuses, les dépenses de la pharmacie et autres diminueraient à proportion, les hommes reprendraient plus rapidement leur service, et l'on ne verrait plus s'aggraver subitement, sans causes connues autres que celles tenant aux localités, des maladies qui se sont présentées d'abord avec un caractère peu redoutable ; mais il faudrait au contraire exclure essentiellement des infirmeries les hommes atteints de dysenterie, même légère ; outre que la trop grande liberté dont peuvent jouir les hommes de l'infirmerie serait funeste à cette classe de malades, ils seraient eux-mêmes nuisibles à leurs camarades.

Je suppose qu'il pourrait y avoir au plus vingt hommes par jour à traiter hors de l'hôpital, pendant l'hivernage, et la moitié dans la saison sèche, ce serait peut-être le quart des militaires traités à la même époque à l'hôpital ; je mets en fait que le traitement dans la chambre sauverait au moins une ou deux rechutes à chaque individu. Or, les rechutes sont ici mortelles. Après l'hivernage, si les hommes ne se rétablissaient pas assez vite, ce serait là que l'on ferait un choix pour opérer des évacuations sur

Gorée ; on n'aurait plus autant le grave inconvénient d'envoyer à la succursale des hommes déjà épuisés par un long séjour à l'hôpital.

Les chirurgiens de corps, zélés pour le bien de l'humanité, ont toujours désiré les infirmeries régimentaires. La plupart des inspecteurs-généraux les ont approuvées ou proposées de toutes leurs forces. Appliqué dans une juste mesure, ce système est avantageux aux hommes et à l'État. Si le chirurgien-major est obligé à des visites plus nombreuses, il est bien dédommagé de sa peine par les heureux effets qu'il en retire.

Au résumé, outre les améliorations que nous avons déjà proposées pour notre hôpital, je pense que l'institution d'un infirmerie finirait par détruire les préjugés du soldat contre l'hôpital, parce que celui-ci n'étant plus encombré, et les malades étant mieux soignés, la mortalité ne serait plus aussi grande. Or, c'est précisément cette mortalité des hôpitaux qui en détourne les malades.

5° HYGIÈNE DES CONVALESCENS.

Heu ! fuge crudeles terras et littus iniquum.

« Il n'y a, dit M. Roche, qu'un moyen vraiment
» préservatif des maladies par infection du sang.
» Il consiste à s'éloigner des lieux où elles se déve-
» loppent, ou, en d'autres termes, à se soustraire
» à l'influence de l'agent qui les provoque. La plu-

» part des précautions hygiéniques, recommandées » en pareil cas, sont impuissantes pour en mettre à » l'abri (1). »

Si cette réflexion est vraie pour les maladies primitives, elle l'est encore plus pour celles qui en sont le résultat. Les maladies secondaires ou les rechutes sont toujours d'autant plus faciles et plus tenaces, que les organismes sont épuisés. Les chances de guérison deviennent donc de plus en plus incertaines, les chances de mort d'autant plus nombreuses. Les Européens le savent bien, et cependant ils s'obstinent souvent à lutter contre le climat. Chacun se croit une exception, et chacun va bientôt confirmer la règle en se rangeant volontairement dans la classe de ceux qui succombent au climat. Dans nos régions tempérées, la fièvre des marais abrège ainsi l'existence des malheureux qui ne peuvent la fuir. Des rechutes nombreuses minent sourdement leurs organes énervés; ils meurent dans une lente asphyxie, sans même se douter des causes de leur mort. Dans les pays tempérés, la fuite seule peut faire éviter les rechutes, et cependant celles-ci doivent être moins graves et moins fréquentes, si elles sont en rapport avec l'intensité de leurs causes. Fuyez-donc, dirai-je toujours à l'Européen qui transige avec lui-même. Les médications les plus spécifiques ne pourront bientôt plus rien. La quinine arrêtera la fièvre;

(1) *Nouveaux élémens de pathologie médico-chirurgicale*, 3e édit., Paris 1833, t. V, pag. 661.

elle ne l'empêchera pas de reparaître, parce que la quinine ne va pas neutraliser les miasmes des marais. Bien plus, il arrivera un temps où ses vertus propices se changeront en poison. Les organes irrités par son action se révolteront contre elle, et des phlegmasies lentes enleveront les derniers qui auront résisté. Une loi fatale enchaîne les affections qui semblent le plus dissemblables. La fièvre, dans les pays de marais et surtout au Sénégal, appelle invinciblement la diarrhée ou la colique sèche : l'une ou l'autre, liée intimement à l'hépatite, sont un avant-coureur de la mort.

Les Européens libres, atteints précédemment par la fièvre, doivent donc redoubler de précautions pendant leur convalescence. Le mieux pour eux est d'émigrer vers Gorée où ils auront plus de chances d'un bon rétablissement. Le changement d'air fera plus pour eux que les frébrifuges qu'il devront cependant continuer.

Ceux qui rechutent sont dans une obligation d'autant plus pressante de partir, que les rechutes sont plus nombreuses. Vainement se fieront-ils sur le changement de saison. Les vents d'est pourront les délivrer peut-être des fièvres de l'hivernage; mais l'extrême variation de température, propre à la nouvelle saison, sera pour eux une cause de nouvelles maladies : la dysenterie sera d'autant plus facile chez des individus épuisés.

A plus forte raison, quand cette dernière est venue seule ou avec la fièvre ; alors il n'est pas d'hygiène, pas de médecine qui sauve de la mort. Supposé que l'on puisse éviter les excès de la température, on ne pourra se soustraire à l'influence du régime. On le pourra d'autant moins que le climat est plus contraire à la bonne élaboration des sucs assimilables. Le seul parti à prendre est donc l'émigration. Seul il supplée à tous les autres moyens ; il doit être pris dans les cas même où le malade, écrasé par des affections complexes, semble voué à une mort assurée. Combien sont partis sur un lit qu'ils ne pouvaient quitter, qui ont trouvé au large une guérison inespérée ! Les fièvres chroniques, la dysenterie aiguë même et surtout chronique, ne sont donc curables qu'en dehors du rayon qui les produit. C'est parce qu'ils le savent que la plupart des Européens bravent impunément les dysenteries; c'est parce qu'ils ne veulent pas s'y conformer que plusieurs y succombent.

Au Sénégal, on a proposé comme lieux de convalescence Dagana, le bas du fleuve, Gorée et la France.

Dagana et le bas du fleuve ont en effet produit du bien chez quelques individus atteints de fièvres, mais on conçoit qu'un séjour sur ces points n'est possible que dans les cas où les marais voisins sont tout-à-fait desséchés. Or, beaucoup de malades n'attendraient pas impunément cette époque tardive, la fin de février jusqu'en mai. D'ailleurs, si l'air est là plus sec et plus pur qu'à Saint-Louis; d'autres ressources d'hygiène sont bien plus rares. Ce moyen n'est donc proposable que dans un petit nombre de cas, exclusifs d'ailleurs de toute dysenterie.

Gorée convient mieux par lui-même et par le petit-voyage sur mer qu'il nécessite ; mais on doit abandonner ce point même, si les fièvres résistent après un certain séjour, et surtout si la dysenterie qu'on fuyait ne cesse pas très-rapidement. Les dysentériques et même les convalescens de dysenterie feront toujours bien mieux de partir pour l'Europe.

C'est à cause de leur prompt départ, que les marins du commerce ont une mortalité peu élevée: c'est à cause de leur mouillage en rade et de leurs voyages à la mer que les marins de l'état sont encore plus favorisés. Ainsi, les diverses classes d'Européens sont d'autant plus maltraités qu'elles sont plus long-temps soumises à l'action des causes de maladie : les soldats plus que les commerçans sédentaires; ceux-ci plus que les marins ; et parmi ceux-ci, les équipages marchands plus que les militaires.

La classe la plus malheureuse est donc celle des militaires. Nous allons tâcher d'indiquer l'état où elle se trouve et les principales améliorations qu'elle réclame. La lettre suivante, adressée par le Conseil de Santé du Sénégal à l'ordonnateur, et transmise au gouverneur en 1838, suffira pour donner une idée de ce qu'était le service des convalescens dans cette colonie : il y a peu de temps que le fait existait : je désire, sans l'espérer, qu'il ne soit plus qu'un souvenir.

MONSIEUR L'ORDONNATEUR,

« Le Conseil de Santé et le médecin en chef, » particulièrement, ont envoyé sur l'*Aigle-d'Or*, enpartance pour Gorée, les hommes dont la santé » leur a paru ne devoir pas se rétablir à l'hôpital » de Saint-Louis; ils ont fait parmi les malades un » choix qu'eux seuls pouvaient être appelés à faire, » et sous ce rapport ils acceptent toute responsa- » bilitéparmi les dix ou douze hommes expédiés ; un » seul était assez gravement malade, il a été évacué » sur ses vives instances, parce que son état ne pou- » vait que s'aggraver ici, et qu'il pouvait recevoir à » bord de l'*Aigle-d'Or* les soins d'un officier de » santé et des médicamens. Mais nous ne crain- » drons pas de répéter ici ce que nous avons dit » plusieurs fois à vous, monsieur le gouverneur, et » dernièrement à S. Exc. Le Conseil de Santé n'est » nullement secondé dans ses efforts pour amélio- » rer le sort des hommes qui leur sont confiés. Les » convalescens envoyés à Gorée ont surtout été l'ob- » jet de vives et fréquentes réclamations qui n'ont » été écoutées de personne, puisqu'il n'a pas été

» rémédié aux abus signalés. Nous n'avons pas be-
» soin de rappeler la manière dont ils ont été traités
» au commencement de l'année, et les instances
» qu'il a fallu faire pour en évacuer quelques uns ;
» nous ne dirons pas que ce n'est qu'après de lon-
» gues observations que nous avons obtenu une
» installation provisoire de quelques lits à bord du
» *Stationnaire*. Pour le moment actuel nous dirons
» que les convalescens dont il s'agit ont été pen-
» dant deux mois à attendre leur départ, tandis que
» plusieurs navires ont pu les porter à Gorée. Nous
» disons qu'après avoir manqué par une faute qui
» nous est tout-à-fait étrangère, plusieurs bonnes
» occasions, on les a mis sur une goëlette de l'état,
» au risque de coucher sur le pont; des objets plus
» précieux encombrent l'entrepont du navire. Nous
» ajouterons que depuis dix jours, ces hommes sont
» à la barre, livrés à eux-mêmes, à peine surveillés
» et abusent probablement du peu de liberté dont
» ils jouissent. C'est ainsi que le Conseil de Santé
» n'a jamais trouvé que profonde inertie quand il
» a voulu s'occuper du renvoi des convalescens! Vai-
» nement le médecin en chef a-t-il proposé verba-
» lement, et eût-il proposé d'une manière officielle
» l'expédition *ad hoc* d'un bâtiment qui n'aurait pas
» besoin d'attendre les caprices de la barre. La raison
» d'économie est ici impérieuse, quand il s'agit de
» prolonger la vie de quelques malheureux! et pour-
» tant les résultats de cette négligence de se rendre

» aux avis du médecin en chef sont bien tristes et
» bien récens, pour qu'on les ait déjà oubliés.
» M. Morel, officier d'infanterie, n'a pas été em-
» barqué sur le *Schems*, bien que le médecin en
» chef, consulté, eût déclaré l'urgence d'un départ
» immédiat. Le nommé Lecorde, matelot de l'*Ereba*,
» proposé pour aller en France, est mort à l'hôpi-
» tal le jour même où on accordait enfin la de-
» mande faite long-temps à l'avance et restée sans
» réponse. J'ajouterai que le nommé Piquot, Le-
» page et un autre encore sont morts, après leur
» retour de la barre dans les premiers mois de l'an-
» née. Tous ces hommes ne sont pas morts parce
» qu'ils étaient trop malades à leur départ ou parce
» qu'on les avait évacués gravement malades sous le
» nom de convalescens, mais parce qu'ils n'ont pas
» trouvé à bord les soins que leur état réclamait;
» parce que nul médecin, malgré la proposition faite,
» n'a pu s'assurer s'ils recevraient ceux qu'ils étaient
» en droit d'attendre. Il ne faut pas s'abuser sciem-
» ment sur les termes. Les hommes qu'on envoie
» en France ou à Gorée ne sont que rarement des
» convalescens, bien qu'ils en portent le nom. Ce
» sont des hommes dont la maladie chronique n'of-
» fre pas un danger immédiat, qui partent pour
» éviter des chances plus redoutables, et qui ont
» plus besoin de secours hygiéniques que de mé-
» dicamens. Or, quels sont les soins prodigués à
» ces hommes sur les navires qui les reçoivent à re-

» gret ? Sont-ils bien logés, bien couchés? leur ré-
» gime est-il convenable ? nullement. De quelle
» surveillance pourrait-on les entourer, puisqu'il
» n'en est aucune pour les malades même de l'hô-
» pital ? . . . .
. . . .
. . . . »

Je n'ajouterai qu'un mot : c'est qu'il est bien singulier, depuis le temps qu'on envoie des convalescens à Gorée, qu'aucune amélioration n'ait été apportée à leur sort. Depuis plus d'un an, je ne cesse de faire des réclamations à cet égard. Le mal existait sans doute antérieurement, puisqu'en octobre 1836, sur 22 convalescens envoyés à Gorée, 4 ont eu leur maladie tellement aggravée dans le voyage, qu'ils sont morts peu après leur arrivée. N'est il pas singulier que les observations, qui, sans doute ont été faites par mon prédécesseur, aient été si mal écoutées. Il y a plus, avant 1838, ce n'était pas l'hôpital qui évacuait, c'était le corps ; de telle sorte que les malades partaient avec les vivres tels qu'on les donne à la caserne. Cet abus a été si grand, qu'on a été jusqu'à donner du lard salé et de l'eau saumâtre à des hommes dont plusieurs dysentériques, envoyés à Gorée dans le mois de février 1838. Ce n'est que depuis lors, et sur mes réclamations énergiques, que l'évacuation se fait d'hôpital à hôpital, comme cela doit avoir lieu pour des malades.

Cette négligence est cause que, dernièrement quand j'ai demandé des notes sur la mortalité proportionnelle des convalescens reçus à Gorée, on n'a pu m'en fournir aucune, et j'ai été privé ainsi de résultats positifs sur la mortalité comparée des malades de cette île, provenant soit de la garnison propre, soit des convalescens de Saint-Louis.

Nous avons vu ailleurs qu'il meurt au Sénégal 1 soldat sur 7. En sera-t-on étonné à la vue des abus que nous avons signalés, et qui font plus de mal aux militaires que le climat lui-même ? Ainsi, le climat et le sol causent des maladies graves et nombreuses; le mauvais régime de la caserne, la mauvaise distribution de l'hôpital, le défaut d'évacuations faites à terre, multiplient les rechutes, au point que chaque homme compte près de 3 malades par an, souvent 5 ou 6. Comment ne succomberaient-ils pas ? Pourquoi sont-ils abandonnés à un climat dévorant, sans espérance de voir les navires qui pourraient les soustraire à la mort ? L'émigration est en effet d'autant plus nécessaire pour eux, que tout contribue à multiplier les rechutes. A peine sortis de l'hôpital, le service qu'ils prennent trop tôt, leurs propres excès et d'ailleurs l'action même du climat, les y font rentrer presque aussitôt. Ils y trouvent l'encombrement et la nostalgie au milieu des néfastes qui attristent leurs regards. Tant que la garnison blanche passera l'hivernage à Saint-Louis, elle donnera beaucoup de malades : tant qu'elle ne pourra pas les évacuer, elle aura beaucoup de morts.

Lind a, dans son excellent ouvrage (1), proposé d'établir à l'embouchure du Sénégal un navire destiné à recevoir les convalescens de Saint-Louis et même les hommes valides. Considérés seulement sous ce premier point de vue, cette mesure aurait les meilleurs résultats. L'expérience a mille fois prouvé que les maladies sont bien moins nombreuses à la mer ou au mouillage que dans l'intérieur des terres. Un air plus tempéré et plus pur, un meilleur régime, moins d'excès et moins de fatigues, donnent raison de cette particularité. Aussi, les équipages de nos stations perdent-ils peu de malades, tandis que les soldats périssent en grand nombre. Il faudrait donc que, pendant l'hivernage, les militaires fussent placés, en dehors de la barre, dans un grand navire disposé à cet effet. Le service de la colonie serait fait alors par les noirs, qui tombent peu malades pendant cette saison. Les 160 hommes environ qui composent la garnison de Saint-Louis courraient moins de danger et feraient moins d'encombrement à bord d'un navire de 800 tonneaux, disposé pour leur usage, qu'ils n'en font dans les casernes et dans les hôpitaux. N'envoie-t-on pas tous les jours un nombre double de mili-

(1) *Essai sur les maladies des Européens dans les pays chauds*, Paris 1785, 2 vol. in-12.

taires, de France au Sénégal et à Caïenne sur des navires plus mal emménagés ? On y voit cependant peu de malades : il y en aurait moins encore avec un effectif plus faible, en ayant soin d'occuper les hommes, de les nourrir convenablement soit avec les vivres du bord, soit avec ceux apportés par les nègres du continent ou des îles voisines. De petits voyages à la mer auraient l'avantage de soustraire les hommes à l'ennui, à l'influence de la côte, et de leur procurer des rafraîchissemens... On objectera peut-être l'économie, les tornados, le service ; l'économie ne souffre-t-elle pas des nombreuses entrées à l'hôpital, des rechutes et des envois en France ? Les tornados empêchent-ils les navires du commerce de naviguer sur la côte ? et ne portent-ils pas au large ? Le service ordinaire ne peut-il pas être fait par les noirs, puisque, dans tous les hivernages, ils le font presque seuls, la plupart des Européens se trouvant alors malades ou convalescens.

Ainsi, cette mesure de faire hiverner les soldats à la mer ou sur un point salubre de la côte, tel que Gorée comparativement, aurait pour résultat une diminution sensible dans le nombre des malades, par conséquent dans celui des décès. L'humanité et le bien du service y gagneraient également.

Sous le second rapport, un navire mouillé à la barre, même en dedans du fleuve, aurait plusieurs avantages. A force de réclamations, j'ai obtenu qu'on utiliserait pour les convalescens le nouveau *Stationnaire* du Sénégal. Ce bâtiment, ancien bâteau à vapeur, offre un local spacieux, mais qui, à mon départ, n'avait encore aucune installation. Emménagé comme je l'ai demandé, il pourra contenir une vingtaine de lits pour des convalescens, soit qu'ils doivent y attendre le rétablissement de leur santé, soit qu'ils y restent seulement jusqu'à leur évacuation définitive sur un autre point. Des lits suffisamment garnis, une provision d'eau douce, des vivres frais renouvelés par les chaloupes du port, un cuisinier, un ou deux infirmiers, un médecin, voilà ce qu'on pourrait facilement se procurer sur les lieux. Ainsi, nous ne verrons pas ces malheureux revenir à l'hôpital plus qu'à leur départ, et l'on ne jugera plus que les évacuations sont inutiles dès qu'on aura pris les précautions convenables. Je mets en fait que la mortalité diminuerait de plus de moitié au Sénégal, si à la fin de l'hivernage, avant l'époque des dysenteries, on enlevait de Saint-Louis tous les hommes qui ont été malades. Rien ne serait plus facile avec le bâteau à vapeur de la colonie, qui, pendant neuf mois reste inactif à son mouillage. Les hommes meurent peu dans l'hivernage, ils meurent peu de maladies primitives ; en prévenant les rechutes, on diminuera donc la mortalité. En 1836, une évacuation de 44 individus a été faite de Saint-Louis sur Gorée dans les premiers jours d'octobre. Or, la mortalité n'a été alors que de 1 sur 34 pour

Saint-Louis ; mais comme l'évacuation avait été mal faite, comme les convalescens ont été entassés sur de petits navires, plusieurs ont péri à Gorée, dont la mortalité s'est trouvée beaucoup accrue ; au contraire, la mortalité de Saint-Louis a été forte en 1837, parce que nulle évacuation n'a été faite.

Outre que les évacuations sont généralement tardives, elles sont donc faites d'une manière peu convenable. Pour Gorée, on prend les petits navires du cabotage, qui n'ont aucune commodité pour France; on prend les navires du commerce, où les malades sont mal couchés, mal nourris, à la ration de matelots et d'hommes valides. Vainement a-t-on demandé un grand navire de guerre, disposé *ad hoc* et venant à des époques précises. Ceux qui paraissent déjà encombrés de soldats, font généralement le tour par Caïenne ou les Antilles : les autres, allant directement en France, ont toujours des motifs pour refuser les malades. Cet ordre de choses est vraiment intolérable pour les convalescens de toutes nos colonies : il l'est surtout pour ceux du Sénégal, qui, par le fait, sont les plus malades et les plus éloignés de France. Nous espérons qu'enfin nos vives réclamations seront écoutées, et que l'on fera servir à la santé des hommes les bâteaux à vapeur et une des grandes gabarres dont l'autorité locale et métropolitaine peuvent disposer.

L'époque du départ n'est pas indifférente pour les convalescens. Toute saison n'est pas bonne pour toutes les maladies. La même constitution de l'air peut être favorable ou nuisible, suivant les organes à modifier. Les fièvres chroniques, causées par la chaleur humide, se guérissent le plus souvent sous l'influence d'un air sec et modérément froid. Il suit que les fiévreux devront naturellement partir au commencement de notre hiver : ils devront se diriger vers la France où ils éprouveront dès leur approche d'heureux changemens. Ainsi, une température plus douce dissipera l'irritabilité nerveuse, et le froid gradué qui lui succédera augmentera la tonicité des fibres; les organes respiratoires depuis long-temps endormis puiseront dans un air plus dense un principe plus vital : le sang plus parfaitement hématosé deviendra plus excitant, et les organes d'assimilation reprendront leur énergie ; dès-lors l'aspect se prononcera, les digestions seront faciles, la nutrition se répartira d'une manière égale et harmonique. La transition du chaud au froid est favorable à l'économie, quand elle est bien ménagée : or, c'est ce qui a lieu dans les voyages de long cours. La permanence du froid n'est plus alors que favorable, parce que l'habitude en a modifié l'action.

Les dysentériques sont infiniment plus sensibles à une basse température. Au Sénégal, c'est à l'époque des froids que leur état s'aggrave, c'est principalement la nuit qu'ils souffrent davantage ; le plus léger abaissement du thermomètre perçu par la peau rend chez eux les selles plus nombreuses, et fait développer l'hépatite : il rend nuls tous les effets déjà tentés pour la guérison. C'est ainsi que dans les journées variables de la saison sèche les dysenteries s'éternisent et se compliquent. A Saint-Pierre, à la Martinique, à la Guadeloupe, en France, les mêmes phénomènes s'observent toujours ; le colon souffre d'autant plus que la peau jouit d'une moindre vitalité. Il résulte que ce n'est pas sans danger qu'on enverra hiverner en France les hommes atteints de cette maladie. L'on a contesté les bons effets de la mer, et l'on a eu tort. La mer, c'est-à-dire le mouvement du navire, la brise molle et tiède qui règne entre les Tropiques sont des circonstances favorables : ainsi n'est-ce pas alors que les malades se trouvent plus mal : mais quant aux atterrages, ils sont enveloppés de brumes, que le vent d'ouest ou du nord-ouest souffle avec violence, imprégnant l'air et le navire de froid et d'humidité, c'est alors qu'ils éprouvent une souffrance véritable, et qu'un grand nombre succombe en revoyant la patrie. Les dysentériques ne devraient donc pas partir trop tard pour la France et dans tous les cas ils devraient aller de préférence dans les ports de la Méditerranée. Je pense, à cet égard, que beaucoup d'hommes recouvreraient la santé en se dirigeant plutôt vers le sud. Ce que nous savons du climat de Caïenne, nous le représente comme remarque par l'extrême monotonie des phénomènes météoriques. Or, ce que redoute le dysentérique, ce sont précisément les grandes perturbations de l'atmosphère, produites par l'électricité ou par les variations de température. Un fait récent vient corroborer ma pensée. Des hommes ont vu s'amender ou guérir à Caïenne des dysenteries contractées à la Guadeloupe. Sans doute le fait a été interprété en faveur de la médication : mais les bons effets de cette médication sont encore douteux pour beaucoup, tandis que ceux d'une température égale ne le sont pour personne. Le médecin est sans doute doué d'une grande puissance contre les maladies; mais je pense qu'il doit souvent sa puissance à une judicieuse application de l'hygiène plutôt qu'à la pharmacie. Quel poison plus puissant que celui qui s'insinue par tous les pores, qui agit sur d'aussi larges surfaces que la peau et les muqueuses ! mais aussi quel remède que celui qui pénètre les organes par ces mêmes voies ! Honneur au médecin qui, tout en appréciant les ressources de la thérapeutique contre le mal, sait et peut diriger les agens plus nombreux que lui donne l'hygiène ! Il y a déjà long-temps que le climat de Caïenne est reconnu plus favorable aux Européens : c'est donc avec une conviction basée sur des faits que je crois pouvoir proposer d'y envoyer nos dysentériques. Ils pourront y attendre leur parfaite guérison ou l'époque plus favorable où ils devront revoir la France.

Les hommes atteints d'hépatite devront partir avant les premiers froids; c'est alors en effet qu'ils rechutent au Sénégal. Le froid qu'ils trouveront en France n'aura pas le même inconvénient que pour les dysentériques. Le poumon sera pour eux un organe préservateur. A mesure que la respiration prendra plus de développement, l'hématose hépatique perdra de son activité, c'est-à-dire, la vitalité du foie se reportera vers le poumon, comme celle du poumon s'était au Sénégal déversée sur le foie. Néanmoins, il est superflu de faire remarquer combien il est intéressant d'abriter la peau contre les premiers froids et de ne pas exposer le tube digestif à des aggressions trop brusques ou trop directes. Cette recommandation est capitale pour ceux dont l'hépatite s'accompagne de dysenterie. Ceux-là sont les plus exposés ; mais ils devront préférer à tout les chances que leur offre la France, parce que l'hépatite conduit plus rapidement à la mort que la dysenterie et que le poumon lui fera un contre-poids.

Ceux qui sont arrivés aux colonies avec les germes d'une maladie de poitrine, peuvent les voir se ralentir pendant une partie de leur séjour. Le retour en France ne sera pas pour eux sans un danger immédiat. Il faut donc qu'ils choisissent la saison la plus tempérée, celle où la peau, surexcitée par la chaleur, laissera plus de calme à la respiration.

Je crois inutile de beaucoup insister sur les précautions à prendre après l'arrivée en France. Les personnes bien portantes doivent préférer le commencement du printemps pour opérer leur retour; cependant les froids de l'hiver ne leur sont pas préjudiciables, parce que cette saison varie moins en Europe qu'entre les tropiques, et que la société nous donne mille moyens d'éviter les rigueurs d'une basse température. Un long séjour dans les colonies ne rend donc pas un nouvel acclimatement indispensable. Le corps revient facilement, dans les pays tempérés, au système vital qu'il avait si difficilement perdu.

APPENDICE SUR LES HÔPITAUX DE LA MARTINIQUE.

Ce que nous avons dit de la garnison du Sénégal, peut s'appliquer en grande partie à celle des Antilles. Les casernes et les hôpitaux offrent dans nos colonies de l'ouest la plupart des inconvéniens que nous avons signalés. Le régime des troupes y est meilleur, parce que le pays offre plus de ressource ; mais les mêmes préjugés, la même ignorance, une incurie également coupable se rencontrent parmi les soldats ou ceux qui doivent les surveiller. Je citerai à ce sujet le fragment suivant d'un mémoire qui m'a été transmis par M. Dupuis, officier de santé de la marine, qui a passé plusieurs années à la Martinique.

Les causes de la mortalité du militaire aux colonies, sont, dit-il, de deux sortes : les unes déterminantes, telles que le défaut d'acclimatement, les excès, le séjour trop prolongé dans le pays, la nostalgie : les autres adjuvantes, telles que les accidens chroniques et autres.

Les premières sont identiquement les mêmes qu'au Sénégal.

Les secondes, qui, à mon avis, sont les plus essentielles, en ce que seules elles donnent aux mala dies une gravité propre au climat, sont ainsi considérées par M. Dupuis. Je vais le laisser parler.

Des causes adjuvantes. — Nous les avons ainsi considérées, parce que leur influence paraît moins immédiate; mais cependant, en réalité, elles sont l'origine des premières. Or, si l'on admet que, dans le traitement d'une maladie, l'on doive s'attacher à en combattre le principe, ne craignons pas de dire que ce serait peut-être dans les diverses positions que nous allons examiner qu'il faudrait aller chercher ces élémens secrets qui non seulement entretiennent, mais encore vivifient la source que nous voulons tarir. En conséquence, qu'on nous permette de présenter sur chacune d'elles quelques développemens indispensables pour traduire notre pensée tout entière.

De l'exposition de la ville. — La plus grande partie de la ville de Saint-Pierre est bâtie au pied d'une chaîne de montagnes ou mornes, qui s'étend de l'extrémité sud du Mouillage à la paroisse du Fort. Là, ces mornes se contournent dans la direction de l'est jusqu'à environ un quart de lieue de la ville, puis ils tournent au sud-est, en laissant entre eux des gorges, des ravins, etc., par lesquels les vents arrivent sur la savane placée entre le morne Réduit et les terres élevées du Fort, traverse cette savane de l'est à l'ouest, se rendant à la mer. C'est à l'extrémité ouest de cette promenade, non loin de la rivière et sur la partie déclive du coteau, que sont situées les casernes.

Le sommet des mornes dont il vient d'être parlé, étant très-élevé, les nuages s'y rassemblent et viennent ensuite se résoudre sur la ville. La position de cette dernière est telle, que l'on est le plus souvent averti de la pluie, par la pluie elle-même ; quelquefois elle tombe pendant un et même plusieurs jours de suite ; d'autres fois, ce sont des ondées qui se renouvellent vingt fois dans les vingt-quatre heures.

Indépendamment des pluies, qui sont très-journalières, on éprouve des variations fréquentes dans la température, qui est tantôt fraîche, tantôt chaude, mais constamment humide. Quelquefois un calme parfait est remplacé par un grand vent ou par une légère brise de terre ou de mer.

Or, tous ces changemens, toutes ces vicissitudes qui surviennent d'une manière plus ou moins brusque, sont autant de causes qui aident à développer le germe des maladies abdominales, telles que la dysenterie, la gastro-entérite, l'hépatite, etc., qui règnent toute l'année à Saint-Pierre. En outre, ils doivent de toute nécessité produire des effets d'autant plus fâcheux sur la santé du soldat, que celui-ci y est moins habitué; que ses vêtemens sont plus légers et par conséquent moins propres à le mettre à l'abri d'un refroidissement subit.

Ne conviendrait-il pas, dans l'intérêt de la santé des militaires de Saint-Pierre, de leur faire porter le pantalon de drap, de jour comme de nuit, depuis le milieu du mois de novembre jusqu'à la fin de juillet, qu'ils fussent ou non de service, et pendant les autres mois, pour le service de nuit seulement. Peut-être cette disposition serait-elle un des plus puissans moyens de conserver la santé des troupes; du reste, nous pensons qu'elle formerait un complément utile au projet d'amélioration qu'on s'est proposé en adoptant l'usage du gilet de flanelle.

Des casernes. — Dans l'exposé de la situation de la ville, nous avons fait connaître celle des casernes. Cette position présente d'abord deux inconvéniens : une grande humidité et des brises plus ou moins fortes qui, se heurtant sans cesse dans toutes les directions, établissent des courans d'air, à l'action desquels les militaires sont exposés. Pour rendre encore plus sensible ce que nous disons ici, nous ajouterons que la plupart des corps de bâtimens sont projetés du nord au sud; que les ouvertures nombreuses qui y sont pratiquées, sont est et ouest; que ces bâtimens sont un peu trop rapprochés et qu'enfin ils offrent toutes les facilités possibles pour en sortir en échappant à la surveillance.

Ainsi s'explique naturellement tout ce que nous avons dit plus haut sur les écarts de régime, et on comprend l'importance d'y opposer un frein. On y parviendrait en établissant des casernes avec de vastes cours assez bien fermées, pour qu'on pût y consigner les hommes. Afin de faire partager notre conviction, sur les améliorations qui dériveraient d'un plan semblable, s'il était adopté, nous allons rappeler brièvement ce que nous avons observé chez nos voisins.

Après un long et désastreux apprentissage, les Anglais ont enfin reconnu la nécessité d'isoler entièrement leurs garnisons; ils ont construit, sur des mornes élevés et sains, de vastes et superbes casernes, où les soldats peuvent se livrer à toutes les sortes d'exercice, et d'où ils ne sortent *jamais* que pour cause de *service extraordinaire*. Il est résulté, de cette mesure, prise dans toutes leurs possessions éloignées, qu'ils perdent six fois moins de monde qu'autrefois.

Avec leur excellent système, nous en perdrions moins encore; et je maintiens que quinze cents hommes qui ne sortiraient de leurs casernes que de temps à autre et pour les grands exercices militaires, contribueraient plus efficacement au maintien de l'ordre et de la tranquillité de la colonie, que plusieurs milliers de soldats, mêlés et confondus comme ils le sont avec la population des villes et des campagnes, et comme elle, et même plus qu'elle, livrés à toutes sortes de débauches et d'excès.

Nous ne cesserons d'appeler l'attention du gouvernement sur ce point essentiel, et nous serons peut-être un jour assez heureux pour le convaincre qu'il est tout à la fois dans l'intérêt de l'humanité, de la politique et d'une économie réelle, d'adopter, autant que possible, le système suivi par les Anglais aux colonies, pour leurs casernes, leurs hôpitaux et autres établissemens publics.

De l'hôpital.—Il est construit au centre de cette partie de la ville dite le Mouillage et dans un endroit où le morne s'élève à pic. Ce bâtiment a la forme d'un carré long projeté du nord au sud et flanqué à chacune de ses extrémités par une aile de même forme, qui y est en quelque sorte soudée par sa partie moyenne, de manière que chaque extrémité déborde comme un T et regarde, l'une vers l'ouest et l'autre vers le sud.

Les salles ont un grand nombre de croisées qui permet à l'air de se renouveler, mais celles-ci offrent deux inconvéniens fort graves. Le premier, c'est que lorsque le soleil descend à l'horizon, on est obligé de les fermer, et que, comme les volets sont pleins, alors la réfraction par le morne convertit les salles en de véritables fournaises; le second provient de ce que les appuis étant trop bas (deux pieds et demi environ au dessus du sol), il existe, sitôt qu'on les ouvre, un courant d'air qui frappe directement sur les lits des malades. Il serait très-facile de remédier à ce vice de construction en adaptant aux croisées de ces salles, comme on a fait aux chambres d'officiers, des persiennes qui, tout en interceptant les rayons solaires, donneraient cependant passage à l'air par leur partie supérieure. Outre ce qui précède, notons encore ici cette particularité qui rend toute mesure d'ordre impossible, que les salles ne ferment point pendant la nuit, comme cela se pratique en France.

Les latrines, situées à l'extrémité de l'hôpital, sont placées sous une voûte excessivement épaisse et très-humide, à cause des conduits d'eau qui viennent s'y rendre dans le but d'entraîner au fur et à mesure toutes les immondices et d'empêcher qu'elles ne répandent de mauvaise odeur. Mais malheureusement ce projet a été mal exécuté, et alors, comme elles sont positivement dans l'endroit d'où soufflent presque toujours les vents à cause d'une coulée qui existe près de là dans le morne, elles deviennent, par ce fait seul, un foyer d'émanations putrides qui sont chassées par le vent et incommodent l'hôpital, surtout dans les temps d'orage. Humidité, infection, courans d'air, tels sont les dangers attachés à cette partie de l'hôpital.

Parmi les inconveniens qui résultent des mauvaises dispositions prises dans la construction de l'hôpital, le plus grave à signaler est l'impossibilité où l'on se trouve de séquestrer les malades dans une enceinte qui ne permette pas de communications avec l'extérieur. On chercherait en vain de tous côtés la moindre trace d'une pareille intention de la part de ceux qui en ont conçu et exécuté le plan. Quelle inconcevable impéritie était donc la leur et quelle inqualifiable incurie a empêché jusqu'à ce jour d'y remédier? Que l'on s'imagine, en effet, un établissement de cette nature, sans mur d'enceinte, ouvert d'un côté sur la campagne, flanqué de maisons voisines, avec lesquelles toute communication est facile, et enfin ne fermant sur la rue que par une grille dont les barreaux sont distans de six pouces au moins. N'y a-t-il pas là cent fois plus qu'il ne faut pour rendre illusoires tous les soins apportés par les officiers de santé à leurs malades?

En général, les divers détails des services sont assez bien ordonnés, mais cependant le marché des hôpitaux laisse des lacunes qu'il devient impossible de combler avant l'époque où il expirera. Ainsi, par exemple, d'après les clauses, l'entrepreneur n'est tenu de fournir à chaque malade qu'une capote en coutil, et encore, outre sa légèreté, a-t-elle été stipulée sur des dimensions tellement mesquines et rétrécies que les malades et les convalescens sont souvent exposés à des rechutes qu'on préviendrait en faisant usage de capotes plus amples et plus chaudes ; il est aussi à regretter que les hôpitaux soient dépourvus de bas de laine pour les dysentériques, car il importe beaucoup de mettre les pieds de ces malades à l'abri de l'humidité.

Si l'on s'arrête à considérer attentivement tout ce qu'un pareil état de choses offre de conséquences fâcheuses, on se demandera avec nous de quel bienfait peuvent être les soins du médecin le plus éclairé. Le mal qui s'organise en système est le pire des maux ; malheureusement, dans l'espèce, il a force de chose jugée.

Mais, disons-le hautement, il n'est rien de si déplorable. Quel spectacle, en effet, avons-nous tous les jours sous les yeux ? Ici des sujets que des écarts de régime ont conduits souvent de rechutes en rechutes à un degré d'épuisement et de marasme effrayant. Là, le malade, luttant sans cesse contre le mal qui le dévore, cherche, avant de venir réclamer des soins, à se guérir par une pratique incendiaire. Il préfère, aux conseils sages et éclairés, des moyens empiriques, qui ont pour lui d'autant plus d'attraits qu'ils lui imposent moins de contrainte. Tout, dans sa vie de relation, semble tendre vers un but, celui de se mettre au dessus des ressouces de la médecine.

Vient-il à l'hôpital? cette funeste coutume est sa fidèle compagne. Prodigue de tout ce qui peut aggraver son état, on le voit, la plupart du temps, sans pantalon et revêtu d'une capote en coutil s'exposer à des rechutes ou à des métastases, en allant, malgré les remontrances, braver les intempéries de l'air, au sortir de son lit où il est baigné de sueur. La force de son tempérament parvient-elle à le soustraire aux chances si multipliées et si périlleuses d'une suppression de la transpiration cutanée, bientôt un autre danger l'attend. Affaibli par l'emploi des moyens physiologiques, il s'irrite des mesures que commandent la prudence et la circonspection, pour prévenir le retour du mal qui est si près encore, et qui, s'il vient à reparaître, ne le fera qu'avec de nouveaux progrès et de nouveaux désastres. Incapable de comprendre que le passage d'une vie, en quelque sorte artificielle, à une vie réelle, à une vie substantielle, doit être lent et gradué, il ne manque pas d'invoquer le secours de ses camarades. Bientôt il éprouve les effets de cette déplorable condescendance ; mais, loin d'ouvrir les yeux ; ceux-là même qui l'entourent, demeurent convaincus que, s'il en est réduit à un pareil état, c'est faute par lui d'avoir eu plutôt recours à cet expédient.

Et maintenant, qu'une lueur de retour à la santé vienne couronner les efforts du médecin, quels moyens lui sont offerts de soustraire son malade à l'empire des fatales séductions qui circonviennent son ignorance, et de parvenir à consolider l'œuvre qu'il a ébauchée avec tant de peines ? Aucuns, pour parler net. Des divers points de l'île où il est d'usage de les envoyer, il n'est pas un seul où l'on puisse les assujétir à un régime salutaire. Le Marin et la Trinité, outre les difficultés dépendantes de la nature des transports qui ne se font que par mer, réunissent autant et même plus les dispositions vicieuses que nous reprochons à l'hôpital de Saint-Pierre. Au Morne Rouge, à la Rivière Blanche c'est bien pis encore.

Il y a certes une bien coupable imprévoyance qui préside à ce désordre. Ne serait-il pas plus convenable que les hommes, après une première maladie qui aurait compromis grièvement leur santé, au lieu d'être dirigés sur ces endroits dont nous venons de signaler les dangers, ou renvoyés à leurs corps, où ils reprennent sans obstacles le cours de leurs habitudes, fussent envoyés en un lieu isolé des grands rassemblemens, spécialement consacrés à cet usage, et où l'on pût établir une police sévère? là, du moins, l'homme de l'art pourrait acquérir l'assurance du rétablissement complet de ses malades, avant que ceux-ci fussent livrés aux chances d'une rechute ou d'une maladie nouvelle.

Nous pensons qu'on pourrait choisir pour la commodité des communications, le point de jonction des routes de Fort-Royal, de Saint-Pierre et de la Trinité, qui offre d'ailleurs les avantages d'une superbe exposition et d'un grande salubrité, pour la construction d'un hôpital de convalescens, dont le service serait confié à un chirurgien de deuxième classe. Quelques infirmiers blancs, d'une moralité plus sûre que celle des nègres habituellement employés à cet office, apporteraient leur concours à une surveillance plus active et plus fructueuse.

Ainsi, nous n'en doutons pas, nous verrions se réaliser pour le bien-être des soldats, les voeux du gouvernement qui ne se sont manifestés jusqu'à ce jour que par des efforts impuissans; impuissance qui résulte nécessairement de la mauvaise direction qu'on leur a donnée (1835).

Je suis bien aise d'avoir eu l'occasion de citer ces observations extraites d'un *Mémoire sur les résultats de la dysenterie et de la fièvre jaune, à Saint-Pierre Martinique*, et de remercier M. Dupuis de l'empressement qu'il a mis à recueillir les renseignemens que je lui avais demandés sur l'hôpital de Gorée.

FIN.

TABLE DES MATIERES.

DEUXIÈME PARTIE.

Météorologie.

TROISIÈME PARTIE.

Caractères généraux des produits organisés au Sénégal.

QUATRIÈME PARTIE.

Statistiques comparées des habitans du Sénégal.

CINQUIÈME PARTIE.

SIXIÈME PARTIE.

FIN DE LA TABLE.

www.ingramcontent.com/pod-product-compliance
Ingram Content Group UK Ltd.
Pitfield, Milton Keynes, MK11 3LW, UK
UKHW022325190726
13856UKWH00001B/221

9 782013 49562